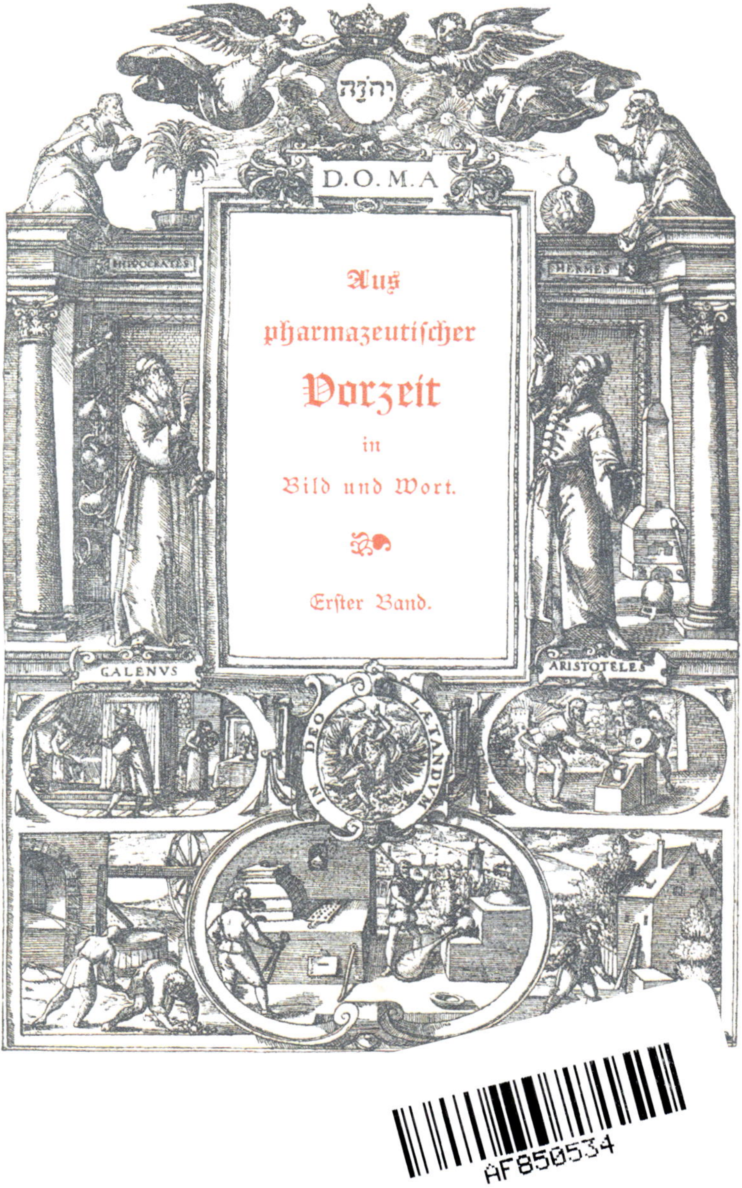

Aus pharmazeutischer Vorzeit

in

Bild und Wort.

Erster Band.

Pierer'sche Hofbuchdruckerei. Altenburg.

Aus
pharmazeutischer Vorzeit
in
Bild und Wort.

Von

Hermann Peters
Nürnberg.

„Was in der Zeiten Bildersaal
Jemals ist trefflich gewesen,
Das wird immer einer ein Mal
Wieder auffrischen und lesen."
Goethe.

Erster Band.

Zweite vermehrte Auflage.

Springer-Verlag Berlin Heidelberg GmbH 1891

ISBN 978-3-662-35825-2 ISBN 978-3-662-36655-4 (eBook)
DOI 10.1007/978-3-662-36655-4
Softcover reprint of the hardcover 2nd edition 1891

Vorwort.

„Wer die Feder weiß zu füren,
Das nit ein jeder kan spüren,
Der flickt aus frembder geschrift ein Buch.
Macht ein new kleid von anderm Duch.“

Hieronymus Bock. (Kräuterbuch.)

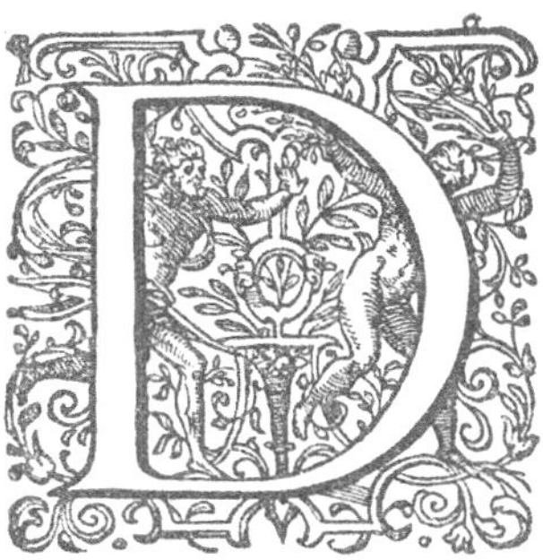

Fig. 2. Zierbuchstabe nach einem Holzschnitte vom Jahre 1568. Daphne, vom Heilgotte Apollo verfolgt, wird in einen Lorbeerbaum verwandelt.

Die Mitteilungen „Aus pharmazeutischer Vorzeit in Bild und Wort“, welche ich den Freunden deutscher Kulturgeschichte und meinen pharmazeutischen Standesgenossen hier vorlege, dürften zu einer, in späterer Zeit von berufenerer Feder zu schreibenden Geschichte der Pharmazie vielleicht einige willkommene Beiträge liefern. Um den an sich trockenen, zusammengetragenen Stoff dem Leser in nicht gar zu ungenießbarer Form darzubieten, habe ich denselben mosaikartig zu einzelnen Aufsätzen vereinigt. Vielleicht ist bei dieser Zusammenschweißung die eine oder andere geschichtliche Thatsache mit einer dritten in näheren Zusammenhang geraten, als bei einer strengen Beobachtung des Gesetzes von Ursache und Wirkung statthaft erscheint. Für einen solchen sich etwa bemerkbar machenden Fall darf ich wol um die gütige Nachsicht der geneigten Leser bitten; denn ein Fehler dieser Art wäre schließlich ja doch nur von untergeordneter Bedeutung. Bei dem losen Gefüge, in welchem sich die einzelnen Thatsachen untereinander befinden, lassen sich dieselben ja leicht aus ihrem jetzigen Verbande unverletzt herausbrechen, um zu einem schöneren Bauwerke passende Verwendung zu finden.

In den bislang erschienenen geschichtlichen Werken, welche über die pharmazeutische Vorzeit Kunde geben, hat überwiegend der lebensgeschichtliche und bücherbeschreibende Teil Beachtung gefunden, während die Nachrichten über die äußere Seite des Apothekerwesens, sowie über die geschäftliche und gesellschaftliche Stellung der Apotheker nur sehr spärlich fließen. Den bildlichen Darstellungen, welche manche Einblicke in die Vergangenheit der Pharmazie gestatten, ist fast noch gar keine Aufmerksamkeit geschenkt worden. Ich richtete daher auf diese — nach meiner Meinung vernachlässigten — Punkte der Geschichte der Pharmazie mein besonderes Augenmerk.

Zu dem Zwecke durchstöberte ich, neben anderen mir zugänglichen Geschichtsquellen, hauptsächlich den reichen, pharmazeutischen Geschichtsstoff, den das germanische Museum zu Nürnberg bietet, und schrieb und

„leimt' zusammen,
Braut' ein Ragout von Andrer Schmaus,"

das ich hiermit den Lesern vorsetze. Vielleicht ist dasselbe eine nicht völlig ungeeignete Vorspeise für diejenigen, welche Lust empfinden, sich mit der Geschichte der Pharmazie zu befreunden, um sich von derselben als Gast einladen zu lassen. Sollte das aufgetragene Gericht dazu beitragen, der pharmazeutischen Geschichtswissenschaft einige neue Freunde zu erwerben, so würde für seine kleine Arbeit reichlich belohnt sein

Nürnberg, Pfingstsonntag 1886.

der Verfasser.

Zur zweiten Auflage.

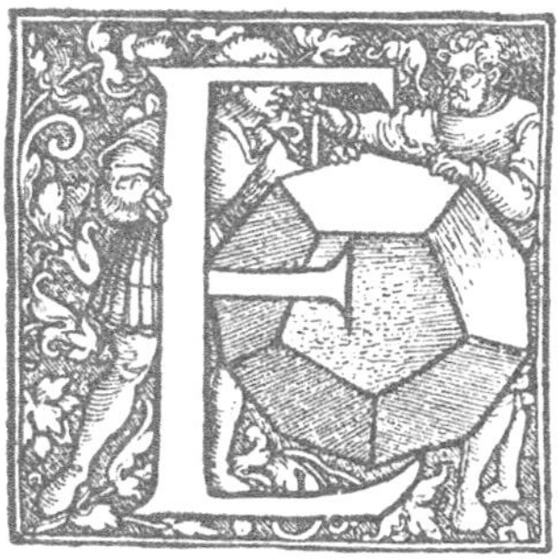

Fig. 3. Zierbuchstabe vom Jahre 1540.

Einmal hat dieses Buch seine Laufbahn glücklich durcheilt. Zu seinem zweiten Ausfluge in die Welt ist dasselbe etwas aufgefrischt und erweitert. Das bereitwillige Entgegenkommen des Verlegers ermöglichte es mir, den Bilderschatz nicht unbedeutend zu bereichern. Die künstlerische Ausstattung hat hierdurch wesentlich gewonnen. Auch der Text ist vielfach ergänzt und abgeändert. Die Benutzung desselben wird durch das beigegebene Namen- und Sachverzeichnis erleichtert.

Hoffentlich findet das Werkchen in seiner neuen Gestalt wieder die alte Nachsicht und freundliche Aufnahme.

Nürnberg, den 1. August 1890.

Der Verfasser.

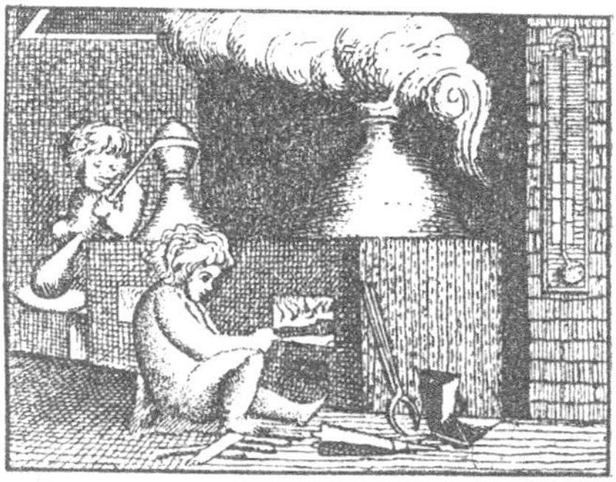

Fig. 4. Vignette nach einem Kupferstiche vom Jahre 1794.

Inhalt.

I. Aufsätze:

II. Abbildungen[1]):

[1]) Eine Anzahl der Abbildungen sind, um sie der Größe dieses Buches anzupassen, entsprechend kleiner als die Vorbilder angefertigt worden.

III. Lichtdrucktafel:

Schutzgötter und Schirmherren der Arzneikunst.

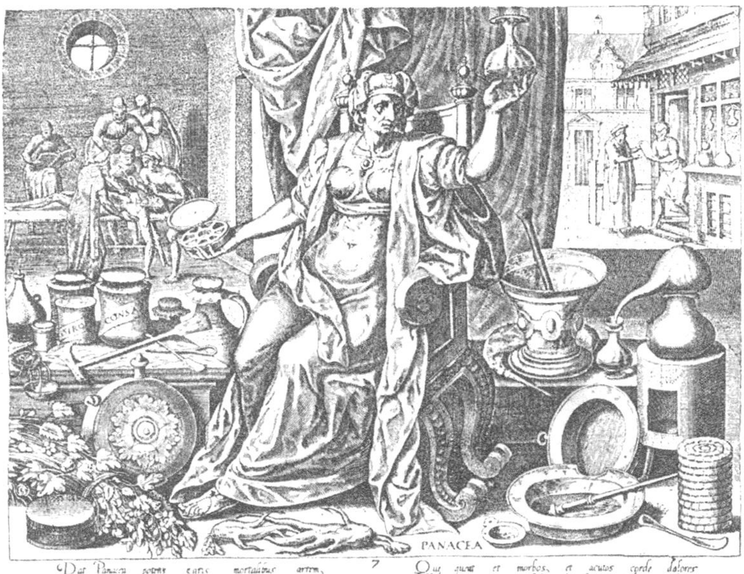
PANACEA
Dat Panacea potens ęgris mortalibus artem,
Quę queat in caelum manes revocare sepultos,
7
Quę queat et morbos, et acutos corde dolores
Auferre, et validas membris adhibere medelas

Fig. 5. Die Arzneikunst sinnbildlich dargestellt nach einem Kupferstiche des 16. Jahrhunderts.

„Ich Apollo hab d'arznei erdacht,
Der Kreutter Kunst an's liecht bracht.
All ihr Krafft und würckung zwar,
Seind mir kund und offenbar.
Darumb ein Herr aller Kunst,
Werd genannt, und niemands sonst.
Diß lob ich behalten werd
So lang staht Himmel und Erd."

Hieronymus Bock, Kräuterbuch 1551.
(Nach Ovid.)

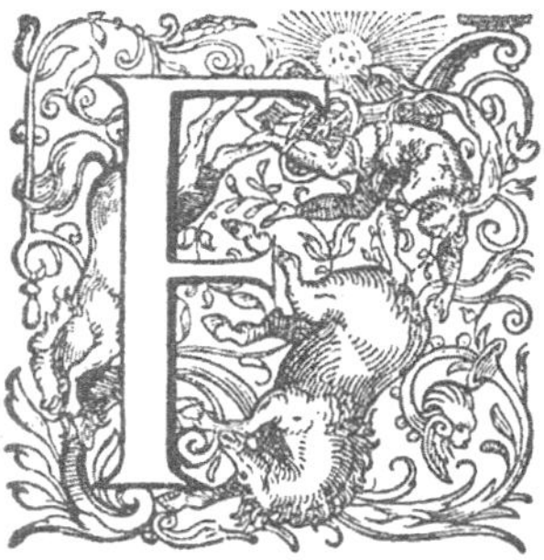

Fig. 6. Zierbuchstabe nach einem Holzschnitte vom Jahre 1568. Phaetons Sturz mit dem Sonnenwagen.

Fast alle Sagen und Mythen, welche die meisten Völker von dem Uranfange der Arzneikunst haben, laufen darauf hinaus, die Krankheiten für Folgen des Zornes der Götter, die Heilkunst für ein unmittelbares Gnadengeschenk derselben zu erklären. Wahrscheinlich ist die Arzneikunst, von der die Pharmazie ein Teil ist und von der sie in alten Zeiten nicht getrennt war, nicht viel jünger, als die Krankheiten selbst. Da die Arzneikunst unserer Zeit hauptsächlich aus der der alten Griechen mit emporgewachsen ist, so ist es nicht reizlos, aus den Sagen zu entnehmen, wie nach der griechischen Vorstellung die Menschheit zu den Leiden, Gebrechen und Krankheiten gekommen ist. Die Erzählung lautet ungefähr wie folgt: Als der Japetide Prometheus, welcher sich der armen Menschheit schon früher angenommen hatte, dem Zeus das Feuer entwandt und in einem Narthexstengel[1]) den Sterblichen gebracht hatte, ergrimmte der Götterkönig sehr und beschloß, strafende Vergeltung dafür an der Menschheit und den Japetiden zu üben. Zu diesem Zwecke befahl er dem Hephaistos, eine Frauengestalt zu verfertigen, und gab allen unsterblichen Göttern auf, dieselbe mit ihren reichsten Gaben auszuschmücken. So entstand ein weibliches Wesen voll der holdesten Anmut und des höchsten Liebreizes, welches Pandora — die All-

[1]) Ferula communis (Linné). In dem Marke dieser Pflanze kann man wie im Schwamme Feuer glimmend erhalten.

begabte — genannt wurde. Durch Hermes ließ Zeus dieselbe auf die Erde zu dem nachbedächtigen Epimetheus begleiten. Obgleich dieser von seinem Bruder Prometheus gewarnt war, vom Zeus Geschenke anzunehmen, ließ er sich doch durch die Schönheit und Liebenswürdigkeit der Pandora bethören, sie gastlich in seinem Hause zu beherbergen und von ihr als Geschenk der Götter eine Büchse anzunehmen. Kaum hatte Epimetheus den Deckel dieser geöffnet, als sich daraus Jammer und Trübsal, Hunger und Not, Sorge und Krankheit und ein Gewimmel anderer Leiden ergoß. Als er, darüber erschreckt, schnell den Deckel wieder schloß, blieb die Hoffnung, das einzige Trostmittel der leidenden Menschheit, welche sich zuletzt allein noch in der Büchse befand, halb in dieser gefangen und ward so den sterblichen Erdenbewohnern nur verkümmert zu teil. Seitdem schleichen zehrende Fieber durch die Lande, flattern schreckende und verheerende Seuchen durch die Lüfte, ziehen bleiche und hohläugige Krankheiten über die Meere und plagen und quälen die arme, jammernde Menschheit. Prometheus aber wurde auf Befehl des Zeus von Hephaistos an den ödesten Felsen des Kaukasus angeschmiedet.

Um den Sterblichen in ihrem Elende und Krankheitsjammer etwas Trost und Hilfe zu verschaffen, erbarmte sich, wie die griechischen vorgeschichtlichen Erzählungen weiter berichten, eine Gottheit und lehrte ihnen die Arzneikunst; dieser Gott der Heilkunde war Asklepios oder Äskulap. Der Sage nach war er ein Sohn des heilkundigen Apollo und der Koronis, welche ihn in der Gegend von Epidauros gebar und dort an einem Berge aussetzte. Eine Ziege ernährte den Verlassenen, und ein Wachthund einer dort weidenden Herde besorgte die Beschützung des kleinen Gottes. Die Erziehung seines Sohnes übertrug Apollo später dem Centauren Chiron, welcher ihn hauptsächlich in der Heilkunst unterrichtete. Äskulap war ein sehr gelehriger Schüler und übte die Kunst bald so meisterhaft aus, daß er nicht nur jegliche Krankheit oder Verwundung zu heilen wußte, sondern auch Verstorbene zum Leben errettete. Als er letzteres zu thun wagte, beschwerte sich Pluto, der Gott der Unterwelt, bei Zeus, und letzterer tötete für diese Störung der für das Menschenleben gesetzten Grenze den Frevler mit einem Blitzstrahle. Nach einer anderen Sage war der Grund seines gewaltsamen Todes der, daß er, gegen den Willen der unsterblichen Götter, der Menschheit die Heilkunst gelehrt habe. Die dankbaren Sterblichen vergaßen Äskulap nicht, sondern bauten zu seiner Ehre Tempel, die sog. Asklepiea, in welchen von den Priestern, den

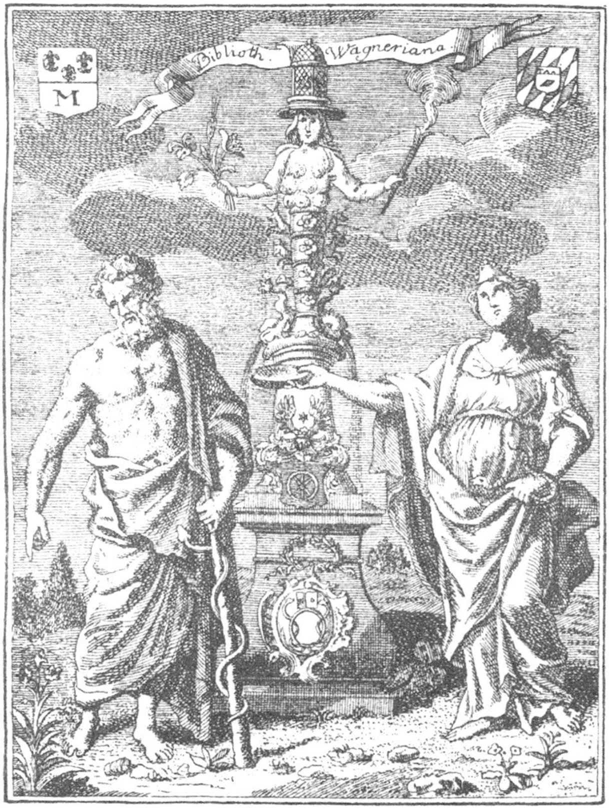

Fig. 7. Äskulap und Hygieia nach einem Kupferstiche des 18. Jahrhunderts.

Asklepiaden, und zwar zunächst von den beiden Söhnen des Asklepios, Podalirios und Machaon, die Heilkunst weiter ausgeübt wurde. Dargestellt wurde Asklepios als bärtiger, würdevoller Mann, gekleidet mit einem faltigen Gewande, in der Hand einen Stab, um welchen sich eine Schlange windet. Die Zubereitung der von ihm verordneten Medikamente pflegte die als Heilgöttin verehrte Hygieia, welche bald die Tochter, bald die Gemahlin des Asklepios genannt wird, zu besorgen. Diese ist also als Ahnfrau der Pharmazie zu betrachten. Bildlich dargestellt wurde sie als eine jugendliche Frauengestalt in langem Gewande, welche eine Schlange aus einer Schale tränkt. In den medizinischen Werken der Griechen, Römer und des Mittelalters werden diese Heilgottheiten häufig erwähnt. Die Abbildung 7 zeigt die beiden griechischen Göttergestalten der Heilkunst — wenn auch in künstlerischer Ausführung sehr mittelmäßig — in einer von den bekannten Darstellungen aus dem Altertume etwas abweichenden Weise. Da es dem Maler nicht möglich war, die beiden medizinischen Götter nach der Natur aufzunehmen, so hat derselbe, vielleicht zur Entschädigung für diese bedauerliche Unmöglichkeit, Asklepios und Hygieia wenigstens neben der vielbrüstigen, allernährenden Natur gezeichnet. Die Abbildung ist die Wiedergabe eines Kupferstiches aus dem 18. Jahrhunderte, welcher von J. P. Funck in Nürnberg gestochen ist. Das Bild, welches die Inschrift Bibliotheca Wagneriana trägt, ist als Bibliothekszeichen einer im germanischen Museum befindlichen Fauna suecica Carol. Linnaei eingeklebt.

Ob der frühere Besitzer des Buches, Wagner, mit dem gleichnamigen Famulus des Faust zusammenhängt, lassen wir dahingestellt sein. Jedenfalls erinnert aber die Darstellung der Natur sehr an die Stelle in Goethe's Faust, welche lautet:

„Wo fass' ich dich, unendliche Natur?
Euch Brüste, wo? Ihr Quellen alles Lebens,
An denen Himmel und Erde hängt,
Dahin die welke Brust sich drängt —
Ihr quellt, ihr tränkt, und schmacht' ich so vergebens?"

Als durch die Verbreitung des Christentums die heidnisch-griechischen Göttergestalten ihr altes Ansehen ganz verloren hatten, sah sich auch die Arzneikunst nach Schirmherren um, welche den Anschauungen der neuen Weltreligion entsprachen. Solche fand sie in den beiden heiligen Glaubenshelden Cosmas und Damian, deren Abbildungen ab und zu den medizinischen Werken früherer Jahrhunderte vorangesetzt sind. Die beiden Heiligen, welche Brüder waren, lebten im Anfange des 4. Jahrhunderts in Aegaea in

Cilicien. Tief beseelt von der christlichen Religion, übten sie die medizinische Kunst mit der edelsten Uneigennützigkeit und wurden, weil sie von ihren Kranken kein Geld annehmen wollten, Anargyres genannt. Als die diokletianische Christenverfolgung ausgebrochen war, wurden sie auf Befehl des Statthalters Lysias verhaftet und zum Tode verurteilt. Wie die Legende erzählt, geschahen mit ihnen bei ihrer Hinrichtung und nach ihrem Tode verschiedene Wunder. Wir teilen im folgenden darüber einige Nachrichten mit, welche einem älteren Werke: „Der heiligen Leben", „gedruckt in der keiserlichen freyen stat Straßburg durch Mathis Hupffuf, seligklich vollendet uff montag vor Johannis des teuffers, des Jares von gottes menschwerdung Tausent fünffhundert und dreyzehen jar," entnommen sind. Als Cosmas und Damian hingerichtet werden sollten, ereignete sich Folgendes: „Und da man sy bracht inn das wasser, da kam ein engel von himel herab, der trost sy und lößet in die hend uff und bracht sy an trucknes land." Darauf befahl Lysias sie zu verbrennen. „Da was got mit inen unnd halff in, das in das feur was als ein kuler lufft, und gienge das feur von inen und ging uff die heiden, und brennet sy das ir vil sturben. Da ward der richter zornig und hieß Cosmam und Damianum an ein creutz henken, da hiengen die zwen wol gesund." Da hieß sie Lysias am Kreuz steinigen. „Da halffe in gott, und verhenget, wenn man die stein zu in warff, das sye an die sprungen, die sie steineten, und geschahe den heiden gar wee. Das thete Lysie gar zorn und hieß vier meister zu inen schießhen mit pfylen und stralen. Und da man gegen inen schoß, da fielen die pfeyl all hin wider uff die schützen, und machten in tieff wunden." Da ward Lysias sehr zornig und ließ sie enthaupten, „da furen ire seelen zu den ewigen freuden." Ihre Leiber wurden nach Syrien gebracht und in Cyrrhus in einer Kirche aufbewahrt. Papst Felix ließ einige Gebeine der Verstorbenen nach Rom bringen und diesen zu Ehren eine Kirche „zum heiligen Cosmas und Damian" bauen. Zu derselben wird schon seit Jahrhunderten am 27. September, dem Festtage der beiden heiligen Schirmherren der Arzneikunst, von Ärzten und Kranken gewallfahrtet, wodurch viele der letzteren von ihren Leiden geheilt sein sollen. Schon die obengenannte alte Heiligenlegende von 1513 erzählt wunderbare Heilungen. So war z. B. in Rom ein Mann, welcher die Kirche der beiden Heiligen sehr verehrte und fleißig besucht hatte. „Der mann gewann ein böß bein, da ertznyet er vil an, das halff alles nit, da lag er eins nachtes und schlieff, da sahe er in einer gesicht lieplichen, das zwee heiligen kamen zu im, und trugen salb und scharpffe eysen und rürten ihm sein bein an, und sprach einer zu dem anderen: Wa wöllen wir ein bein nemen an deß stat. Da sprach der ein: Man hat heut einen schwartzen moren begraben, deß bein sind frisch. Da sprach der annder: so bring es bald. Da schneid er dem moren ein bein ab und setzet im das an, und salbten im das bein überall und legten das böß zu dem moren in das grab. Und da der man erwachet, da empfand er keins weetagen mer, da stund er uff, und hieß ihm sein gesind ein liecht bringen und sagt überall wie im geschehen ware, da lieffent die leuth zu dem moren und sahen das böß bein da liegen .... und dankten gott und sanct Cosme und Damiano."

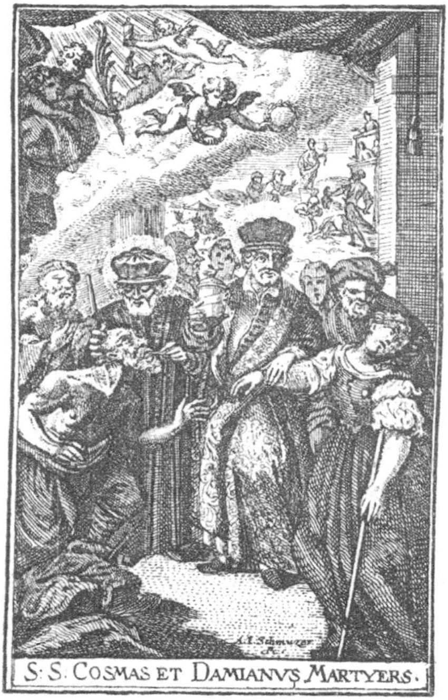

Fig. 8. Cosmas und Damianus nach einem Kupferstiche des 18. Jahrhunderts.

Wahrscheinlich dürfte diese durch die christlichen Schirmherren der Arzneikunst, unter Zuhilfenahme des Leichnams eines Mohren geschehene wunderbare Heilung Veranlassung gewesen sein, daß im Mittelalter für Apotheken so häufig ein Mohr als Wappen und Sinnbild gewählt worden ist, wovon noch jetzt die vielen bestehenden „Apotheken zum Mohren" Zeugnis geben.

An vielen Orten in den germanischen Landen pflegte in früheren Jahrhunderten der 27. September, der Sterbetag der beiden katholischchristlichen Schirmherren der Arzneikunst, in den Kreisen der zünftigen Heilkünstler mit besonderer Festlichkeit gefeiert zu werden. Im Besitze des Wiener Doktoren-Kollegiums findet sich z. B. noch eine lateinische Einladungsschrift der Wiener medizinischen Fakultät vom Jahre 1700, durch welche die Ärzte, Lizentiaten, Bakkalaureaten, Studenten, Apotheker und Chirurgen zu einer festlichen kirchlichen Feier des Cosmas- und Damianfestes in die Stephanskirche zu Wien

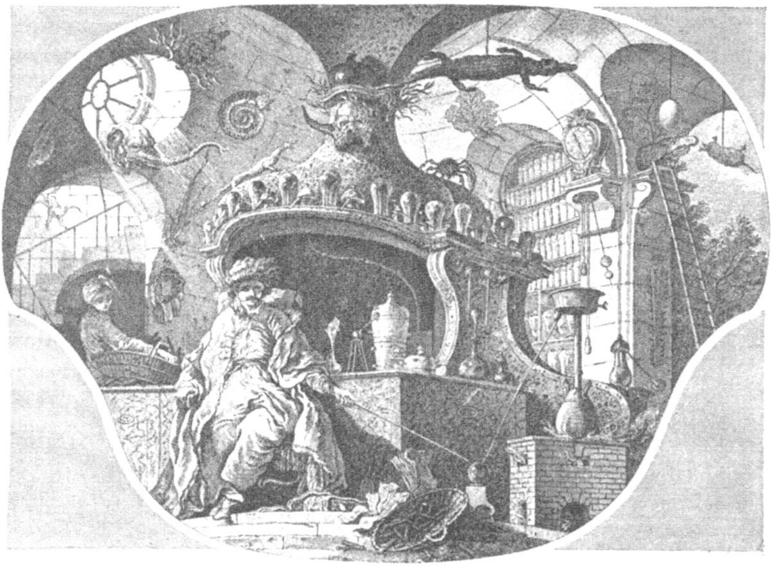

Fig. 9. Die Apothekerkunst sinnbildlich dargestellt nach einem Kupferstiche aus dem Anfange des 18. Jahrhunderts.

eingeladen werden. Wahrscheinlich wurden gelegentlich solcher Feste nicht allein für die Festtheilnehmer, sondern auch für die größeren Volksmassen die Bilder der Schirmherren der Arzneikunst angefertigt und ausgegeben. Das Wiener Doktoren-Kollegium befindet sich noch im Besitze von zwei gestochenen Kupferplatten aus dem Anfange des 18. Jahrhunderts, welche zur Anfertigung solcher Bilder gedient haben. Die beistehende Abbildung 8 ist nach einer dieser Platten angefertigt worden. Wie man sieht, findet sich unter dem Bilde der Name des Kupferstechers A. J. Schmuzer; zur zeitlichen

Bestimmung des Bildes sei erwähnt, daß Schmuzer 1739 verstorben ist.

Das diesem Aufsatze vorangesetzte Titelbild, Abbildung 5, welches die Arzneikunst mit ihren Unterabtheilungen: Medizin, Pharmazie, Chirurgie und der Kunst der Bader, vorstellen soll, ist eine Wiedergabe eines im germanischen Museum befindlichen Kupferstiches von einem unbekannten Meister aus dem 16. Jahrhunderte. Auf der Abbildung erscheint vor der Apotheke, deren Schaufenster durch eigentümliche Früchte und Gefäße kenntlich gemacht sind, der Apotheker im einfachen, häuslichen Arbeitskleide und nimmt vom Arzte ein Rezept in Empfang. Als weitere Abzeichen der Pharmazie finden sich unter der Apotheke ein Mörser und ein Destilliergerät aufgestellt. Der sichtlich der Zeit Ludwig des Vierzehnten angehörende Maler J. la Jouë hat es sich in dem in Abbildung 9 wiedergegebenen Kupferstiche zur Aufgabe gestellt, die Apothekerkunst durch die zu ihrer Ausübung notwendigen Gegenstände zu versinnbildlichen. Der auf der Zeichnung sichtbare, mit einem Lehrerstocke versehene Meister der Pharmazie scheint gerade damit beschäftigt zu sein, die merkwürdigen Geräte, Werkzeuge und Naturgegenstände, welche zum Betriebe seiner Kunst nötig sind, zu erklären. Links schaut sich eine Magd, als Vertreterin der unwissenden Laienwelt, neugierig die vielen Wundersachen der lateinischen Küche an, welche so wesentlich von den Dingen und Geräten des häuslichen Herdes, mit denen sie zu wirken pflegt, abweichen.

Mittelalterliche Apotheken.

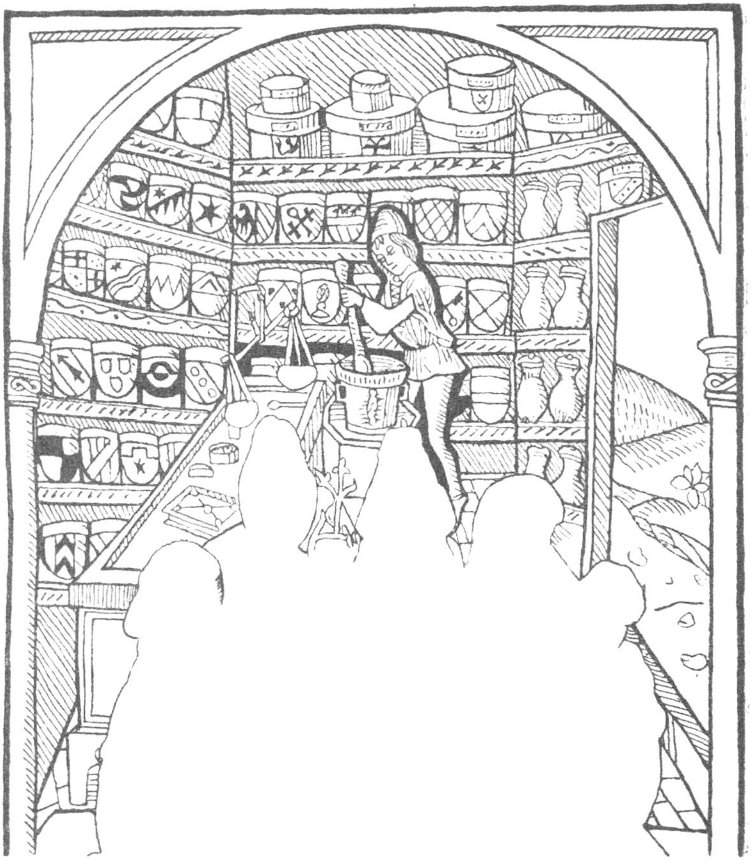

Fig. 10. Apotheke nach einem Holzschnitte vom Jahre 1486.

„Die Arznei wenig frumet.
So dem Mann ze spat kumet.“

Mittelalterliches Sprichwort.

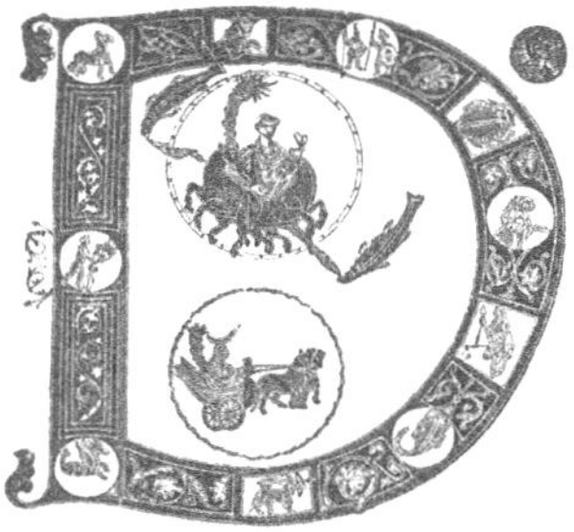

Fig. 11. Zierbuchstabe aus dem 9. Jahrhunderte mit den Zeichen des Tierkreises.

Da, im Vergleiche mit der Gesittungsentwickelung der meisten anderen europäischen Völker, die deutsche Kultur überhaupt verhältnismäßig noch jung ist, so hat auch die Arzneikunst, mit der die Entwicklung der Pharmazie stets Hand in Hand gegangen, in Deutschland noch keine sehr große Vergangenheit. Die ärztliche Kunst, d. h. die medizinische Wissenschaft, hatte sich stets mit der Frage zu beschäftigen, welche Mittel anzuwenden, die Pharmazie, wie diese zu beschaffen und herzustellen seien. In älteren Zeiten war beides vereinigt, und nur wo, wie in volkreichen Städten, eine größere Anzahl ärztlicher Personen notwendig waren, konnte frühzeitig eine Teilung der Arbeit stattfinden.

Das Wort „Apotheke" hat im Laufe der Jahrhunderte verschiedene Bedeutungen gehabt. Nach den lateinischen Schriftstellern, wie Cicero, Horaz, Columella und anderen, nannten die Römer im Anfange unserer Zeitrechnung so das Weinlager im oberen Teile des Hauses über dem fumarium, wo die in thönerne Gefäße gefüllten besseren Weinsorten im Rauche standen, um klar und trinkbar zu werden. Später, bis in die erste Hälfte des Mittelalters hinein, bezeichnete man Speicher und Niederlagen von Waren jeglicher Art in der Grundbedeutung des Wortes, mit dem entsprechenden Beiworte als Bücher-, Kram-, Tuch-, Medizin-Apotheken. Vom Ende des 13. Jahrhunderts ab wurde es Sprachgebrauch, nur allein die Arzneimittelhandlungen Apotheken zu nennen. Die Bezeichnung

„Apotheker" (apothecarius) war in den ersten Jahrhunderten unserer Zeitrechnung überhaupt nicht gebräuchlich. Als dieselbe in der Mitte des Mittelalters aufkam, hatte sie sofort ihre heutige Bedeutung. Es wurden die Arzneibereiter in den Klöstern so bezeichnet.

Das geschichtliche Leben der eigentlichen Pharmazie beginnt in Deutschland erst im 13. Jahrhunderte. Die Trier'sche Chronik berichtet, daß im Jahre 1241 ein gewisser Friedrich, Koch am Domstift zu Trier, eine Apotheke besessen habe. Und im Jahre 1261 soll nach derselben Urkunde ein Apotheker Rudolph in Trier ebenfalls seine Berufsthätigkeit ausgeübt haben.[1] Im Jahre 1265 finden wir einen Henricus apothecarius in Hamburg,[2] 1267 eine Apotheke in Münster und 1285 eine solche in Augsburg[3]) vor. Weiter giebt eine Urkunde vom 1. Mai 1318 bereits sichere Nachricht über das Vorhandensein einer Apotheke in Hildesheim. Dieselbe war ursprünglich Eigentum des Domkapitels, wurde indessen im Jahre 1365 von der Stadt durch Kauf erworben und später aus der Kreuzstraße, wo sie sich zuerst befand, an die Stelle, wo sich jetzt noch die Ratsapotheke befindet, verlegt.[4] In anderen alten deutschen Städten werden die Apotheken nicht später angelegt sein. Daß die Grenze zwischen den Berufsthätigkeiten der Ärzte und Apotheker schon um 1350 in Nürnberg durch gesetzliche Bestimmungen genau geregelt war, beweist ein aus jener Zeit stammendes Pergamentblatt aus dem Stadtbuche der Reichsstadt Nürnberg, welches sich in der Bibliothek des germanischen Museums befindet, dessen Inhalt wie folgt lautet:

»Man hat auch gesetzet daz alle ertzet ſwie ſi genannt ſint di ertzney hie pflegen wellen suln alle ſwern alſo daz ſi alle ſiechen bewaren suln ſo ſi peste mōgen und kōnnen ane geuerde . und ſuln auch zitlich und beſcheidenlich lone nemen von den burgern, und suln auch ſelbe dehaine Recept machen weder von

---

[1] Friedrich Preisigke, Deutsches Apothekerwesen im Mittelalter. Abgedr. i. d. Apothekerzeit., Jahrg. 3, Nr. 35.

[2] Pharmaz. Zeitung, Jahrg. 31, Seite 101.

[3] Geschichte der Pharmazie von Carl Frederking, Seite 13.

[4] Beiträge zur Geschichte der Apotheken im ehemaligen Königreiche Hannover vom „Lokalcomité Hannover" des deutschen Apothekervereins. Hannover 1879.

Syrupel noch ſuste . wan ſi alle Recept von der Apoteken nemen ſuln . und dehaine Recept ſuln ſi hoher rechen danne als ſi ez von der Apoteken nemen . und ſuln auch dehaine wůrtze hoher rechen danne als ſi ſi kaufen bei dem ſelben aide . und wer der wer der ertzney hie pflegen wolte und dar uber niht gesworen hat der můz geben V lib. (= 5 *tt* heller).«

»Ez ſol ein igleich appotegker ſwern, daz er armen und reichen on geuerde mache mit vleizz und mit ganczen trewen genczlichen allez daz, daz man in empfelh mit worten oder geschriben geb . Und ob er dez ſelben allez niht enhab, ſo ſol er ez bringen an den, der in daz empfohlen hab mit worten oder geschriben . Und v̊mb daz selb ſol er nemen ſolch gelt, daz er hab zeitleichen vnd beſcheiden gewin nach ſeiner gewizzen, zu seiner kost, narung und arbeit.«

Nach dieſer Urkunde war alſo ſchon damals die weſentlichſte Aufgabe der Apotheker die Zubereitung von Arzneien nach mündlicher oder ſchriftlicher ärztlicher Verordnung. Daß die Berufsaufgaben der Apotheker im 15. Jahrhunderte gleichfalls hauptſächlich nur darin beſtanden, Leidenden und Kranken Arzneien und Labniſſe zuzubereiten und zu verkaufen, zeigt folgender Eid vom Jahre 1460, nach welchem ein Nürnberger Apotheker zu Dienſten des Markgrafen Albrecht Achilles verpflichtet wurde. Die Markgrafen zu Brandenburg — die Ahnen unſeres Kaiſers —, welche damals abwechſelnd zu Ansbach oder in dem unweit Nürnberg gelegenen kleinen Orte Cadolzburg reſidierten, bezogen ihre Arzneien und Apothekerwaren in der Regel von den Nürnberger Apothekern. Einer dieſer ward daher gemeiniglich als ihr Hofapotheker wie folgt beeidigt:

„Item er ſoll geloben und ſchwören, meinem gnädigen Herrn und der Herrſchaft getreu und gewer (aufmerkſam, ſorgſam) zu ſein, ihren Schaden zu warnen, Frommen (Nutzen) zu werben (fördern) und alles das zu thun, das einem getreuen Apotheker zuſtehet, und ſonderlich warumb (um was) man ihm ſchreibt und verzeichnet ſchickt von der Herrſchaft wegen, daß er daſſelb alles und jeglichs getreulich zurichten, perſönlich dabei ſein und machen ſoll, wie ihm das durch die geſchwornen der Herrſchaft Leibärzt befohlen wurd, und anders Niemands darüber getrauen — daß er auch alle Arznei von friſchem Materiale mach, und ob etliche veralteten, dieſelben wiederumb nach dem Besten zu verneuen — daß er auch keinerlei Material anstatt eins andern gebe in Confect oder ander Arznei ohn Rath der Herrschaft geschworen Leibärzt, und alle gesammete Arznei mach nach Beschreibung (Vorschrift) der bewährten Lehrer darüber — und ob er Arznei mit Saphir, Hyacinthen, Perlen und anderm edeln Gestein oder andern köstlichen Dingen zu machen beschieden wurd, daß er solichs nach dem allerbesten und fürderlichsten mach, darin nichts angesehen (gespart) — was er auch Arznei von der Herrschaft wegen herausschick, dieselben vor (vorher) zu kredenzen und mit seinem Petschaft zu verwahren — auch meins gnädigen Herrn und meiner gnädigen Frauen und der Herrschaft Geheim, was er der erführe, zu verschweigen bis in seinen Tode, alles getreulich und gänzlich sonder (ohne) Argliste und ohn Gefährde." [1])

Seit dem Erscheinen von Möhsens Geschichte der Arzneiwissenschaft [2]) wird vielfach von Geschichtsschreibern die pharmazeutische Berufsthätigkeit des Mittelalters so geschildert, als ob sich dieselbe hauptsächlich mit der Zubereitung von zu gewöhnlichen Genußzwecken dienenden Zuckerwaren befaßt habe. Diese Auffassung ist dadurch entstanden, daß das Wort „Konfekt" von den mit den Namen der mittelalterlichen Arzneimittel nicht genügend vertrauten, meist nicht fachmännischen Geschichtsschreibern immer einfach in der Bedeutung unseres heutigen Konfektes = Zuckergebackenes genommen wurde. Hiermit im Einklange findet sich auch in den meisten deutschen Wörterbüchern [3]) nur diese eine Bedeutung des mittelalterlichen

---

[1]) Anzeiger f. Kunde d. deutschen Vorzeit. Jahrg. 1868, Seite 323.

[2]) Möhsen, Geschichte d. Wissenschaften d. Mark Brandenburg, besonders d. Arzneiwissenschaft 1781.

[3]) Im Wörterbuche der deutschen Sprache von D. Sanders, Leipzig 1860, und ebenso in dem von F. L. K. Weigand, Gießen 1875, heißt es: „Confect = Zuckergebackenes". Nach dem deutschen Wörterbuche von J. u. W. Grimm ist Konfekt ebenfalls nur „Zuckergebackenes, Süßigkeiten". Unter den von Grimm angegebenen Belegstellen finden sich indessen merkwürdigerweise einige, die geradezu beweisen, daß das Wort Konfekt noch im 16. Jahrhunderte eine andere Bedeutung hatte. So wird z. B. von Fischart angeführt „Confect für den Schnupfen" (Garg. 71 b) und weiter: „derwegen wil er, dasz ein Arzt nit allein mit Kreutern, Salben, Tränken und Confecten gerüst sein sol" (Garg. 12 b). Sichtlich hat das Wort Konfekt an beiden Stellen die Bedeutung: Arznei oder Arzneilatwerge. Nach einer Besprechung von „Aus pharmazeutischer

Wortes „Konfekt“ angegeben. Daß Konfekt vielfach im Mittelalter in der Bedeutung von Arznei zu nehmen ist, findet sich fast nirgends betont. Und doch geht dieses schon deutlich aus der oben angeführten Eidformel für den markgräflichen Hofapotheker hervor, in der von „Confect oder ander Arzenei“ gesprochen wird. Sichtlich sind mit „Konfekt“ an dieser Stelle nicht Confectae (verzuckerte Früchte), sondern Confectiones (Arzneien), nach deren Bereitung der Apothecarius im Mittelalter auch Confectionarius genannt wurde, gemeint. Noch in dem im Jahre 1701 erschienenen pharmazeutischen Lexikon von J. L. Sommerhof heißt es: »Conf., ita à medicis praescriptum, legendum est confectio.« Weiter wird dann von Sommerhof erklärt, Confectio sei eine Mischung von Pulvern, Gummi, Honig, Zucker, Sirup u. s. w. Man unterscheide trockene confectiones, wie trochisci und tabellae, und feuchte, wie Latwergen, Gegengifte, Konserven u. s. w. Ein Blick in die mittelalterlichen, in den deutschen Apotheken benutzten Arzneibücher, wie z. B. das Lumen apothecarium, Luminare majus u. s. w. ergiebt leicht, daß in der großen Abteilung »Electuaria ac confectiones« keineswegs Gegenstände der Zuckerbäckerei, sondern nur für Kranke bestimmte Arzneimischungen zu finden sind. Zu diesen gehören z. B. Confectio Philonis, Conf. Mithridatis, Athanasia magna, Aurea alexandrina, Theriaca u. s. w. Die wichtige Rolle, welche diese Zubereitungen in der Arzneikunst spielten, macht es erklärlich, daß im Mittelalter vielfach der Ausdruck Konfekt schlechthin für Arznei gesetzt wurde. In dem bekannten älteren, mittelalterlich-lateinischen Glossarium des Franzosen Du Cange heißt es dementsprechend richtig »Confectio vulgo medicina«. Wenn die Anlage der ersten Apotheke in Halle 1493 begründet wird: „damit der gemeine Bürger Confect, Labnisse und

---

Vorzeit“ in der deutschen Litteraturzeitung (1887, Nr. 36) scheint, wie wir gleich noch weiter sehen werden, der eine Mitarbeiter des Grimmschen Wörterbuches, Professor M. Heyne-Göttingen, „Konfekt“ auch nur in der Bedeutung von Zuckergebäck zu nehmen. Vielleicht gehört das C, unter dem dieses Wort im Grimmschen Wörterbuche besprochen ist, mit zu den fünf Buchstaben dieses Germanisten. Ich glaubte daher, es könnte die ernstliche Berührung dieses Gegenstandes nicht unnütz sein. Hoffentlich wird dadurch die eine oder andere mittelalterliche „Süßigkeit“ wieder zur ursprünglichen, wenn auch bitteren, doch heilsamen Arznei verwandelt.

dergleichen gemeine Dinge in leichterem Kauf, und in anliegenden Nöten der Krankheit die Arzneien bei der Hand habe, frisch, ungesäumt und zeitlichen Kaufs bekommen könne", so sind hier demnach keineswegs, wie ein moderner Geschichtschreiber[1]) behauptet, „Zuckerwaren und Arzneien als wesentliche Bestandteile der Apotheke ausdrücklich nebeneinander hingestellt." Desgleichen heißt es also nicht, daß Meister Johann Kettner, wenn ihm im Jahre 1457 bei der Anlage einer Apotheke in Stuttgart aufgegeben ward, „dem gräflichen Hofe Konfekt zu liefern, soviel derselbe bedürfte", zur Abgabe von Zuckergebackenem verpflichtet sei, sondern zur Lieferung von Arznei. Von anderer Seite[2]) ist der Titel des von dem Straßburger Arzte Gualtherus Ryff im Jahre 1548 verfaßten Werkes „Confect-Buch und Hauß-Apotheck" als Beweis für den pharmazeutischen Betrieb des Konditoreigewerbes herangezogen. Danach sollte man annehmen, in diesem Buche fände sich die Bereitung von zu gewöhnlichem Genusse bestimmtem Zuckergebäck beschrieben. Dem ist indessen nicht so. Ryffs Konfektbuch enthält nur Vorschriften zu wirklichen, in der Zeit benutzten Arzneimitteln (Confectiones, keine Confectae). Konfektbuch bedeutet hier also auch einfach Arzneibuch.

Es ist allerdings richtig, Zucker, eine Anzahl damit zubereitete Früchte und Säfte, Weine und verschiedene andere derartige Dinge wurden auch im Mittelalter mitunter nicht immer nur zu Heilzwecken, sondern zuweilen auch als Genußmittel aus der Apotheke entnommen. Das ist heute indessen noch gerade so. Auch der moderne Apotheker verkauft und verfertigt Fruchtsäfte, Pfefferminzküchlein, Morsellen, Eibischpasta, Hustenbonbons, Weine und manches andere, was nicht immer gerade für Kranke bestimmt ist. Trotzdem stellt man dieses nicht als die wesentliche Berufsthätigkeit des Apothekers hin. In dem bekannten Verse, welcher dem folgenden Aufsatze als Motto vorgesetzt ist, rühmt Hans Sachs zwar die „lieblich schmeckende Matery", welche der Apotheker „aus Zucker und Würtzen conficiere". Es beweist dieses indessen nur, daß manche damalige Arzneimittel

---

[1]) Friedr. Preisigke, Deutsches Apothekerwesen im Mittelalter. Apothekerzeitung, Jahrg. 3, No. 35.

[2]) M. Heyne-Göttingen, Besprechung von „Aus pharmazeutischer Vorzeit". Deutsche Litteraturzeitung 1887, No. 36.

wohlschmeckend waren, denn der Dichter betont ausdrücklich den arzneilichen Zweck dieser Apothekerwaren. Er sagt am Schlusse des Verses:

„Das alles nach der Ärzte raht,
Der seinen Brunn gesehen hat."

In den mittelalterlichen Arzneibüchern finden sich manche Vorschriften zu Confectiones, welche, ähnlich wie die noch jetzt bekannten Magenmorsellen, überzuckerte Ingwer- und Kalmuswurzel u. s. w., aus Gewürzen mit Zucker hergestellt wurden. Diese verbanden mit vorzüglichem Wohlgeschmacke eine — wenigstens nach der damaligen Annahme — die Magenthätigkeit anregende Wirkung. Wahrscheinlich waren die „conficierten Zucker", Konfekte u. s. w., welche nach einigen mittelalterlichen Urkunden die Apotheker zu Gelagen und „Kollazien" zu liefern hatten, derartige diätetische Confectiones. Diese vertreten keineswegs einfach unsere heutigen, nur für den Wohlgeschmack berechneten Konfekte, sondern sind eher mit den Pepsindragées, Verdauungspastillen, Tamarindenkonserven, Pfefferminzkuchen der modernen Apotheken, welche auch nach den Mahlzeiten genommen werden, zu vergleichen. Jedenfalls gab es in den größeren deutschen Städten auch schon im Mittelalter Zuckerbäcker. Die Berufsthätigkeit dieser kam schon damals bei einigen Gegenständen mit der der Apotheker in Berührung. Mehr als heute indessen, soweit die geschichtlichen Urkunden melden, jedenfalls auch nicht. Wenn man die diätetischen Schokoladen, Zuckerzeltchen, Bonbons, kandierten Samen und Früchte, Zuckerpastillen, Lakritzenpräparate, Feigen, Fruchtsäfte u. s. w. der modernen Apotheken mit den verschiedenen Süßigkeiten der mittelalterlichen vergleicht, so fragt es sich noch sehr, ob im Mittelalter mehr konfitürenartige Gegenstände als jetzt in den Apotheken zubereitet und verkauft wurden. Jedenfalls ist auf den modernen Apotheker ebensogut wie auf seinen mittelalterlichen Fachgenossen das alte Sprichwort: „Ein Apotheker ohne Zucker ist ein armer Schlucker" anwendbar. Wie zu Hans Sachs' Zeiten liefern die Apotheker auch heute vielen ihrer Kunden und

„gesten ein colation
von zucker und gutem confeck
und ander seltzamen geschleck".

An der vielfach verkehrten Deutung, welche, wie wir bemerkten, namentlich von nicht pharmazeutischen Geschichtschreibern an dem

Worte Konfekt verübt worden ist, sieht man wieder deutlich, daß zur Behandlung einer Fachgeschichte in erster Linie genügende Kenntnis der Fachausdrücke, die man eben nur bei der Ausübung eines Berufes gründlich erlernt, gehört. Wo diese fehlt, ist Gefahr vorhanden, daß trotz aller gerühmten „historisch-sprachlichen Schulung" „Mißverständnisse und Schiefheiten aller Art unterlaufen".

In den Nürnberger Ratsrechnungen, welche nur bis zum Jahre 1377 zurückreichen, wird in jenem Jahre für „Meister Hennricus apothecarius" bei den Besoldungen für Ratsdiener bereits zwei Pfund Heller als Vierteljahrsgehalt angeführt.

Im Jahre 1381 gesellt sich zu dem Apotheker Heinrich noch ein Magister Johann apothecarius, welcher vierteljährlich 6 *tb* Heller als Gehalt bezieht. Bis zum Jahre 1431 finden sich in den Nürnberger Ratsrechnungen Besoldungen für Apotheker, in den Rechnungen von 1440 und den folgenden Jahren kommen indessen solche nicht mehr vor. Da die Ratsrechnungen von 1431 bis 1439 fehlen, so läßt sich das Jahr, in dem die städtische Besoldung der Apotheker in Nürnberg aufhörte, nicht bestimmter angeben. Trotz der angeführten Besoldungen der Apotheker scheinen in Nürnberg die Apotheken nicht, wie es in vielen anderen alten Städten üblich gewesen ist, auf Stadtrechnung betrieben worden zu sein, denn in den Ratsrechnungen finden sich weder unter den Einnahmen noch unter den Ausgaben Anhaltspunkte, welche auf einen städtischen Apothekenbetrieb schließen lassen. Der Gehalt der Apotheker war außerdem, wie ein Vergleich mit den Besoldungen anderer Ratsdiener jener Zeit zeigt, ein so niedriger, daß wohl nicht zu bezweifeln ist, daß die Ratsapotheker ihre Apotheken auf eigene Rechnung geführt haben und der Gehalt nur gegeben ward, um Leute zu dem Apothekerberufe zu bestimmen und sie in ein Abhängigkeitsverhältnis zum Rate zu bringen. Als sich die Pharmazie in Nürnberg mehr eingebürgert hatte und ihren Mann ernährte, ward die städtische Löhnung der Apotheker aufgehoben. Als Ratsangestellte wurden dieselben indessen trotzdem auch ferner angesehen und durch einen Ratserlaß vom 28. Juni 1442 ward erteilt: „so man jerlich die amplüt zum newen rat vertigt und swern laßt, das alsdann die apotheker auch jerlich swern sullen, und das man auch von gemeiner notdurft wegen die apotecken mit iren zugehörungen beschawen und iren dingen nachgen soll. Nach inhalt des eydes darüber lautende im statbuch geschrieben.“ Die ersten Ernannten zu den hier angeordneten Apothekenbeschauungen hießen B. Tucher und Michel Grundherr, denen am 9. August 1442 durch Ratsbeschluß der Auftrag erteilt ward: „Der apoteckenbeschawung und ordnung mit hilf und beiwesen der ertzt nach laut irs ratschlags nach zu gen.“ Die Eidformel für die Nürnberger Apotheker, auf welche der Ratsverlaß vom 28. Juni 1442 hinweist, dürfte dieselbe sein, welche sich in dem handschriftlichen Sammelwerke: „Aller gemeiner Ambt und Dienstleut so järlich vor dem Ambtbuch gehorsam thuen Pflicht und Ordnung“ [1]) als erste ohne Jahreszahl aufgezeichnet findet. Jedenfalls stammt dieselbe noch aus dem 15. Jahrhunderte, denn sie weicht von der im Jahre 1529 abgeänderten Verpflichtung der Nürnberger Apotheker erheblich ab und scheint, der Ähnlichkeit im Wortlaute nach zu urteilen, der Apothekerordnung, welche dem Stuttgarter Apotheker Albrecht Mühlsteiner aus Nürnberg bei seiner Bestätigung 1456 durch den Grafen Eberhard auferlegt ward, zu Grunde gelegen zu haben [2]). Sie lautet:

„Der Appotecker Aide.

Item am ersten, daß ire stück die zu der arznei gehören, sie sein unberaidt und unvermischt oder aber vermischt und berait, inn irer güt auserwelt sein als dann die bewerten maister der arznei das beschreiben.

Item zum andernmal das ir keiner keinerlei dingk das zur arznei gehört es sei vermischt oder unvermischt, das veraltet ist über die zeit die von den lerern dazu gesetzt ist oder das verlegen ist oder sust inn ainich weise schadhaft oder verdorben ist verkauffen oder inn die recept vermischen soll.

Item zum drittenmal, das sich alle ire arzenei, welcherlei die sind, machen oder beraitten sollen inn sollicher weise als die bewerten doctores und maister davon schreiben, mehr davon zu wandeln oder abzusetzen, on die lerer und maister ir eins oder mehr raht.

Item zum vierdenmal so soll ein jeglicher appotecker emsig und

---

[1]) Handschrift im Kreisarchive zu Nürnberg.

[2]) Geschichte der Apotheker von A. Philippe. Jena 1855. Seite 1002.

vleißig inn seinen dingen und sachen sein, daß icht von seiner versäumung wegen die siechen und kranken mit nichts verwarlost oder verderbt werden.

Item zum fünfften das sie keinerlei vergifft oder annder arznei damit man kindlein vertreibt, oder sunst von ainicherlei posheit oder zweifel verderblich, keinen menschen nicht raichen oder verkauffen sollen.

Zum sechsten, das ir keiner die beraittung seiner recept, nemlich die wirdigsten, als da sein Aurea alexandrina, die groß tiriaca unnd annder arznei die lange zeit nach irer beraittung und einmachung inn irer appotecken blieben sain, mit nichts vermischen soll, es sei dann, das die maister und lerer den das zustet und gebürt vor solliche ordnung seiner beraittung wohl beschauen und besehen haben.

Zum siebenten das sie umb irer vermischung und beraittung oder unberaitter schlechter Dingk einen erbaren ziemlichen lon vordern und nemen sollen, also das niemandt von in über die erbarn zimlichen maß inn der vergeltung der ding beschwert werde.

Zum achten das kein appotecker in die dingen die zu der arznei gehören in kauffen oder verkauffen, inn oder außer den appotecken mit keinem arzt nicht auftrag noch tail oder gewinn nicht haben lassen soll, inn keiner weise.“

Außer dieser allgemeinen Medizinalordnung erließ der Nürnberger Rat schon im Mittelalter besondere Bestimmungen, welche den Gifthandel regelten. Daß zur Abgabe von Arsenik, welcher schon damals zur Ratten- und Mäusevertilgung benutzt wurde, bereits ein behördlicher Erlaubnisschein erforderlich war, beweist folgender Ratsbeschluß von Laetare 1484, welcher sich in dem derzeitigen Nürnberger Ratsbuche findet: „Item dem voigt zu Berolzheim, Hanns Rauschen uf sein schriftlich beten an den appotecker bei den fleischbänken getan, ist vergönnt hüttrauch zu kauffen zu vertreibung der ratzen und der mewß.“ Ein Nürnberger Ratsverlaß vom Jahre 1496 heißt weiter: „Den apotheckern ist erteilt, in iren eid zu pringen, so hinfürr jemant ein hüttrauch oder annder gifft zu kauffen oder aus der appotecken geben, ob auch soliches mit wissen eines bürgermeisters beschieht. Sollen sie demnacht eigentlich in ire regiſter anschreiben, wem, wieviel unnd wann solich gifft geben haben" [1]). Der Gifthandel war im 15. Jahrhunderte im wesentlichen überhaupt schon in derselben Weise geregelt wie heute.

Unter den Nürnberger Polizeigesetzen aus dem 15. Jahrhunderte findet sich schon folgende Ordnung über Hüttenrauch und andere treibende Arznei: „Ein erber rath diser stat sind auß mercklichen ursachen, sie darzu bewegende, daran komen, ernnstlich gebietennde, das hinfür außerhalb gesworner appotecker niemands, er sei bürger oder gast, einicherlei hüttrauch, weißen oder gelben arsenicum, geprannt oder mercurium sublimatum, auripigmentum, twalm, das man nennet opium, springkorner noch einicherlei annder gifft oder treibent ertznei, wie die namen hat, weder in gewelben, krämen noch sunst inndert anndersswo in diser stat vail haben noch verkawffen sol außerhalb der kawfflewt, die soliche stück herbringen, die mügen das geswornen appoteckern oder anndern kawflewten mit wissen und erlawbnuß eins erbern rats oder burgermeisters zu kawffen geben; und sust niemandt anndrem. Dann wer das überfüre und annderst dann wie vorsteet, hielt, und sich des und seinen gewalt, so er darumb fürbracht wurde, mit seinen rechten nit benemen mochte, der sol darumb gemeiner stat zu puß verfallen sein zu ainer jeden gerugten fart zehen guldin landswerung, on gnade. Es mochte auch jemant darinn so geverlich handlen, ein erber rate wolte darein sehen und die überfarer darzu am leib straffen, nach dem sie zu rat wurden" [2]).

Von den Einrichtungen der ersten Apotheken in Deutschland wissen wir wenig. Da indessen die meisten Arzneimittel zuerst fertig aus Italien bezogen wurden oder nur aus einfachen Gemischen bestanden, so werden dieselben, den Verrichtungen der derzeitigen Apotheker entsprechend, nicht sehr wesentlich von den damaligen Materialwarenhandlungen unterschieden gewesen sein. Zu den ältesten Abbildungen, welche wir von unseren vaterländischen Apotheken besitzen, gehören die Holzschnitte, welche sich in einigen der frühesten medizinischen Inkunabeln finden. Falls sich nicht in Handschriften noch ältere bildliche Darstellungen vorfinden sollten,

---

1) Nürnberger Ratsbuch E. Seite 153. (Handschrift im Kreisarchive.)

2) J. Baader, Nürnberger Polizeiordnungen aus dem 13.—15. Jahrh. (Bibliothek des litter. Ver. LXIII, p. 141.)

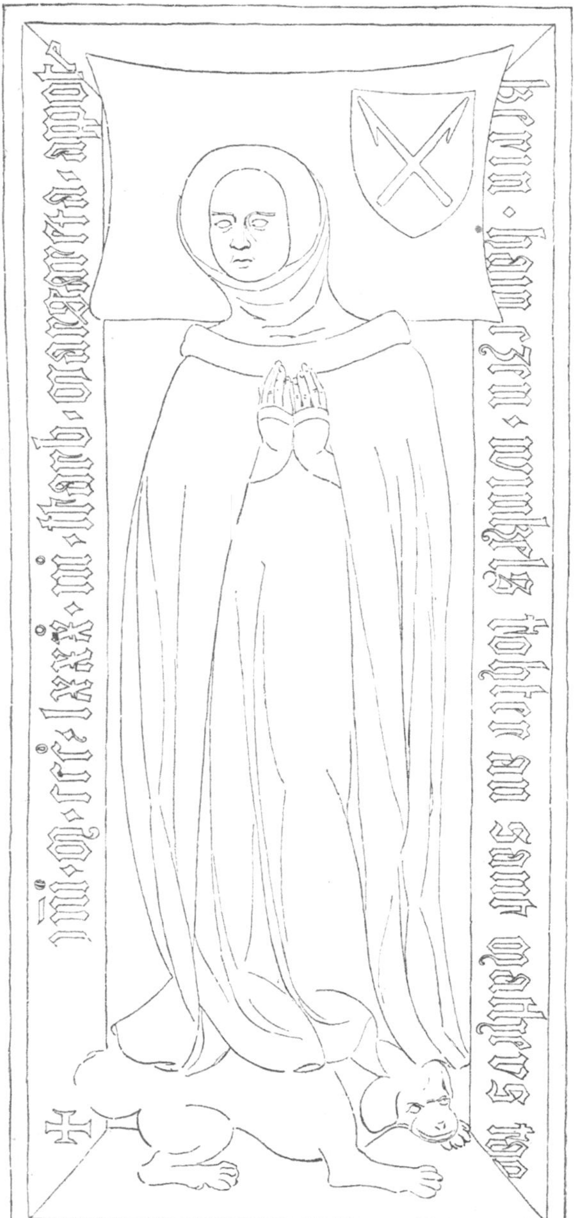

Fig. 12. Grabſtein der Apothekerin Margareta in Ulm vom Jahre 1383.

ſo kommt man doch immerhin in eine Zeit hinauf, in welcher eigentlich für die meiſten Gebiete erſt die Geſittungsgeſchichte durch brauchbare bildliche Darſtellungen, denen man mehr als bloße Andeutungen entnehmen kann, ergänzt wird. Iſt ja doch ſelbſt das, was wir über das häusliche Leben unſerer Vorfahren wiſſen, kaum durch ältere brauchbare Bilder belegt. Wir können alſo doch in verhältnismäßig früher Zeit das, was wir über die äußere Geſchichte des Apothekerſtandes und die Entwickelung des Medizinalweſens wiſſen, durch verſtändliche Bilder vervollſtändigen.

Um dem Ewig-Weiblichen die gebührende Achtung zu erweisen und die dem schönen Geschlechte zukommenden Vorrechte nicht zu schmälern, lassen wir zur Vertretung der Denkmäler, welche von dem Dasein des Apothekerstandes Zeugnis ablegen, einem Bilde einer Frau Apothekerin aus dem Mittelalter den ersten Platz. Dasselbe findet sich auf einem Grabsteine im Chore des Ulmer Münsters [1]). Man sieht auf demselben die Gestalt einer Frau in der bürgerlichen Tracht des 14. Jahrhunderts, stehend auf einem Hunde, hinter dem Kopfe mit einem Kissen, auf welchem sich das Wappen der Familie Ehinger befindet. Um den Grabstein herum läuft eine Inschrift, welche lautet: »ani 1383 . starb . margareta . appotekerin . hainczen . winkels . tohter . an sant Matheus tag.« Das angebrachte Wappen der Familie Ehinger läßt darauf schließen, daß der Gemahl der Appotekerin margareta, dessen Familienname nicht genannt ist, ein Angehöriger der Familie Ehinger war. Der Hund unter der Frauengestalt, welcher sich im Mittelalter meistens auf den Grabsteinen weiblicher Verstorbener befindet, soll bedeuten, daß die Seele der Dahingeschiedenen sich nun über die tierischen und sinnlichen Triebe und den Schmutz der irdischen Welt emporgeschwungen hat. Wie im klassischen Altertume, galt auch im Mittelalter der Hund nicht, wie jetzt, als ein Sinnbild der Treue, sondern, wie bei uns das Schwein, als das Tier des Schmutzes und der Sinnlichkeit. Eine Zeichnung des Grabsteines befindet sich im germanischen Museum, wovon vorstehende Abbildung (Fig. 12) eine Wiedergabe ist. Als Seitenstück zu diesem Denksteine der Apothekerin Margareta kann das Grabmal des Apothekers Nikolaus Hofmair, welches sich in der St. Morizkirche zu Augsburg befindet, dienen. Eine genaue Beschreibung von dem auf demselben befindlichen Marmorrelief (Fig. 13) giebt Adolf Buff-Augsburg [2]), aus der, als von historisch-pharmazeutischem Interesse, das Folgende besonders hervorzuheben ist: „Über die Persönlichkeit, die hier in der Tracht eines vornehmen Mannes aus dem Beginne des 15. Jahrhunderts dargestellt ist, giebt zunächst die rings um die Marmorplatte laufende Inschrift einige Auskunft:

---

[1]) Archiv der Pharmazie. 1886, Seite 215.

[2]) Mitteilungen a. d. germ. Nationalmus. Jahrg. 1890, Seite 15—22.

Anno . dn̄i . M . CCCC . XXVII . jar . an :
sant . Johans . appostel . achtent . starb . Claus . Hofmair .
den . man . nent . appoteker . anno . dm
M . CCCC . XV . jar . an d . Kidlach . achtet starb . sin .
wirtin bra

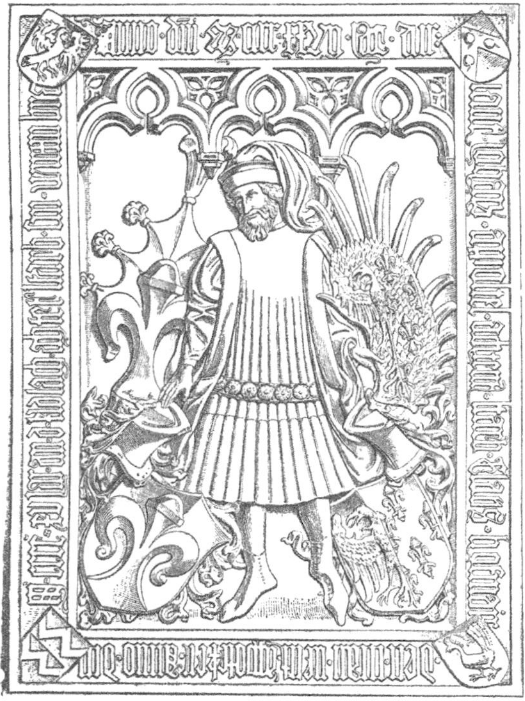

Fig. 13. Grabmal des Apothekers Nikolaus Hofmair in Augsburg. † 1427.

d. h. also: „Anno domini im 1427. Jahr an der Oktave von St. Johannes dem Apostel (= 3. Januar) starb Klaus Hofmair, den man nennt Apotheker, und anno domini im 1415. Jahr an der Oktave des Unschuldige-Kindlein-Tages starb seine Ehewirtin Barbara.“ An den Ecken des Steines befinden sich die Wappen der Verwandtschaft des Ehepaares, von denen unser vorhin genannter Gewährsmann das der Augsburger Patricierfamilien Vögelin, Konzelmann oder Ilsung und das der Ulmer Patricierfamilie von Hall erkannt hat. Das Wappen links von der dargestellten Figur ist das gewöhnliche des Augsburger Patriciergeschlechtes Hofmair und rechts das seiner neben ihm ruhenden Frau. Daß Klaus Hofmair ein wirklicher Apotheker war, „dies erhellt schon zur Genüge aus der Art und Weise, wie er in Urkunden gelegentlich benannt wird, z. B. „Nicolaus der Hofmair, ze den zeiten appotecker ze Auspurch" und ähnliches. In den Steuerregistern steht sein Name zuerst 1362. Von 1364 an findet er sich sodann regelmäßig bis zuletzt 1426 unter der Rubrik „Von des Riusers hus" (von 1380 an „An der Pfaffengasse") genannt. Danach muß sein Haus, die Apotheke, unfern der St. Moritzkirche irgendwo auf dem Grunde und Boden gestanden haben, den jetzt die Marienapotheke und der Gasthof zur goldenen Traube einnehmen. Es war, wie gleichfalls aus den Steuerregistern ersichtlich wird, jedenfalls bis in das zweite Decennium des 15. Jahrhunderts, möglicherweise sogar noch etwas später, die einzige Apotheke in Augsburg. Vor Klaus Hofmair saß ebenda sein Vater „her Fridrich der Hofmair appotecker ze Auspurch", wie er in Urkunden mitunter genannt wird. Vor diesem werden noch zwei, genau genommen drei Augsburger Apotheker aufgeführt, „her Liutfrid der appentecker", auch „her Liutfrid in der apotek" genannt, zuerst 1283, sein Sohn „Liutfridus juvenis apothecarius", nur einmal, im Jahre 1302, erwähnt, und „her Johans der appotecker" seit 1302. Die Apotheker Johans und Liutfrid zählten zweifellos zu den Geschlechtern, denn sie kommen, ebenso wie Friedrich Hofmair, öfters in Urkunden als Zeugen vor und stehen dann regelmäßig unter den Patriciern; häufig wird ihren Namen auch das Prädikat „her" vorgesetzt und Johans bekleidete sogar einmal, 1318—19, die höchste Würde in der Stadt, das nur Patriciern zugängliche Stadtpflegeramt. Ihr Familienname indes tritt nirgends zu Tage, wie das ja auch bei Friedrich und Nikolaus Hofmair nur ganz ausnahmsweise geschieht — gewöhnlich heißt es „Fridrich" und „Claus" oder „Nicolaus appoteker". Liutfrid sowohl wie Johans gehörten vermutlich ebenfalls dem Hofmairschen Geschlechte an, und es dürfte dann wohl auch ihre Apotheke in dem nämlichen Hause gewesen sein wie später . . . .

Schon die ältesten bekannten Augsburger Apotheker heben sich deutlich erkennbar aus der Reihe der Gewürzhändler hervor; denn sie waren Patricier und es gab nur eine Apotheke in der Stadt. Liutfrid, der älteste von ihnen, führte in seinem Siegel einen Mörser mit darin stehendem Stößel, woraus erlaubt ist, den Schluß zu ziehen, daß diese beiden Instrumente schon damals eine bedeutende Rolle in der Apothekerkunst gespielt haben. Aus den ältesten vorhandenen Stadtrechnungen (von 1320—31) ersehen wir, daß die Stadt gelegentlich bei Johans dem Apotheker kleinere Quantitäten italienischen Weines und bei Friedrich Hofmair Gewürz und Konfekt kaufte. Einmal auch verkaufte man an ihn Büchsen und andere Sachen für die Apotheke, woraus hervorzugehen scheint, daß die Behörden an der richtigen Ausstattung und Einrichtung der Apotheke einen gewissen Anteil nahmen. Erst aus den Zeiten unseres Nikolaus Hofmair aber, und zwar aus dem Jahre 1362, hat sich ein urkundliches Zeugnis dafür erhalten, daß der Apotheker nach der Vorschrift des Arztes Heilmittel zu bereiten pflegte. Offenbar jedoch ist hier nicht von einer Neuerung die Rede, sondern von einer Sache, die längst in Übung war; und es haben wohl auch die früheren Apotheker nach den Rezepten der Ärzte Arzneien hergestellt . . . .

Zufolge den Stadtrechnungen von 1405, 1406, 1407 bezog der Apotheker damals, ebenso wie die beiden Ärzte, einen Lohn von vierteljährlich fünf Gulden. Im Jahre 1417 stellte der Rat mit einem Jahressolde von 30 fl. rheinisch einen neuen Apotheker an, welcher Meister Peter oder Petrus genannt wird. Dabei wurde eine gewisse Beaufsichtigung der Apotheke von seiten des Arztes vorgesehen, was indes wohl längst herkömmlich war.

Es ist ungewiß, ob Meister Petrus eine zweite Apotheke in Augsburg begründete, oder nur die bereits bestehende des Klaus Hofmair übernahm. In letzterem Falle hätte sich dieser, der ja bereits ein hohes Alter erreicht, damals zur Ruhe gesetzt. Allerdings müßte dann auch sein Sohn gleichen Namens, „Claus der jüngere Hofmair, den man nennet appenteker“, wie er in Urkunden heißt, wenn überhaupt derselbe wirklich Apotheker war, gleichfalls das Geschäft aufgegeben haben. Jedenfalls aber fand im Laufe der nächsten Jahrzehnte eine Vermehrung der Apotheken in Augsburg statt, und es scheint fast, als ob im Zusammenhange damit eine Minderung der socialen Stellung der Apotheker eingetreten sei. Apotheker, die Patricier waren, hat es späterhin in Augsburg nicht mehr gegeben.“ Wie man aus diesen von A. Buff mitgeteilten geschichtlichen Angaben sieht, scheinen die pharmazeutischen Verhältnisse im Mittelalter zu Augsburg ähnlich wie in Nürnberg gestaltet gewesen zu sein.

Das Bild Fig. 14 wird wohl die älteste mittelst der Buchdruckerpresse vervielfältigte Apothekenabbildung sein. Dieselbe ist einer »Ars memorativa«, welche um 1470 von Anton Sorg in Augsburg gedruckt wurde, entnommen [1]). Sie zeigt uns als Wesentlichstes einen Vertreter aus dem Apothekerstande des 15. Jahrhunderts, beim Zerkleinern eines Arzneistoffes mittelst des Pistills im dreifüßigen Mörser. Letzterer dürfte in jenen Zeiten das wichtigste Handwerkszeug des Apothekers gewesen sein, da die Zerkleinerung und Mischung der Arzneistoffe damals wohl die hauptsächlichste Thätigkeit des Apothekers gewesen ist. Hinter dem Apotheker sieht man ein Fachbort, welches vom Fußboden an mit stehenden Büchsen und Schachteln besetzt ist. Die diesem Aufsatze vorangesetzte Apothekenabbildung Fig. 10 ist dem (H) »Ortus sanitatis . auff teutsch. Ein Garten d'gesundheit" entnommen.

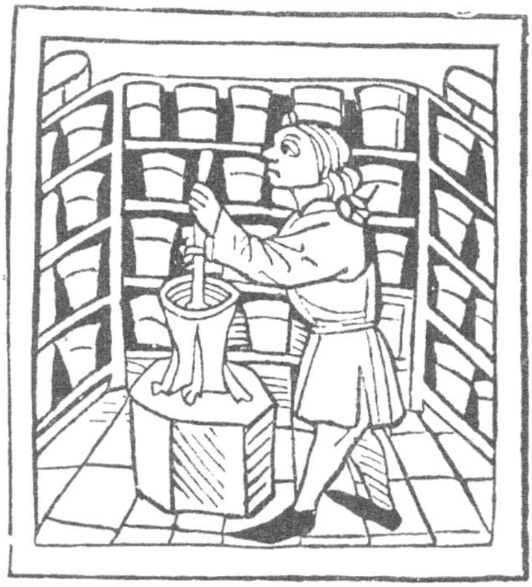

Fig. 14. Apotheke nach einem Holzschnitte aus der Zeit um 1470.

Am Ende des Buches heißt es: »Gedruckt vnd volendet diser Herbarius durch Hannsen schönsperger in der Keserylichen statt zu Augspurg an sant Bonifacius tag Anno MCCCC vn̄ in dem LXXXVI jare.« Wie M. Georg Wolfgang Panzer in seinen „Annalen der älteren deutschen Litteratur. Nürnberg 1788" angiebt, wurde die erste Auflage dieses Werkes ein Jahr vorher, also 1485, bei Fust und Schöffer in Mainz gedruckt. Unten auf dem Holzschnitte sieht man fünf Männer, welche auf der Wiedergabe desselben nur angedeutet sind. Dieselben sollen wahrscheinlich die alten Lehrer und Meister der Arzneikunst darstellen. Unter dem zur Nachbildung benutzten Holzschnitte finden sich, dieser Ansicht entsprechend, indessen nicht durch Druck, sondern mit mittelalterlicher Handschrift, die Namen „Avicenna, Galenus, Plinius, Dioskorides und Serapion" für

1) Mitteil. a. d. german. Museum. Bd. I, Seite 72.

dieselben angegeben. Hinter diesen Gestalten steht ein Rezeptiertisch, auf welchem ein Buch, Gestellwage, Mörser und einige Schachteln zu sehen sind.

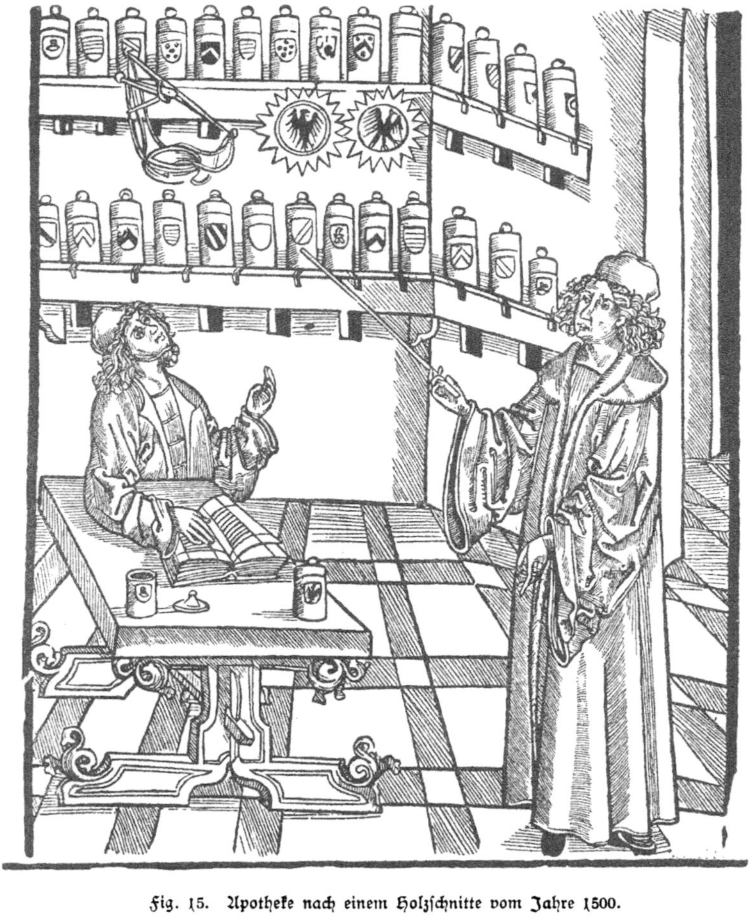

Fig. 15. Apotheke nach einem Holzschnitte vom Jahre 1500.

Vor dem Tische steht eine Person, welche etwas in einem Mörser stößt, im Hintergrunde Fachborte mit Standgefäßen. Die Abbildung 15 ist aus dem Werke des Hieronymus Brunschwygk:

»Das nüv Buch der rechten kunst zu distilliren. Ouch von Marsilio Ficino vñ andrer hochberömpter Artzte natürliche vnd gute kunst zu behalten den gesunden leib vnd zu vertryben die kranckheit mit erlengerung des lebens«, welches 1505 von Johann Grüeninger in Straßburg gedruckt wurde, entnommen. Nach Panzers Annalen ist eine ältere Ausgabe dieses Buches bereits „am achten tag des meyen 1500" ebenfalls bei Grüeninger in Straßburg erschienen.

Auffallend ist es, daß sich auf allen Abbildungen an den Standgefäßen und Büchsen statt der jetzt üblichen Namen der Arzneistoffe nicht etwa deren alchemistische Zeichen, sondern ganz deutlich die

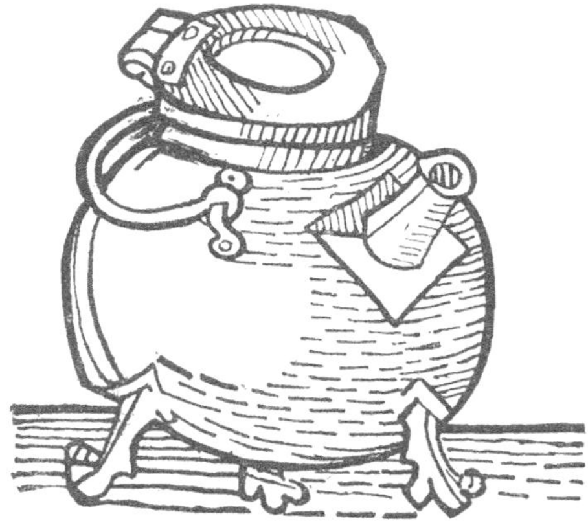

Fig. 16. Wassergefäß nach einem Holzschnitte vom Jahre 1486.

Wappen verschiedener Städte und adeliger Geschlechter finden. Wahrscheinlich standen die Wappen trotzdem zu den Arzneimitteln und der Pharmazie in keiner bestimmten Beziehung. Verzierungen durch Wappen waren für Möbel und Haushaltsgeräte im Mittelalter sehr beliebt, und für die Apotheken werden zu jenen Zeiten eben noch keine besonderen Gefäße gefertigt worden sein, sondern man wählte zu diesen von den zum Gebrauch für das häusliche Leben im großen hergestellten und im Handel befindlichen Schachteln, Töpfen, Büchsen, Vasen 2c. das am passendsten Scheinende vermutlich einfach aus und nahm dabei vorkommendenfalls die Wappen mit in Kauf. Ob außer diesen Wappen an den Gefäßen vielleicht noch Zahlen angebracht waren, welche auf ein Verzeichnis verwiesen, in welchem der Inhalt ersichtlich, wie es später vielfach üblich war, bleibt fraglich. Die an den Borten hängenden, mit Wappen ver-

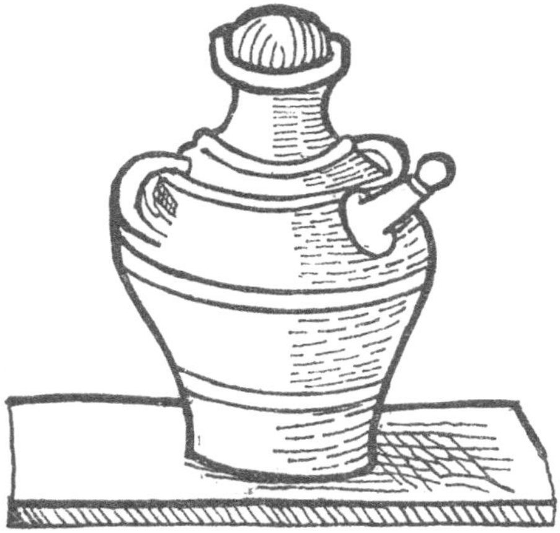

Fig. 17. Essigkrug nach einem Holzschnitte vom Jahre 1486.

zierten Sterne auf dem zweiten Bilde dienten jedenfalls nur als Ausschmückungs- und Schaustücke. Im Ortus sanitatis finden sich

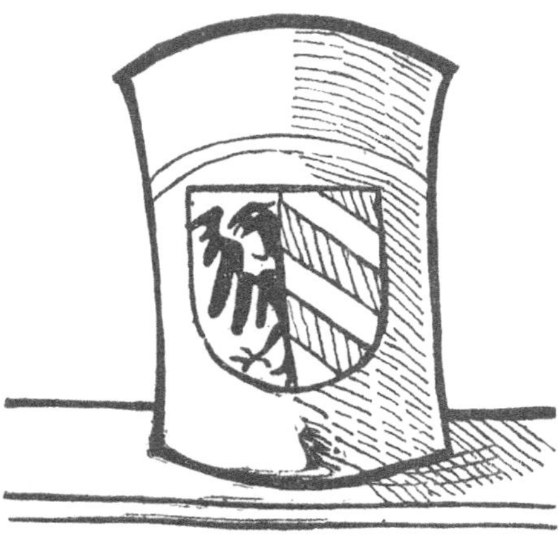

Fig. 18. Hölzerne Arzneibüchse nach einem Holzschnitte vom Jahre 1486.

vor den Beschreibungen der einzelnen Arzneistoffe vielfach die Gefäße abgebildet, in welchen dieselben vorrätig gehalten wurden, so daß wir über dieselben aufs genaueste unterrichtet sind. Destillierte Wasser und Essige wurden in Krügen von Steingut und Thon (Fig. 16 und 17), Sirupe in krugförmigen Gefäßen, wie sie noch jetzt dazu in den Apotheken üblich sind, kleine Mengen trockener Gegenstände in Holzbüchsen (Fig. 18), Kräuter, Wurzeln und andere Stoffe, welche in größeren Massen gebraucht wurden, in Holzschachteln (Fig. 19) aufgestellt. Die räumliche Ausdehnung der mittelalterlichen Apotheken darf man sich nicht zu großartig denken. Vielfach befanden sich dieselben nicht in Häusern, sondern nur in kleinen Krämen auf Brücken, Märkten, Straßen und an Kirchen.

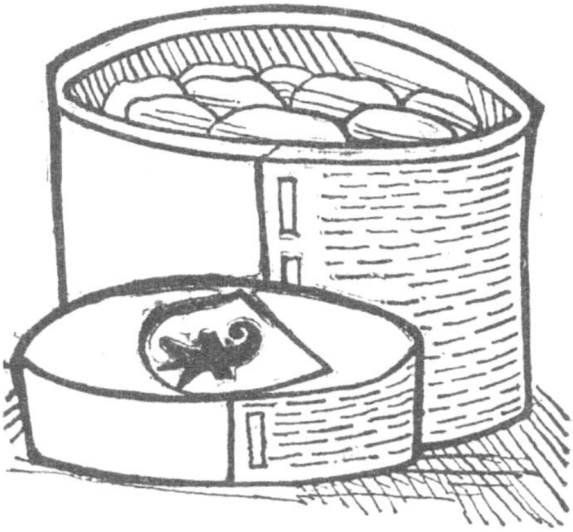

Fig. 19. Arzneischachtel nach einem Holzschnitte vom Jahre 1486.

So wird z. B. im Nürnberger Ratsbuche vom Jahre 1466 eine Apotheke an unserer lieben Frauen Kapelle, welche nach alten Abbildungen ganz mit Krämen umgeben war, erwähnt. Diese Kräme waren Eigentum der Stadt. Nach einem Ratsbucheintrage vom 14. November 1471 wurde vom Rate beschlossen, „die Zinsen (Mietszins) der Appotecken bei unser lieben Frauen Cappele zu ringern". Auch noch nach dem „Amptbüchlein allerlei geschwornen meister und hantwerck etc." des 16. Jahrhunderts finden sich einige Apotheken Nürnbergs als „an der langen Prücke" und „uff der Parfüßer Prücken" gelegen, bezeichnet. Auf diesen Brücken befanden sich nach alten Abbildungen keine Häuser, sondern kleine Kräme.

Vorne rechts auf der Fig. 20, welche einer französischen Handschrift des 15. Jahrhunderts entnommen ist, sehen wir gleichfalls, daß auf

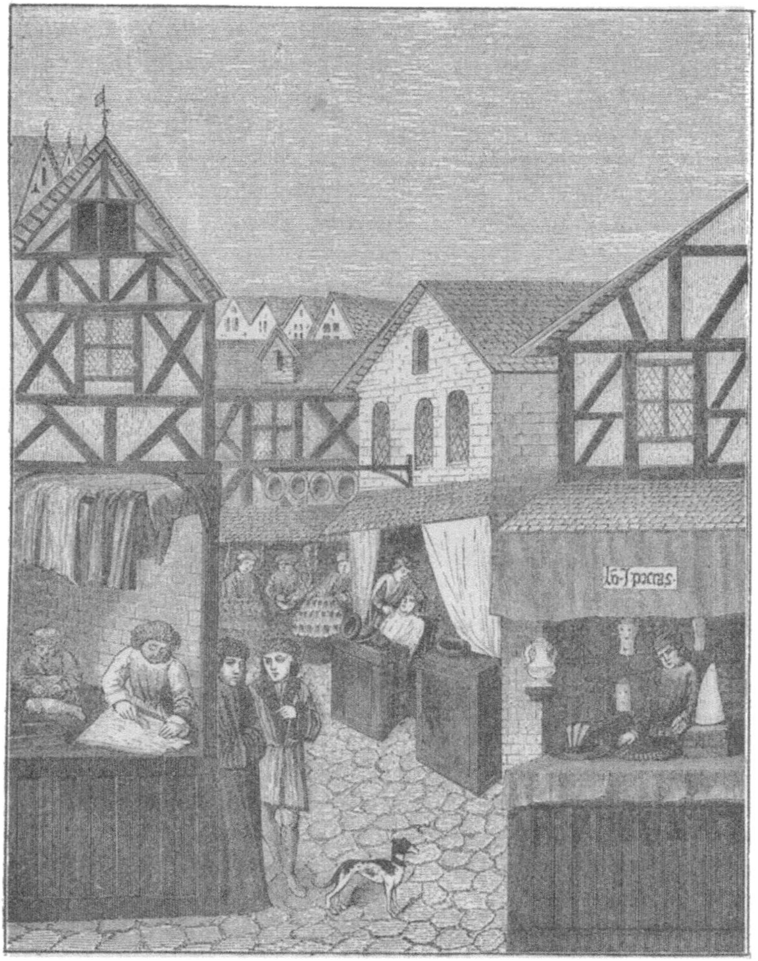

Fig. 20. Apotheke in einer Krambude auf der Straße nach einer Miniatur des 15. Jahrhunderts.

der Straße in einem Krame zwischen anderen Gewerbtreibenden auch ein Jünger „Ypocras" (Hippokrats) seinen mit verschiedenen Arzneibüchsen ausgerüsteten Verkaufsstand eingerichtet hat.

Die Fig. 21, eine Nachbildung eines Holzschnittes, der ebenfalls, wie das vorletzte Bild, dem Hortus entnommen ist, zeigt einen Bauern oder sonstigen Arbeiter, der Rötel gegraben hat und denselben in einem flachen Korbe zum Verkaufe trägt. Der Rötel diente ja auch der Hausfrau als Putzpulver, verschiedenen Handwerken

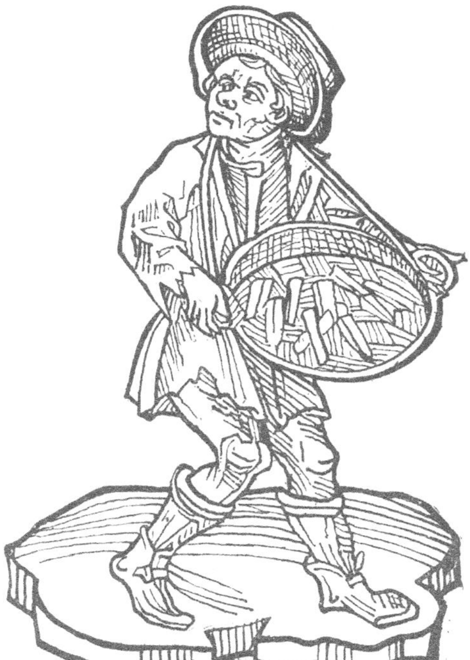

Fig. 21. Rötelhändler nach einem Holzschnitte vom Jahre 1486.

als Farbe, Glättmittel, Vergoldungsgrund und zu anderen als Heilzwecken. Zwar ist derselbe im Texte ausdrücklich als Bolus armenus vel lutum armenum bezeichnet und die Herkunft aus Armenien besonders betont. Aber der Zeichner hat wohl einen deutschen Händler im Auge gehabt, ob er sich nun den armenischen Bolusgräber in Gestalt des deutschen umherziehenden Händlers dachte, oder ob der armenische Bolus in Deutschland durch solche Packkrämer vertrieben wurde [1]).

Nicht nur von der Offizin des Mittelalters bieten sich uns

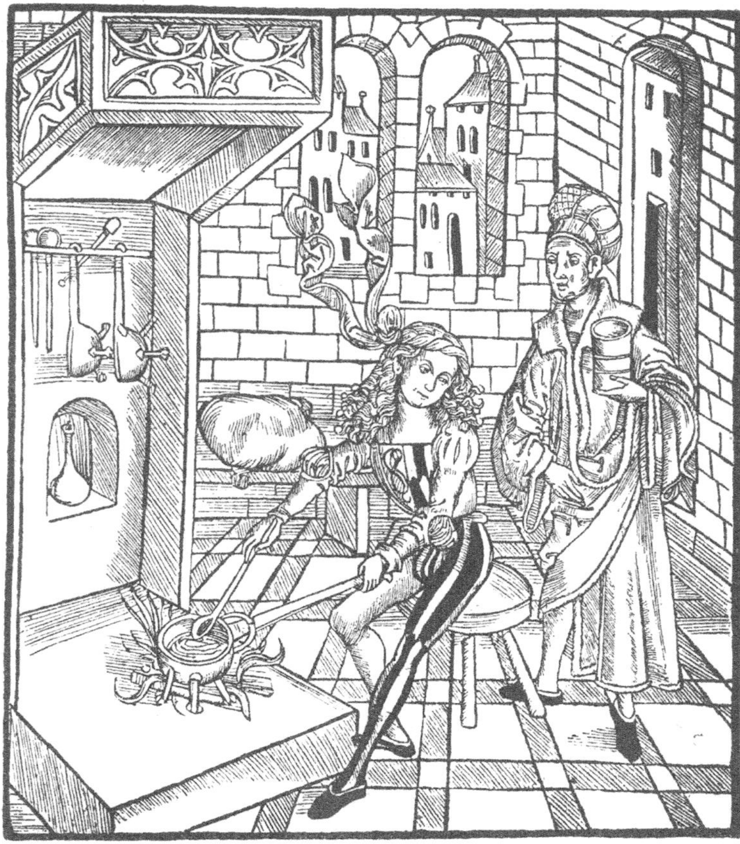

Fig. 22. Laboratorium nach einem Holzschnitte vom Jahre 1500.

Bilder dar, sondern wir haben auch einen Einblick in das Laboratorium, der uns zum Teil die schon sehr alten schriftlichen Geschichtsquellen erklärt. Auf der vorstehenden Abbildung freilich, welche dem,

---

[1]) Mitteilungen aus d. germ. Museum Bd. I, Seite 32.

dem Brunschwygschen Werke von der Destillierkunst beigefügten Anhange »von Marsilio Ficino vñ andrer hochberömpter Artzte natürliche vñ gute kunst« entnommen ist, sehen wir nur einen Apothekergesellen unter der Aufsicht seines Meisters mit einem in einer dreifüßigen Pfanne befindlichen medizinischen Erzeugnis am offenen Feuer beschäftigt (Fig. 22). Die Einrichtung der mittelalterlichen Laboratorien war indessen keineswegs so einfach, wie es nach dieser Abbildung scheinen könnte. Die medizinischen Werke jener Zeiten geben bereits von der Vielfältigkeit der zur Darstellung und Zubereitung der Arzneistoffe benutzten Geräte in Bild und Beschreibung genügend Kunde, auf die in den folgenden Aufsätzen „Destilliergeräte der Vorzeit" und „Chemisch-pharmazeutische Feuerherde und Öfen der Vorzeit" näher eingegangen worden ist.

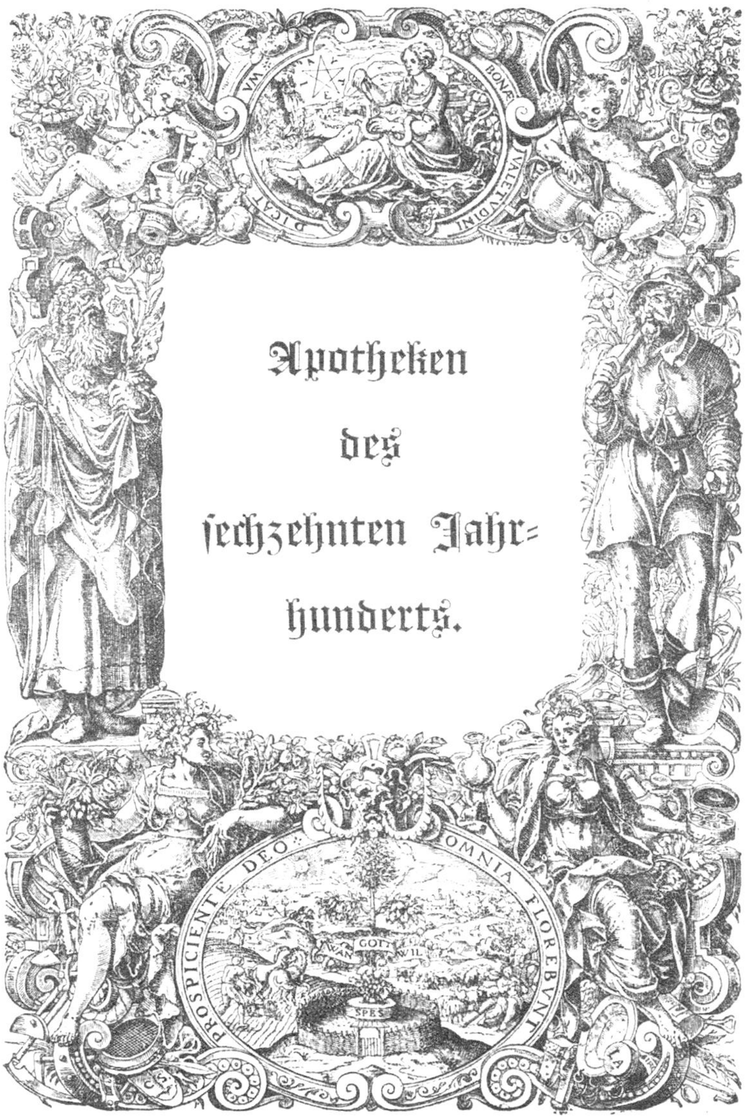

Fig. 23. Titelblatt nach einem Holzschnitte vom Jahre 1586.

„Ich hab in meiner Apoteckn
Viel Matery die lieblich schmeckn,
Zucker mit Würtzen ich conficier,
Mach auch Purgatzen vnd Clistier,
Auch zu stercken den krancken schwachn
Kan ich mancherley Labung machn,
Das alles nach der Artzte raht,
Der seinen Brunn gesehen hat."

Hans Sachs. (Eygentliche Beschreibung aller Stände auf Erden. 1568.)

Fig. 24. Zierbuchstabe nach einem Holzschnitte vom Jahre 1568.

Nachstehende Holzschnitte gewähren uns einen Blick in das Innere einiger Apotheken des 16. Jahrhunderts. Die Abbildung Fig. 25 ist der „Reformation der Apotecken", welche von dem, namentlich durch sein Kräuterbuch bekannten Otto Brunfels, gebürtig aus Schloß Brunfels bei Mainz, zuletzt „Statartzet" zu Bern, verfaßt ist, entnommen. Ursprünglich war das Bedenken des Brunfels zur Besserung des Apothekenwesens nur für den „Herrn Schultheys unn Ratt der löblichen Statt Bern" bestimmt. Zwei Jahre nach dem Tode des Verfassers erschien es auf Veranlassung seiner Witwe 1536 bei Wendel Riel in Straßburg, auf dem Titelblatte mit dem hier wiedergegebenen Bilde verziert, in Druck. Bei einem Vergleiche dieses Bildes mit den in diesem Werke wiedergegebenen Apothekenabbildungen aus dem Mittelalter fällt es auf, daß an den verschiedenen Standgefäßen an Stelle der Verzierungen durch Wappen einfache Namenschilder, wie sie an den Gefäßen der jetzigen Apotheken üblich sind, getreten zu sein scheinen. Wie indessen auch noch an den beiden folgenden Abbildungen wieder zu sehen ist, fanden sich auch im 16. Jahrhunderte an den Apothekenstandgefäßen noch die verschiedenartigsten Wappenverzierungen vielfach vor. —

Sehr genaue und bestimmte Vorschläge macht Brunfels darüber, „In was geschirren, eine yede Artzney soll bewaret werden": „Blümlin unn was wolriechenden samens, soll bewaret werden, in zarten büchsen oder lädlinen, oder was sonst zart, damit sie nit allein nit ersticken, sonder auch nit verriechen, und zu gar dürre werdent, was aber von feüchten artzneyen ist, soll in Silber, glaß, horn, oder krüg, die nit durchschlahen verfaßt werden. Artzneyen zugehörent den augen, oder die do gemacht, von weichem bäch (Pech) oder Cedersaft, sollen in Eerinen geschirren erhalten werden, Marck, Unschlyt, und was der feyste seind in zynenen büchsen. Die Rob werden am allerbasten behalten in erdenen Leonischen oder niderlendischen krüglin, desgleichen die Conserve. Aber die öle wärent am allerbasten in gläsinen geschirren, sollen auch woll verstopfft sein.

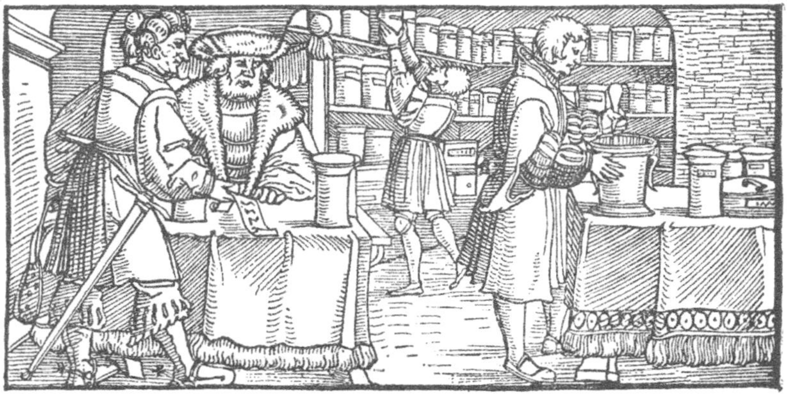

Fig. 25. Apotheke nach einem Holzschnitte vom Jahre 1536.

Species Aromatice in goldt, silber oder sonst guten züg. Alles was Sur, in verbichten, oder verwächsten geschirren. Der Thiriacks, so er gerecht, were auch woll einer güldinen büchßen werdt, aber yetzundt so mag er in einer zyninen oder bleyen büchßen, auch woll bleyben."

Die Teppichläufer, mit denen die Tische, welche sich in der gewölbten Apotheke befinden, überdeckt sind, zeigen, daß auf eine stattliche Erscheinung und äußere Ausstattung der Arzneibereitungsstätten bereits Wert gelegt ward.

Um den pharmazeutischen Verkaufsräumen einen malerischeren und abenteuerlicheren Anstrich zu geben und der schaulustigen Kundschaft etwas zu bieten, pflegte man die Apotheken wohl mit eigentümlichen Tieren, Pflanzen und anderen merkwürdigen Naturgegenständen auszuschmücken. Hier, auf der Abbildung 26, von welcher sich das Vorbild in dem von dem Straßburger Arzte Gualtherus Ryff verfaßten, 1548 bei Christian Egenolff gedruckten „Confect Buch und Hauß-Apoteck“ befindet, sehen wir zu diesem Zwecke unter der Decke der Apotheke ein ausgestopftes Krokodil aufgehängt. Unwillkürlich wird man durch dies Bild an die Apotheke erinnert,

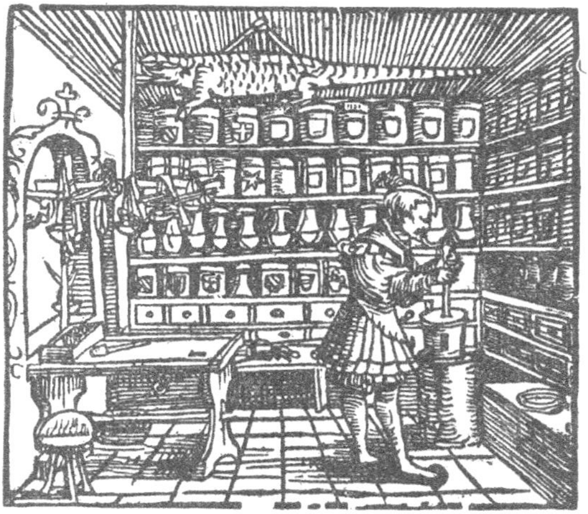

Fig. 26. Apotheke nach einem Holzschnitte vom Jahre 1548.

welche der große britische Dichter etwa ein halbes Jahrhundert später in Romeo und Julie schildert:

„Mir fällt ein Apotheker ein, er wohnt
Hier irgendwo herum . . . . . .
Ein Schildpatt hing in seinem dürft'gen Laden,
Ein ausgestopftes Krokodil und Häute
Von mißgestalten Fischen; auf dem Sims
Ein bettelhafter Prunk von leeren Büchsen
Und grüne Töpfe, alte Rosenkuchen;
Das alles dünn verteilt, zur Schau zu dienen.“

Im Jahre 1568 erschien bei Sigm. Feyerabent in Frankfurt eine mit Abbildungen versehene Schrift in Druck: „Eygentliche

Beschreibung aller Stände auff Erden", zu welcher Jost Amman die Holzschnitte und der poetische Sohn St. Crispini, Hans Sachs, die Beschreibungen in Versen geliefert hatte. Auch der Apothekerstand ist in diesem Werke nicht vergessen; die Abbildung Fig. 27 ist eine Nachbildung des Holzschnittes, und der diesem Aufsatze vorangesetzte Sinnspruch sind die Verse, welche ihm gewidmet sind.

Letztere zeigen allerdings nur, daß es dem Meistersänger Hans Sachs nicht immer gelang, sich bei seinen Ausflügen auf dem Pegasus weit über die Höhe der gewöhnlichen Alltäglichkeit zu erheben. Auf der Abbildung sehen wir über den Standgefäßen auf den Borten verschiedene Hüte Zucker aufgestellt. Ryff sagt in seiner „Haus-Apoteck", daß „der honig und zucker der Apotecker fürnemste wahr ist, dann er zu allen Latwergen, Confecten, Conserven, Einbeytzung, Einmachung, Sirop, Julep und andere kostliche getrenck unnd was solicher kostlicher Apoteckischer bereytung, fürnemlich gebraucht würt". Außer dieser Verwendung zu Arzneiwaren war der Verkauf von Zucker neben anderen Kolonialwaren in den meisten Apotheken während des 16. Jahrhunderts eine Haupteinnahmequelle mit. In verdienstlicher Hinsicht war nämlich die medizinische Richtung desselben für die Pharmazie nicht günstig. Vom 12. Jahrhunderte bis zur Reformationszeit hatte die arabische Schule mit ihren sehr zusammengesetzten Arzneimischungen, von denen die Arzneiverordnungsbücher jener Zeit Zeugnis geben, völlig das Übergewicht gehabt. Beim Wiedererwachen der Wissenschaften nach Erfindung der Buchdruckerkunst

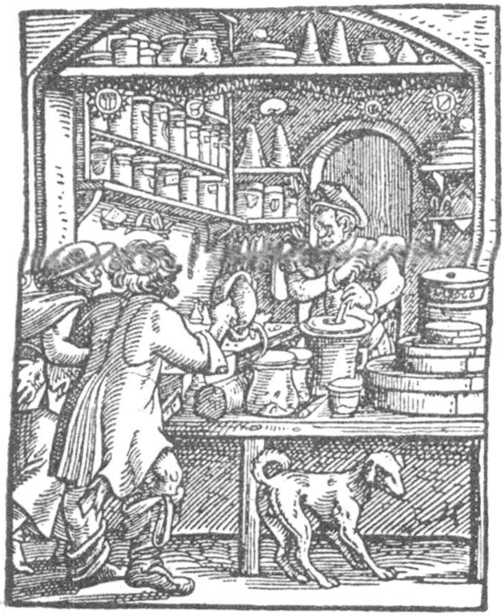

Fig. 27. Apotheke nach einem Holzschnitte vom Jahre 1568.

ward durch die Beschäftigung mit den alten griechischen Schriftstellern der Arabismus mit seinem reichen pharmazeutischen Heilschatze wieder aus der abendländischen Medizin verdrängt, und die Arzneilehre des alten Hippokrates, welche hauptsächlich eine der Gesundheit gemäße, enthaltsame Behandlung der Kranken empfahl, trat neben den Lehren anderer griechischer Ärzte völlig in den Vordergrund, wodurch die Apotheker weniger als früher in Anspruch genommen wurden. Ein Nürnberger Ratsverlaß vom 3. Juni 1505 lautet: „Und welcher appotecker, er sei neu oder alt, einen redlichen, verständigen knecht hat, der mag wol ain appotecken halten, welcher aber der sachen selbs genug und verständig ist, der mag knecht halten oder nicht.“ [1]) Es konnten hiernach also zu jener Zeit in Nürnberg auch Nichtapotheker eine Apotheke halten, wenn sie dieselbe nur durch einen verständigen Knecht, d. h. gelernten Apothekergesellen, verwalten ließen. Ähnlich wie in Nürnberg ward es im 16. Jahrhunderte in dieser Hinsicht auch in andern deutschen Städten noch gehalten. So besaß z. B. der Maler Lukas Kranach, obgleich er die Apothekerkunst nicht erlernt hatte, zu Luthers Zeiten die Apotheke in Wittenberg, welche er durch seinen nachherigen Schwiegersohn Kaspar Pfrünnd besorgen ließ. Infolge dieser geringen Anforderung zur Gründung einer Apotheke waren im 15. und 16. Jahrhunderte in den meisten größeren Städten schon mehr Apotheken angelegt als daseinsfähig waren, und es hatte sich dadurch bereits vor 1548 „ein dergleichen Confusion eraignet“, daß in Nürnberg „und anderen Orten, als zu Venedig, Amsterdam, Erfurth, Basel und dergleichen, da zwar viel corpora, aber fast nicht ein rechtschaffnes zu finden, sondern überall die Würz-Crämerey zugleich mit geführt [2]) und getrieben wurde.“ Diese Zustände gaben schon nach damaligen Anschauungen Veranlassung, daß auf dem 1548 vom Kaiser Karl V. zu Augsburg abgehaltenen Reichstage eine bessere Regelung des Apothekenwesens

---

[1]) Nürnberger Ratsbuch.

[2]) Annalen des Nürnberger Colleg. pharmaceut., fol. 149. Die Annalen des Nürnberger Collegium pharmaceuticum, welches 1632 gegründet wurde, befinden sich augenblicklich in meinen Händen und werden demnächst der pharmazeutischen Sammlung des German. Museums einverleibt werden. Die Nachrichten in diesen Annalen beginnen mit dem Jahre 1529 und finden ihren Abschluß im Anfange des 19. Jahrhunderts.

zur Sprache kam und im damaligen „Reichstagsabschiede" versehen wurde: „Nachdem in den Apotheken zu Zeiten alte verlegene und untügliche Materialia und dergleichen Species so man in Recepten und Artzneien pflegt zu gebrauchen, befunden werden die dem Menschen, so er die einnimmt, zu Erlangung seiner Gesundheit, mehr schädlich denn nützlich sind: So meynen wir hiermit ernstlich, und wollen, daß die Obrigkeiten, unter denen Apotheken sind, dieselbige durch ihre darzu verordnete, und der Sachen verständige, Jährlich auffs wenigst einmal visitiren und besichtigen, gute Ordnung und Reformation darinn fürnehmen und den Materialien gebührlichen Werth setzen lassen, damit ein jeder um sein Geld, gute, frische und tügliche Materialien und Artzney bekommen und haben möge." Dies Gesetz scheint Beachtung gefunden zu haben; denn es faßte z. B. der Nürnberger Rat am 8. Juli 1551 zur Besserung des Nürnberger Apothekerwesens verschiedene Beschlüsse, von denen unter anderen einer bestimmt, daß man „hinfüro in acht haben soll, kein new Appotecken mer auffrichten zu lassen, desgleichen nit zu gestatten, wann der yetzigen Apotheken eine oder mer auch wider abgeen würde, andere an derselben stat on sonder vorwissen und bewilligung ains Erbarn Raths anzurichten." Hierdurch ward das heute noch in Bayern neben dem Privilegsystem herrschende Personalkonzessionssystem, bei welchem bei Neuerteilung von Apothekenkonzessionen neben der Bedürfnisfrage die Daseinsfähigkeit der bestehenden benachbarten Apotheken in erster Linie in Betracht gezogen wird, wie in anderen Orten, auch in Nürnberg eingeführt. Da im Jahre 1578 der Apotheker Valerius Pfister, welcher am Obstmarkt zu Nürnberg eine Apotheke besaß, sehr in Abnahme seiner Nahrung gekommen war, gab der Nürnberger Rat, um die Zahl der Apotheken einzuschränken und dadurch die Apothekerverhältnisse der Stadt Nürnberg zu bessern, den damaligen übrigen sechs Apothekern auf, die Pfistersche Apotheke gemeinschaftlich anzukaufen und sie eingehen zu lassen. Nach der noch vorhandenen Geschäftsaufnahme ward die Apothekeneinrichtung mit Warenlager demgemäß am 3. Februar 1578 für den Preis von 305 Gulden und 7 Schillingen von den Apothekern Georgius Drittler, Erasmus Öllinger, Lienhard Stöberle, Bartholme Zimmermann, Christoph Pfister und Martinus Justus käuflich übernommen. Dagegen wurde den Käufern versprochen, daß in Zukunft außer der Hausapotheke im Spital, neben ihren bereits bestehenden sechs öffentlichen Apotheken keine neue mehr angelegt werden sollte. In Wirklichkeit wurden also hierdurch die früher nur konzessionierten Apotheken in privilegierte verwandelt.

Im Jahre 1689 bot der Apotheker Bernhard Hecht zur Befriedigung seiner Gläubiger seine an den Fleischbänken befindliche Schwanenapotheke den sämtlichen übrigen hiesigen Apothekern zum Kauf an. Dieselben kauften die Apotheke — Materialia und Vasa — um 3200 Gulden unter der Bedingung an, daß die erkaufte Apotheke eingehen sollte. Auf Ansuchen ward den gemeinschaftlichen Käufern am 26. Oktober 1689 ein schriftliches Versprechen vom Nürnberger Rate ausgehändigt, nach welchem ausdrücklich bestimmt ward: „daß es von jetzt an und fort hin, zu ewigen Zeiten bei der Zahl der Sieben Offizinen in hiesiger Statt . . . . nunmehr beständig verbleiben und niemanden, wie der auch seye, eine Neue darüber aufzurichten forthin verstattet werden soll."

Als am Ende des 18. Jahrhunderts die Einwohnerzahl Nürnbergs bedeutend herabsank und die Bürgerschaft gegen früher sehr verarmt war, so wurden die Apotheker in die Notwendigkeit versetzt, um ihre Apotheken in gutem Zustande erhalten zu können, auf eine weitere Verminderung der Apotheken bedacht zu sein. Sie kauften daher 1791 die Apotheke zum Marienbilde am Theresienplatze um 13500 Gulden gemeinsam an und ließen sie eingehen, nachdem ihnen durch Ratsverlaß vom 31. Dezember 1791 versichert war, „daß es künftig hin bei der damaligen Zahl der sechs Apotheken gelassen und keine neue darüber errichtet werden solle". Als Nürnberg 1806 in den bayerischen Staatsverband eintrat, ward das Exklusivrecht, welches sich die sechs damaligen Apotheker oder ihre Vorgänger durch den wiederholten Ankauf von eingegangenen Apotheken erworben hatten, für ihre Apothekengerechtsamen, zwar nicht bestätigt. Es ward ihnen aber am 29. September 1806 vom Kgl. bayerischen Generallandeskommissariat in Franken eröffnet: „daß den Grundsätzen der kgl. Regierung zufolge neue Realgerechtigkeiten in der Regel ohnehin nicht erteilt würden, in Ansehung der Personalkonzessionen aber die Bestimmungen sich nach den Umständen richten müßten. Übrigens würde Bedacht genommen werden, daß die Zahl der hiesigen Apotheken mit der Population in stetem Verhältnis bleibe."

Da in Bayern für das Apothekenwesen das System der nominell unverkäuflichen Personalkonzessionen herrscht, so wurden von der bayerischen Regierung zur Neuanlegung von Apotheken in Nürnberg keine Privilegien mehr erteilt. Sämtliche zu bayerischer Zeit gegründeten Nürnberger Apotheken werden daher auf Grund von Personalkonzessionen betrieben, während die sechs alten Apotheken in der Stadt und die Apotheke in der früher preußischen Vorstadt Wöhrd noch auf ihrem alten Privilegium fußen. Ähnlich wie in Nürnberg dürften auch in anderen deutschen Städten ausschließliche Apothekengerechtsamen, welche für ewige Zeiten gewährleistet waren, entstanden und nach sehr kurzer Ewigkeit wieder vernichtet worden sein.

Interessant ist folgende Bestallung eines pfalzgräflichen Leibapothekers[1]) vom Jahre 1554. Der Apotheker Ettenhouer aus München wird nach diesem Briefe verpflichtet zur Führung einer Apotheke am Hofe des Pfalzgrafen zu Neuburg a. d. Donau. Als bemerkenswert an dieser Urkunde ist hervorzuheben, daß nach derselben dem Apotheker ausdrücklich noch erlaubt wird, eine Spezerei- und Weinhandlung neben seiner Apotheke zü betreiben. Man darf dieses wohl als sicheren Beweis ansehen, daß ein derartiges Nebengeschäft keineswegs als ein selbstverständlicher Teil der Apothekerei angesehen wurde, sondern daß schon damals allein die Bereitung und der Verkauf von Heilmitteln als die eigentliche Berufsthätigkeit der Apotheker galt. Wie es scheint, wurde der Spezerei- und Weinhandel auch räumlich getrennt von dem Apothekengeschäfte betrieben, denn der Pfalzgraf verspricht dem aufgenommenen, sichtlich sehr welt- und sprachkundigen Apotheker, zu „hallten ine auch herberg und zweier laden zinsfrei". Die Urkunde lautet: „Wir Otthainrich, von gottes gnaden pfalzgraf bei Rein, Hertzog in Nidern und Obern Bayern etc. bekennen mit dem Brief, daß wir Ludwigen Ettenhouer von Münichen zu unserm diener und apothecker die nechstvolgenden zwelf jarlang hieher in unnser stat Neuburg aufgenommen und bestellt haben, dergestallt, das er uns in unnsern geschäften und notdurfften, darzue wir dann ine jederzeit als ein apothecker gebrauchen werden, mit getreuen fleiß gewertig und inn der appotheck für uns und menigclich,

[1]) Abgedruckt im Anzeiger f. Kunde d. deutschen Vorzeit. Jahrg. 1874, Seite 151.

der nach rat gelerter ärzt oder sonst von ime was khaufft, guet, frisch und nit verlegen stuckh, zu der artznei und in ain appoteck gehörig, haben, darzue die Composita mit sein selbs Hannd oder aber, in seim abwesen, ain darzue tuglichen knecht machen lassen, der apoteckh teglich und fleißig warten und mit dem verkauffen kain für den anndern geferlich übernemen noch beschweren, sonnder sich mit sölhem verkauffen der tax, ime durch uns überanntwort, gemeß halten, darzue argwenigen und unerkanten personen kainerlei materi, die in ainichen wege zu gift oder nachteil der menschen zu gebrauchen sein möchten, one sonnder vorwissen und rat unsers artzts und doctors verkauffen oder mittailen, auch nyndert über nacht ausreiten soll, wir würden ime dann das sonderlich erlauben oder ine mit uns überland gebrauchen, oder aber sonst in unsern sachen in frembde nation, nach dem er frantzösischer und italianischer sprachen konndig ist, je zu zeiten ausschicken, darinn er uns dann allwegen gehorsam sein und desjhenigen, so ime von uns also aufgelegt und bevolhen wurde, getrue fleißige ausrichtung thun. Damit auch jederweil, da wir in also überland gebrauchten, die apotecken zur notdurft versehen sein möcht, soll er allwegen ain geschickten tuglichen gsellen haben und hallten. Darumben und für sölich sein dienst und wartung geben wir ime jedes der benannten zwelf jar zu solld sechtzig guldin und für behültzung zehen guldin, thut zesamen sibnentzig guldin reinisch in müntz landswerung, zwai hofclaid wie anderm unserm hofgesind, mer zwai neuburger schaf korn, hallten ine auch herberg und zweier leden zinsfrei. Und was wir für ertznei oder dergleichen von ime kauffen, das sollen wir ime — hindan gesetzt sein mue, die er uns darinn nit anschlahen soll — jedesmals zu bezalen schuldig sein. Er soll auch aller bürgerlichen beswerden enthebt und gefreit, ime auch hiemit vergont sein, specerei zu haben und was den pfenning tregt zuverkauffen, darzue den süßen wain allain und sonst nymands allhie in der stat nach der maß auszuschenken. Darauf hat mer gedachter Ludwig Ettehouer bei seinen rechten und waren treuen angeswornes aids stat globt und versprochen, unns getrew und gewer zu sein, unnsern frommen und bestes allzeit zu fürdern, schaden und nachtail zu warnen und, wo er mag, zewenden, auch diser bestallung, sovil ine seinstails berürt, treulich und mit fleis nachzekomen und sich in allweg zehalten wie aim frommen getreuen diener und appotecker wol gebürt und zusteet. Das zu urkundt haben wir ime diesen brief mit unserm fürgedrucktem secret secretirt geben zu Neuburg am montag nach Reminiscere Anno Domini fünffzehenhundert und im vierundfünffzigsten."

Die amtlichen Apothekenbeschauungen, welche im Reichstagsabschiede von 1548 anbefohlen werden, waren in vielen deutschen Städten übrigens schon viel früher eingeführt. In Nürnberg z. B., wie in dem Aufsatze über mittelalterliche Apotheken bereits mitgeteilt ward, schon durch Ratsverlaß vom 28. Juni 1442. Daß bei schlechtem Befunde der Apotheken schon damals mitunter unnachsichtlich und mit Strenge gegen die Besitzer derselben vorgegangen wurde, ergiebt sich aus den nachfolgenden Ratsverfügungen, welche sich in den derzeitigen Nürnberger Ratsbüchern aufgezeichnet finden: „Dem itzigen Apotheker am Roßmarkt soll man apoteckerei und ertznei verpieten, dieweil es in seiner Apotecken so gar ungeschickt funden ist. Dienstag d. 6. Julii 1529." Weiter: „Heinrichen Schmied soll uff bescheener visititation der apotecken untersagt werden, daß er sein apotecken mit frischen, guten materialien versehen oder man werde Jme die zu sperren. 30. Junii 1533." Ferner: „Heinrichen dem Apotecker unter dem Ratßhaus soll's von Ratswegen angesagt werden, sein apotecken mit allen materialien zur notturft zu fersehen. In einem halben jar demnächsten, wo nit, so wolln ein rat Jme die Apoteck endlich nemen.

Desgleichen soll dem Apotecker . . . . bevolhen werden, noch einen verständigen apoteckergesellen zu Jme zu nemen, damit aus seiner Jugent und Unwissenhait nimands versumbt werde. per Lazarus Holzschuher und Gabriel Imhof d. 13. Junii 1534."

Zwischen den Papieren des alten Nürnberger Apothekervereins finden sich eine Reihe Revisionsurkunden aus den letzten drei Jahrhunderten. Das älteste von 1575 möge, um einen Einblick in die Art und Weise der amtlichen Apothekenbeschauungen des 16. Jahrhunderts zu geben, hier folgen:

»Herr Joachim Pömer
Joachim Nützel. D. 24. October 1575.

Nachdem eines Erbarn Raths allhier verordnete Herren Visitat: hieneben verzeichnet, In Beysein der Ehrwürdigen und Hochgelehrten

Herren Sen. Wolffen, Justino Müller und Johann Schencken, der Arzney Doct:; die Apothecken allhier (ausgenommen die zu der Kandel, dieweil dieser Tage derselbige Apotheker mit Tod abgangen) üblichen und guten Gebrauch nach visitirt und besichtigt worden seyn, dieselben an allerley Material: als Simplicia, Confect: lenitiva, solitiva, Laxat: Pulverat: Cerat: pil: et ung:, Wassern und Edelgesteinen wohl versehen und der Nothdurfft nach bestellt, auch kein Beschwehrung erfunden worden. Dann das Albrecht Pfister vermeldt, wie allerley Unordnung in pprierung allerley Arzney, in Häusern, und sonderlich von Antonio Fuchsen beschehn und vorgenommen werde, welcher mehr ein Apotheker als ein Doctor seyn wolle, dadurch aber Ihme und andern Apothekern nicht geringer Abbruch und Schmälerung dadurch geschehn.

Desgleichen ist auch von Valerio Pfister Apothecker auf dem Obstmarckt, Beschwehrungs-Weiß eingewendet worden, wie ihme seine Artzney und Waaren nicht abgiengen, derowegen er sich mit Einkauffung anderer gleich nicht gefaßt machen kont. Es vermelten aber Herren Doctores, obwohl angeregte Apothecken, zur Nothdurfft noch ziemlich versehen, so befinden sich doch zween merkliche Mängel, welche durch ein E. Rath in ein Besserung und zur Richtigkeit gebracht werden konten. Als zum Ersten: Nachdem vielmahls von wegen der Tax und daß man die Leuth in den Apothecken zu sehr übersetzen, und eine Ungleichheit gehalten würde bey frembt und hiesigen Persohnen allerley Beschwerde und klag endstunden, das zur Verhütung und zu Vorkommung desselben ein gemeiner gebührlicher Tax geordnet und denen Apotheckern zugestellt werden mögt, sich darnach haben zu richten, so die leuth von Clagschafft zu machen.

Undt dann zum 2. das es ein grose Notdurft wer, die hor Composition. mit Vleyß und in beysein eines Doctor. zubereiten, welches aber bis dahero nicht gescheen, derhalben ein E. Rath die Verordnung thun, undt fürnemen lassen möchten, wann dergleichen Composition. pprirt werden wollten, das dieselben in gegenwarth eines Doctors (welchen Ihr Herrlich. darzu deputiren und mit einem sonderlichen Besoldung zu versehen wissen würden) den gebrauch nach ordtentlich disponirt, praepariret, und fürgelegt, auch alle Ingredientia, und simplicia zuvor mit Vleyß besichtigt werden sollten, welches dem swachen menschen und patienten, bevorab in diesen sorglichten leufften, Ihres gesundt halber, für träglich und ersprießlich sein würde, So were es auch an anderen orten fast gebräuchlich.

Und wollen darauf die Hl. Visitatores und Doctores einem E. Rath zu nachdenckung und vorsehung der noturfft underdinstlich angezeigt haben, das zu angedeuter Inspect: und vorsehung Ihres erachten Hl. Doctor Palm, Als welcher in diesen sachen sonders geübt undt dabey herkommen, vor andern zu gebrauchen sein werde, welches sie aber einem Ehr. Rath heimstellten und hie mit Ihrem Bericht der Apotheken halben gethan haben wollten."

Da sämtliche Apotheken, deren es 1575 in Nürnberg acht gab — an einem Tage durchgesehen wurden, so kann die öffentliche Besichtigung nur sehr oberflächlich gewesen sein. Solange die Spitalapotheke in Nürnberg städtisches Eigentum war (von 1498 bis 1634), kam diese als letzte mit der Beschauung an die Reihe. Nach gethaner Arbeit stärkten sich alsdann die mit der Besichtigung der Apotheken beauftragten Herren an des Spitalpflegers Tische durch eine festliche Mahlzeit. Als die Spitalapotheke persönliches Eigentum geworden war, hörten diese Mahlzeiten bei dem Spitalpfleger auf. Da wahrscheinlich die derzeitigen Apotheker zwischen einem mit Wohlwollen abgefaßten, guten Berichte über die Apothekenbeschauung und einer gut besetzten Festmahlzeit einen gewissen Zusammenhang vermuteten, so verglichen sie sich am 9. Oktober 1647 und beschlossen, derartige festliche Mahlzeiten der Reihe nach abwechselnd zu geben[1]). Vielleicht infolge dieses guten Gebrauches vergrößerte sich die Anzahl der mit der Apothekenbeschauung beschäftigten Herren nach 1647 sehr. Während 1575 neben den beiden Ratsherren drei Ärzte erschienen, kamen am 19. Oktober 1648 neben den beiden ersteren neun Ärzte und widmeten sich der Apothekenbeschauung und hoffentlich auch der Prüfung der Festmahlzeit mit Gründlichkeit. Im Laufe der Zeit wurden diese anfänglich freiwillig gegebenen Gastungen zur Pflicht und Schuldigkeit. Als am Ende des 18. Jahrhunderts Nürnberg völlig verarmt war und die Nürnberger Apotheker 1793 wegen der herrschenden Teuerung bei ihrem Rate um Erlaß dieser Gastmähler einkamen, ward ihnen dies zwar gnädigst

---

[1]) Annalen des Nürnberger Apothekerkollegiums, Seite 96.

gewährt, dafür indessen dem Apothekerkollegium auferlegt, zu Gunsten der mit der Apothekenbeschauung beauftragten Herren jährlich 75 Gulden zu zahlen. Trotz wiederholter Gegenvorstellungen wider letztere Auflage blieb jene Ratsbestimmung in Geltung und die Nürnberger Apotheker hatten noch viele Jahre lang in unserem Jahrhunderte für die Apothekenbeschauung jährlich 75 Gulden zu zahlen.

Nach der mitgeteilten Besichtigungsurkunde standen also schon die Apotheker im 16. Jahrhunderte in dem Rufe, zu teuer mit ihren Waren zu sein. Obgleich es schwierig ist, einen sicheren Vergleich zwischen den heutigen und damaligen Geldwerten anzustellen, so kann folgende Arzneirechnung, deren Urschrift sich im Archive des Germanischen Museums befindet, doch vielleicht zur Beleuchtung der Arzneipreise des 16. Jahrhunderts etwas mit beitragen.

„Junckher Paulus Bechaim

Item adi 29 Marcii für 2 Trunck . .	—	—	64 ₰
Item adi 30 ditto für ein Hertzwasser	—	—	42 ₰
Und für frische Cassia .	—	—	56 ₰
Und für rosenhonig . .	—	—	16 ₰
Und für würtz und krütter	—	—	36 ₰
Item adi 31 ditto für würtz und krütter	—	—	
dem Junckh.	—	—	42 ₰
Und für Deymenthen .	—	—	4 ₰
Item adi 30 Appril für ein Hertzwasser	—	—	42 ₰
Und für ein Trunckle von manna	—	4 ß	18 ₰
Und für ein Haubtwasser . . .	—	—	18 ₰
Item adi 11 ditto für Herzblümle . .	—	—	6 ₰
Und für eine Latwerge .	—	—	38 ₰
Und für ein Lebewasser .	—	—	24 ₰
Item adi 12 ditto für ein Wasser . .	—	—	26 ₰
Summa	2 fl.	2 ß	8 ₰

D. w.

Albrecht Pfister

zalt 2 fl 2 ß adi 20 April 1551."

Auf der Rückseite: „1552 Apoteckher Zettel zalt adi 20 appril für mein Weib fl 2. ℔ 2. ₰ —.“ [1])

In den Jahreszahlen und Monatstagen der Rechnung scheint eine kleine Verwirrung geschehen zu sein. Der D. w. (dienstwillige) Albrecht Pfister, der die Rechnung ausgestellt hat, war, wie unter seiner sich als Kupferstich in der Nürnberger Stadtbibliothek befindenden Abbildung zu lesen ist, im Jahre 1500 geboren und starb 1564. In dem folgenden Aufsatze über die älteste Pharmakopöe in Deutschland wird er weiter erwähnt. Er besaß eine Apotheke in der Bindergasse zu Nürnberg, welche noch jetzt unter dem Namen „Sternapotheke“ vorhanden ist.

Im Mittelalter scheinen amtliche Arzneitaxen nur in wenigen Städten Deutschlands eingeführt gewesen zu sein. Die älteste Nürnberger Apothekerordnung aus der Mitte des 14. Jahrhunderts legt dem Apotheker in Bezug auf die Arzneipreise nur ans Herz, daß er soll nehmen »solch gelt, daz er hab zeitleichen vnd bescheiden gewin nach seiner gewizzen, zu seiner kost, narung vnd arbeit«. Ähnliche Ermahnungen wurden im Laufe der Zeit verschiedentlich vom Nürnberger Rat wiederholt. So ward z. B. am Marthatage 1483 Peter Nützel und Marquardt Mendel, als die Pest ausgebrochen war, beauftragt, „mit den Apothekern stattlich zu reden . . . das auch in den Costen die lewt zymlich gehalten und nicht übernommen werden“. Die Apothekerordnung von 1529 schreibt den Nürnberger Apothekern vor: „Item das Jr Jed den dingen und arznei, die er vail hat, seinen wert und lon zuschreib, wie Jr Jeglicher des sein gewönnlichen verkauff oder hinfür zu verkauffen vermain.“ Die Preisbestimmungen für seine Arzneiwaren waren dem Apotheker damals also noch selbst überlassen. Daß sie dies Recht nicht gerade zu ihren Ungunsten ausgenutzt haben, läßt die vorhin mitgeteilte Apothekenbesichtigungsurkunde ahnen. Ganz fehlten amtliche Arzneitaxen in Deutschland auch schon im 15. Jahrhunderte nicht; so ist z. B. ein im Jahre 1486 in Stuttgart und ein 1491 in Ulm eingeführtes Preisverzeichnis für Arzneimittel unserer Zeit überliefert worden [2]).

---

[1]) Nach dem Handelbuch von Lorenz Meder, auf Seite 63b, ist: 1 fl. rhein. = 8 ℔ 12 ₰; 1 ℔ = 30 ₰ und 21 ₰ = 5 Kreuzer.

[2]) A. Philippe, Gesch. d. Apotheker, Seite 1005, u. Beitr. z. Gesch. d. Apotheker zu Ulm von C. L. Reichard, Ulm 1825.

Allgemeiner eingeführt wurden die amtlichen Arzneitaxen erst nach dem Jahre 1548. Eine der ersten, welche in Druck erschien, scheint die „Apotecken Tax der Stadt Dresden" gewesen zu sein. In der mir vorliegenden Ausgabe derselben heißt es in der Vorrede: „Nachdeme der Apotecken Tax, so inn gehaltener Visitation, des verlauffenen zweiundfünffzigsten Jares, ein Erbar Weyser Rath allhie zu Dreßden stellen, und in Druck ausgehen lassen, nicht mehr vorhanden . . ., als ist derwegen dem Ersamen Matthesen Stöckele, Bürger und Buchdruckere allhie zu Dreßden, auf sein ansuchen, erlaubet und vorgünnet, solchen Tax zum drittenmal zu drucken . . . Actum Dreßden Freitags nach Jacobi Apostoli Anno 1558." Am Schlusse der Taxe heißt es ferner: „Letztlichen: unnd obwol von nöten, das man auch einen gewissen steten Tax, über Gewürtze und frembde Materialien und simplicia, so man über Meer, und aus andern frembden Landen, pflegt zu bringen, ordenen oder stellen solde, dieweil aber die Keuffe, solcher Gewürtz und Materialien, von Jaren zu Jaren, auch von Merckten zu Merckten, steigen und fallen, Sollen dieselbigen, nachdem sie erkaufft, wolfeil oder tewer gegeben und verkaufft werden, und solches sol dem Apotecker, oder Vorweser der Apotecken, also den Leuten zuu verkauffen, unn nit zu übersetzen, in seinen Eid gebunden werden, hiemit niemand übersetzet und beschweret, treulich unnd ungeferde. Zu urkunde, haben wir unser Stadt kleinen Insiegel hirunder auff zu drucken befolhen. Geben am Dinstag nach Jacobi; den 26 tag Julii, Anno domini Fünffzehen hundert unn zwey und funfftzig." Die Zeit des Erscheinens der ersten Auflage dieser Taxe ist hiernach also genau festgestellt und die dritte Auflage scheint ferner hiernach ein unveränderter Abdruck der ersten Auflage zu sein. Die aufgezählten Arzneistoffe sind in 32 Abteilungen gebracht und die Preisbestimmungen teils gruppenweise gemacht worden. So heißt es z. B.: „Alle Eingemachte ding, so man in den Apotecken, Conserva, pflegt zu nennen, sol das lot vor 4 pfennig gegeben werden. Ausgenommen Antos oder Rosmarinblüte 1 lot 6 pfennig" u. s. w. Das Nürnberger Medizinal-Unzengewicht ist noch nicht in der Taxe benutzt, sondern als Gewichte Quentin und Lot angegeben. Die Kräuter werden nicht nach dem Gewicht verkauft, sondern es heißt: „Von allen Kreutern so auffm Felde wachsen, und nicht gesehet oder gepflanzet werden. Als do saind, Pappeln, Saudistel, Wegwart, Kornmüntz, Saurampffer und dergleichen, eine hand soll vor ein pfennig." Für Lignum guajaci, welches sich als einzige amerikanische Drogue in der Taxe findet, ist für das Pfund ein Preis von 4 Groschen bestimmt. Neben den natürlich vorkommenden Salzen und den bei der Gewinnung der Metalle entstehenden Metallverbindungen, wie Grünspan, Bleiglätte, Mennige, Alaun, Borax, Salpeter u. s. w. finden sich nur einige künstliche Metallsalze aufgenommen, unter diesen Quecksilbersublimat mit einem Preise von 1 Groschen 6 Pfennig für das Lot, und Quecksilberpräcipitat mit einem Preise von 4 Groschen für das Lot. Unter letzterem Namen dürfte zu jener Zeit wohl das auf nassem Wege hergestellte Quecksilberchlorür gemeint sein. Bei den von Tieren gewonnenen Arzneistoffen findet sich für das in der Neuzeit wieder in den Arzneischatz eingeführte Wollfett (Oesypum) für ein Lot 1 Groschen als Preis ausgeworfen. Zwischen den 15 angeführten Schmalzen fehlt das Menschenfett. Überhaupt ist die Taxe von ekelerregenden, vom menschlichen Körper abstammenden Arzneistoffen, durch welche der Arzneischatz des 17. Jahrhunderts unser Nervensystem so sehr in Schauder versetzt, ziemlich frei. Mineralische Säuren, Extrakte und Tinkturen sind der Dresdener Taxe von 1558 noch unbekannt. Die Einführung amtlicher Arzneitaxen schritt von jener Zeit ab in den deutschen Städten flott weiter. 1563 erschien unter anderen eine solche für Annaberg, 1567 je eine für Jena und Liegnitz, 1571 für Eßlingen[1]), 1573 für Koburg[2]), 1577 für Magdeburg[2]). Letztere führt den Titel: „Abdruck der Apoteken Ordnung, auch Taxt und Werdierung aller Ertzneyen und Materialien, so auff des Raths der Altenstadt Magdeburgk auffgerichte Apetecke verkaufft werden." Diese Ratsapotheke war nach der Vorrede 1576 gegründet. In dem Preisverzeichnis für Öle findet sich: Vitriolöl ein Quentin 6 Groschen, Vitriolspiritus ein Quentin 8 Groschen. Die Abteilung: »Extractiones arteficiosae succorum, seu Tincturae« enthält eine Anzahl Vertreter der damals neu in Gebrauch kommenden Arzneiformen der Extrakte und Tinkturen. Bei einigen der letzteren wird ein Unterschied gemacht zwischen solchen, welche mit

1) F. A. Flückiger, Dokumente z. Gesch. d. Pharmazie. Halle 1876.
2) Nürnberger Stadtbibliothek.

Zimmtwasser und solchen, welche mit Weingeist bereitet sind. Extractum salsae pariliae kostet ein Quentin 6 Groschen. Im Jahre 1582 erschien auch für Worms, wie in der Vorrede ausdrücklich betont wird, auf Veranlassung der in Augsburg 1548 vom Reichstage beschlossenen Verordnung, eine „erneuerte Ordnung der Apotecken" . . . „sampt Tax" [1]). „Gedruckt zu Frankfurt am Mayn durch Nicolaum Basseum." Aus der sehr umfangreichen Taxe hebe ich als beachtenswert nachfolgend die Abteilung 37: „Underscheid, wie die Arbeit und Kolen in bereitung der Artzeneyen sollen Taxirt und gerechnet werden" heraus, da sich in den meisten früheren Taxen keine Preisverzeichnisse für die pharmazeutischen Arbeiten finden:

„Item, vor ein Decoctum zu bereyten vor Kolen und die Labores 2 Alben.

Item, vor ein Decoctum zu bereyten in Diplomate, das ist in einem doppeln Geschirr 4 Alb.

Item vor ein Infusion zu bereyten 1 Alb.

Item, vor ein Clystier zu bereyten 2 Alb.

pro applicatione soll den Gesellen zu Trinckgelt geben werden 4 Alb.

Item, vor ein Mixtur zu bereiten 2 Pfennig.

Wann aber Condita, Pinnüßlen, Piscatiennüßlein unnd ander dergleichen Stück darein gehen die man schneiden muß 6 Pfennig.

Item, ein Syrup zu sieden und zu clarificieren 2 Alb. 4 Pfennig.

Item, ein Linimentum oder Sälblein zu bereiten 2 Pfennig.

Item, ein starck Holtzwasser zu siden 3 Alb.

Item, ein gemeyn Holtzwasser zu siden 2 Alb.

Item, ein Holtzwasser in diplomate zu siden, es sey gleich ein schweiß oder Trinckwasser, dieweil es gleich mühe unnd weil haben muß. 4 Alb.

Item, ein Treseney zu bereyten 2 Pfennig.

So man aber die Species von neuwem darzu stossen muß 1 Alb.

Item, ein Dosim pilularum zu bereyten 2 Alb.

Item, ein Electuarium oder Latwerg von neuwem zu bereyten 2 Alb. 4 Pfennig.

Item, vor einen Capaunen zu distilliren 5 Alb. 2 Pfennig.

---

[1]) Nürnberger Stadtbibliothek.

Item, vor ein Weychtränklein oder Potionem digestivam zu bereyten 2 Pfennig.

Item, vor ein Epithema oder überschlag zu bereiten 2 Pfennig.

Item, vor ein Salb von neuwen zu machen 2 Alb.

Item, vor ein Cataplasma zu bereyten 1 Alb.

Item, vor ein Pflaster von neuwem zu machen. 2 Alb. 4 Pfennig.

Item, vor einem Cerat zu machen. 1 Alb. 2 Pfennig.

Item, vor ein Magenschildt zu bereyten, ohn den Schneiderlohn allein vor Kolen und Arbeit. 1 Alb.

Item, ein Mutterpflaster zu machen ohn den Schneiderlohn. 1 Alb.

Item, ein Miltzpflaster zu machen ohn den Schneiderlohn 1 Alb.

Item, ein Lendenpflaster zu machen ohn den Schneiderlohn 2 Alb.

Item, ein Leberpflaster zu machen ohn den Schneiderlohn 1 Alb.

Item, so ein Apotecker Gesell mit einem Medico über Feld reysen müst, oder von ihm über Feld geschickt würde, Clistiren zu appliciren, oder anders bey den Krancken zu verrichten daß ihres Ampts, soll ihm neben essen und trincken, ein Tag geben werden 13 Alb.

Der Reyß halben aber mag er sich mit dem Patienten vergleichen, nachdem dieselbig nahe oder fern ist."

Ein Gulden Frankfurter Währung hatte 30 Albus, ein Albus also 2 Kreuzer oder 8 Pfennig.

Die der Taxe vorgedruckte Apothekerordnung betont noch besonders, daß die Abkochungen im Dampfbade zu bereiten sind. Es heißt: „Die Decocta sollen hinfürter in Diplomatis, oder doppeln Geschirren coquirt, und bereytet werden, Weile in dem gemeinen gebrauch und bereyttung derselben, in den Kesseln und Häffen ire beste kräfft und Spiritus, im sieden verriechen: Sollen derwegen unsere Apotecker taugliche und bequeme Geschirr, mit rath unserer Stadtärzt darzu machen lassen." „Zu den Infusionibus sollen sie gleichfalls kleine eiserne Preßlen machen lassen, damit man die infundirte Species wol auspressen möge, dann sonst durch die gemeinen Expressiones, die halbe Krafft in denselben bleibet."

Der Verdienst für die Verabreichung von Klystieren, für welche die Apothekergesellen nach der Wormser Arzneitaxe jedesmal ein Trinkgeld von 4 Alb. erhielten, ist in der Neuzeit dem Apothekerstande durch die erfolgreichere Mitbewerbung der Bader entzogen.

Hoffentlich werden sich unsere Herren „Assistenten" über das Versiegen dieser goldenen Einnahmequelle zu trösten wissen!

Vor dem Wormser Arzneipreisverzeichnisse findet sich auch eine Taxe für die Ärzte vorgedruckt, in der es heißt: „Als erstlich sollen jetzt gemeldete unsere Medici von einem Urin oder Harn zu besehen von unsern Bürgern, irem Gesind unnd andern die uns zu versprechen stehn zur belohnung fordern und haben 12 pfennig. Da aber ihr einer umb rath und ein Recept in die Apoteck, ersucht würde, soll für dasselbig noch 12 pfennig weiter gegeben werden."

Im Jahre 1583 erschien auch eine „Apotecken Tax und ordnung aller Artzneyen der Apotecken der Fürstlichen Stadt Lignitz"[1]). Dieselbe war „von den Ehr und festen hochgelarten Herrn Doctorn Joachimo Bandiss: jetziger zeit allda Fürstlichen unnd der Stadt Lignitz sowol deß Fürstlichen gestifft Leubiß bestalten Physico in des Werk gepracht und in Druck verfertiget." Letzterer ward ausgeführt zu Frankfurt an der Oder durch Andream Eichhorn 1584. Als Motto ist dem Werke vorausgesetzt Jesus Sirach, Kapitel 38: „Der Herr lest die Artzney aus der Erden wachsen, und ein vernünfftiger veracht sie nit, war doch das bittere Wasser süsse durch ein Holtz, auff das man seine Krafft erkennen sollte, unnd er hat solche kunst den Menschen geben, daß er gepreiset wird in seinen Wunderthaten, damit heylet und vertreibet er die schmertzen unnd der Apotecker macht Artzney drauß." Die Ausarbeitung der Apothekerordnung hat sich der bibelfeste Verfasser bequem gemacht, indem er nach Streichung einiger Sätze die vorhin besprochene Wormser Apothekerordnung fast wörtlich abschrieb und nur wenige Zusätze machte. Das Preisverzeichnis ist jedoch ein anderes als das Wormser, bietet indessen nichts Neues. Gleichzeitig mit der Lignitzer Taxe erschien auch eine „Newe Apotecker Ordnung zu Bamberg, sambt dem Tax anno 1584 auffgericht". Gedruckt zu Bamberg durch Anthonium Horitz[1]). Im Jahre 1587 erschien eine Arzneitaxe für Hamburg, 1592 eine für Nürnberg, 1596 eine solche für Ulm[2]), so daß am Schlusse des 16. Jahrhunderts wohl in allen größeren Städten Deutschlands amtliche Arzneitaxen eingeführt waren.

---

[1]) Nürnberger Stadtbibliothek.

[2]) F. A. Flückiger, Dokumente z. Gesch. d. Pharmazie. Halle 1876.

Einen kleinen Einblick in die geschäftliche Lage des Apothekerstandes des 16. Jahehunderts giebt eine Verteidigungsschrift, welche am 8. August 1581 die damaligen sechs Apotheker Nürnbergs wider ein Bedenken der Ärzte über die Apotheken dem Rate einreichten. Da manche Klagen, welche in der Schrift zur Sprache kommen, noch jetzt im Apothekerstande in ähnlicher Weise vielfach zu hören sind, so möge, um zu zeigen, daß das goldene Zeitalter der Pharmazie nicht in der Vergangenheit zu suchen ist, hier diese Schrift[1]) mitgeteilt werden: „E. . E. . und Herrl. wollen solche underschiedtliche nach Volgender Puncte günstig anhören und nach notturfft erwegen, und lezlichen dahin bedacht sein, das wir Apothecker von den Herren Doctorn nicht undergedruckht werden, sondern ein solch einsehens haben, das ein jeder seines beruffs und was Jhme in Artzneyen zu verrichten gebühre, abwarthe, und seind günstige Herren, wie oben gemelt, diß unsere Exceptiones, gravamina und nothwendige Bedenkhen:

1) Erstlichen seindt bei wenig Jahren allerlei Confecta aus den Apothecken an die Zuckermacher kommen, welche zuvorn damit nicht gehandelt.
2) Zum andern ist aller Handt-Kauff auß den Apothecken in die großen Krämen und Winckel-Krämer kommen, davon die Apothecker der Zeit von rechtswegen ihren nuz gehabt, Jetzo aber denselben entrathen müssen, unnd ihnen entzogen wirdet.
3) Zum Dritten, ist den Apotheckern auch entwendt, allerley kleine Pfennigwerckhs, von Sigelwachs, Rauch-Kerzlein, Papier, Dinten und Federn, das alles ist verstimpelt, und wirdet hin und wider in Krämen gefunden.
4) Zum Vierdten, gebrauchen sich die Zuckhermacher nicht allein mit verkauffen und andern Jhres Confects, sondern Verkauffen auch noch darneben allerley Säffte, eingemachte Zucker, Quitten-Lattwergen und dergleichen, dasjenige so am wenigsten übers Jahr Schaden nimbt. Dergleichen stückh brauchen sie sich aller, welchen Jhnen doch von Rechts wegen nicht gebühren, wollen aber auch und in solchen allem, der Hauß-Apoteckhen geschweigen.

[1]) Annal. d. Nürnb. Colleg. pharmac. Seite 12.

5) Zum Fünfften, alle distillirte wasser und öl, auch dergleichen so man zuvorn in den Apothecken gesucht, vermaint jezo ein jeder hergeloffener besser zu haben, und zu vertreiben, denn alle Apothecker.

6) Zum Sechsten, was belanget allerley Unguenta, item Emplastra davon die Apothecker auch ihren genieß haben sollen, werden ihnen von den Barbierern abgeschnitten, und man kan dieselben den Barbierern nicht hoch genugsamb bezahlen, sondern werden auch von anderen unerfahrenen Aerzten, so derowegen keinen gründlichen bericht, und welchen mit dergleichen umbzugehen nicht gebühret, verstimpelt.

7) Zum Siebenden, bleiben auch den Apotheckern Viel hailsame gute Medicamenta, durch das ganze Jahr hinterstellig und übrig so nicht vertrieben, und Ihnen von den Herrn Doctorn nicht verschrieben werden, mit welchen sie nichts Wenigers gefaßt sein müssen, derohalben den daraus den Apotheckern großer schade und nachtheil erfolget. Als nemblich und Erstlich allerley Säffte, wie die nahmen haben mögen, werden von den Doctoribus mit fleiß in den Hauß-Apothecken zu erlangen, gewiesen, als purgirende Rosensäfft und andere mehr, welche alle nicht abgehen, so bleiben auch noch übrig die Electuaria solutiva, tam in liquida, quam in solida forma und wo bleiben dann die Massa pillularum et trochiscorum genera. Also werden auch alle herrliche Confectiones Vergessen. Species und confortativae confectiones bleiben gleichfalls dahinden. Dieweil dann oben gesetzte und andere mehr Medicamenta, deren in größerer anzahl zu ernennen wären, alle stehen bleiben, und nicht wie Vor Zeiten von andern Doctoribus geschehen, verschrieben werden, und solche den Herrn Doctoribus weil Sie den alten brauch fallen lassen, verborgen, alß kann deren keins in seiner rechten arth, Alß mit digeriren, purgiren und dergleichen gebraucht werden. Daraus dann erfolget, das alle obenerzehlte und mehr stückh, nicht allein müssen stehent und dahinden bleiben, sondern auch die Apothecker dardurch, wie manniglichen abzunehmen, in Verderblichen schaden und nachtheil Ihrer nahrung gedeyen. Die Ursachen aber warumb vermög vor angezaigts puncten, alle oben berührte Medica-

menta dahinden bleiben, sind diese. Das die Herren Doctores für und für etwas anders, sonderliches und neues auff die bahn bringen und erdenckhen.

Nachdem aber günstige Herren, wie oben im eingang underthänig angezaiget, wir vermerken das E. E. und Herrl. von tragend Ambts und Obrigkeit wegen, und sonderlich aus angeben und fürbringen der Herren Doctoren neue und andere Ordnung anzustellen, vorhabens sein, welche menigliche zum besten gereichen soll, Alß können und sollen E. E. und Herrl. wir weiter underthänig nicht bergen, daß alle gute ordnungen und verbesserungen in den Apothecken, uns vor dero Zeit niemahls zu wider gewesen, auch noch nicht zu entgegen sein sollen, wie wir dann vor unsere Personen in allem was darzu nützlich und dienstlich nichts wollen erwiedern lassen, und es aber nunmehr wie in der Herren Doctoren Fürgeben gemeldt, an deme stehen solle, das Sie die Herren Doctores an der jährlichen Visitation, noch an unseren Juramenten kein genügen, sondern uns in Verdacht haben sollten, als wenn die vermengten Compositiones nicht genugsamb biß anhero präpariert worden weren, und derowegen ordentliche Inspectatores begeren und vor nothwendig achten.

Solchem nach hetten wir uns gleichwol Vorsehen, wofern dißfalls bey Ihnen Jemahls mengel fürgefallen, sie sollten ihren Pflichten nach, und wie sie zu thun schuldig, sowol als von ihren Vorfahren geschehen, Einen jeden von wegen seines unfleißes freundlicher guter mainung besprochen, und zureden gesetzt haben, mit Vermanung alles, was sie ordnen, mit besten fleiß zu präpariren, und im fall nicht geschehens, die gebür gegen einen jeden verbrecher handeln und fürnehmen zu lassen. So wissen wir doch nicht, daß uns dergleichen jemahls, dann wes zu diesen Zeiten geschehen will, zugemessen werden, und wirdet doch keiner, an welchem dergleichen defect befunden, namhaft gemacht, do wir doch vielmehr uns dessen warhafftig zu berichten wissen, das alle oben gedachte Composita jeder Zeit nach dem Cordo, darauf wir unsere Juramenta gethan, dispensirt. Verhoffentlich wir bleyben bei dieser entschuldigung billich, weil aber solche undersagung bis anhero von Ihnen verblieben, so muß folgen daß uns von keinem niehmals etwas Ungebührliches hat können zugemessen werden. Alß es dann Gottlob abermahls andeme, und wie mit Warheit E. E. und Herrl. hiermit underthänig berichten können. Das unser keiner derowegen jemahls beklaget noch beschuldiget das ainiges Recept mit seinen gebürlichen Requisiten der Herren Designationibus Specierum nicht weren präparirt, noch ainiger defect derohalben befunden worden. Wann aber wir jetzt spüren und vermerckhen, daß die Herren Doctores Ihre gemüter dahin dignirn wollen, daß die ganze sach der allgemainen arzney belangende, in dem alten löblichen stand und hochnützlichen gebrauch gebracht werden sollte, so sollte uns die fürhabende Inspection der Dispensation gar nicht zuwider sein, sondern wir wollen uns derselbigen willig unterwerfen, sintemahl ihnen sonderlich der Augspurgische gebrauch so wol gefelt, wir wollen aber auch von Herzen wünschen, das unsere Herren Doctores medicinae in solchen ansehen und reputation wehren, alß die Herren Doctores zu Augspurg sein.

Fürs ander, so wünschen und begehren wir auch, das unsere Herren Doctores Ihre practica dergestalt und maßen, wie die zu Augspurg anstellen und fürdern.

Zum dritten, das auch nicht ein jeder der Herren Doctores für sich selbsten distilire und allerley exhibire. Einer zeugt allda etwas auß dem Beutel, der ander dort etwas. Einer sagt er sey des gefreyet, der ander hab es macht, und geht under ihnen wunderbarlich seltzam genug zu.

Fürs Vierde, so ist der gebrauch bey ihnen in schauung der Urinarum fast abgangen, und wirdet so es sich schon begiebet, sonderlich denen so vom land hereinkommen, weder purgatoria noch roborantia, wie bey den alten Herren Doctoribus vor jahren geschehen, weder eines noch das ander gerathen, also das solche Personen widerumben von Ihnen rathlos zu uns in die Apotheckhen klagend kommen, da man doch wol füglich den armen Kranckhen mit etwas zum trost hat können zu hilff kommen und verordnen.

Also und zum Fünfften, Vermerken wir das sich die Herren Doctores beclagen, und gleichwol uns ungütlichen beschuldigen, ob trüge jeder männiglichen abschew vor den Apothecken, und wollt niemand gern daraus etwas einnehmen und gebrauchen. Solche zumüssigung haben günstige Herren, wir nicht mit geringer verwunderung verstanden, darzu dann still zu schweigen uns nicht gebühren will. Nicht ohne ist es, das wol leuth sein so nicht gerne aus den Apothecken gebrauchen, das sind diejenigen so sonsten solche gerne und muthwillig verachten, also das man deren Jedem seinen willen lassen muß. E. E. und Herrl. aber sollen wir hiermit Diß underthänig anzeigen, Das, als nemblich diese gelegenheit mit Vielen leuthen, wann solche zu uns kommen, und fleißig bitten, wir vor unsere Personen sollen ihnen etwas eingeben und Sie curiren und wann aber wir dieselben zu den Herren Doctores weisen, so sperren sie sich so hefftig, das bey ihnen nichts anders, als ein forcht gegen die Herren Doctores zu vermerckhen, wann wir ihnen dann die Cur denegiren, so sind sie nicht wol zufrieden und erkleren sich, das sie lieber von uns denn von den Doctores etwas gebrauchen wollen. Ja ehe sie auch zu einem Doctori zu vermögen, ehe entrathen sie alle hilff und Arzney und gebrauchen lieber gar nichts, und ist gewiß war, wo wir uns der Cur unternehmen wollten, das wir doch niemahls gethan, auch noch nicht zu thun gesinnet, wir wollten mehr als die Herren Doctores Pacienten haben. Zum Sechsten erfahren und spüren wir, wie willig und geneigt die Herren Doctores selbsten sein, manniglich außerhalb der Apothecken zu rathen und zu helffen. Von wem und wie nun solches praeparirt, es geschehe gleich von alten weibern oder Barbirern, auch durch außgebung ihrer selbst teutscher Zettel, wie dieselben solches außweisen, damit nur die Apothecken umbgangen werden. Und nachdeme auch eines Tax, und sonderlichen wie wir etwann die leuth übernehmen sollten, meldung geschieht, wissen wir uns zu berichten, das unser keiner derowegen sein lebtag beklagt worden ist. Wir befinden aber woll das Contrarium, das von den Herren Doctorn viel ding oftmals theurer oder höher hingebracht würdet als es werdt und würdig, und ob es woll ja bißweiln zum theil, alß sey es verehrt, das ansehen und den nahmen hat, würdet es doch überflüssig vergolten.

Was andern uns nachtailige Beschwehrungen, deren wir fast ein Volumen beschreiben lassen könnten, wo E. E. und Herrlich. wir gerne molestiren wollten, mehr sein mögen, wissen wir vor unsre Personen, weder rath noch hülf, wie denen abzuhelfen weren.

Alß wir dann darzu unß vor zu gering erkennen, dann alle umbstände, so weit eingerissen, das zu besorgen es sey zu spat und langsam fürgenommen; fürnemblichen darumben, wo der Herren Doctoren practica nicht anders sein soll, alß sie solche werden endren lassen, so achten wir von Unnöthen Viel uncosten auf inspection zu wenden.

Also haben beschließlichen E. E. und Herrl. weitläufigen und ausführlichen bericht, was es allenthalben zwischen den Herren Doctorn der Medicin, und uns Apotheckern vor ein gelegenheit, und welcher gestalt als oben angezaiget, die schädlichen misbräuch in Arzneyen mit und eingefallen, welche unß solchen großen schaden gethan, auch noch thun, das unser keiner nicht wol auffkommen kan, und hetten Vorlängsten von Herzen gerne gesehen, man were auf eine gute arzneyordnung dergestalt bedacht gewesen. Damit wir doch bey unsern nahrungen auch erhalten, und wo wir nicht zu einen auffnehmen dardurch hetten mögen gedeyen, daß wir doch auch nicht derowegen in Verderben und Undergang gerathen dörffen, daß auch je eine gute Arzeneyordnung statuirt werden soll, Bitten E. E. und Herrl. wir beschließlichen hiermit ganz gehorsamlichen dieselben wollen sonderlich den Herren Medicis aufferlegen, daß Sie darüber halten, dann zu besorgen sie werden selbsten die ersten sein so darwider handeln oder aber andern darwider zu handeln gestatten, und durch die finger sehen, wir aber wollen uns allem dem was hailsamblich, nüzlich und dienstlich gerne willig und gehorsamblichen underwerfen und uns zu erhaltung deßelben nichts verwinden lassen.

Sollte aber uns (alß wir doch nicht hoffen) von den Medicis die last alleine aufgesailt, und alle schuldt warumben Sie selbten die schädlichen mißbräuch einreißen lassen, in busen geschoben werden, und sie lezlichen unß nur alleine vor ihre Knecht halten, dargegen aber es dahin nicht arbeiten, das bey andern die Ihnen und unß mit Curirn, Arzney eingeben und Recepta zu schreiben den größten schaden zufügen, abgeschafft werde, und uns unsre Hände von ihnen alleine wollten gesperrt werden, müssen wir dannacht sehen, und die gelegenhait suchen, daß wir unß dessen alles gegen ihnen entschütten und entladeten, und widerumben unsere notturft, davon wir hiermit solenniter protestirt haben wollen, also bedächten, das wir vor Ihnen dannacht bleiben köndten, und bey aller billigkeit geschützt und gehandhabet werden möchten. Das alles E. E. und Herrl.

unserer unvermeidentlichen notturfft nach, wir hiermit underthänig unangezaigt nicht lassen sollen, deren wir uns zu gehorsam jeder Zeit underthänig befehlen.

Actum Montags d. 7. August Anno 1581.

E. E. und Herrl. underthänige und gehorsame
Apotheckher allhier zu Nürnberg.

Ich Bartholomeus Zimmermann bekenne wie obstehet
Georg Trittler der Elter
Erasmus Olinger
Christoph Pfister
Leonhardt Stöberle
Martinus Justus."

Daß der bissige Ton dieser Verteidigungsschrift nicht dazu beitrug, das Verhältnis der Apotheker zu den Ärzten zu einem freundschaftlichen zu gestalten, ist klar und wird besonders ersichtlich aus der an Höflichkeit viel zu wünschen übrig lassenden Entgegnung der damaligen 7 Ärzte Nürnbergs, welche sich ebenfalls bei den überlieferten Schriften des Nürnberger Kollegiums der Apotheker befindet. Die Zwistigkeiten zwischen den beiden medizinischen Berufskreisen hatten zur Folge, daß die Umgestaltung der Nürnberger Apothekerordnung wiederum verschoben wurde und erst 1592, als die erste gedruckte Medizinalordnung für Nürnberg erschien, zur Ausführung kam. Die Apothekerordnung, welche von der Mitte des 16. Jahrhunderts bis 1592 in Nürnberg Geltung hatte, findet sich in dem handschriftlichen Sammelwerke: „Aller Gemainer Ambt und Dienstlaut so järlich vor dem Ambtbuch gehorsam thunn Pflicht und Ordnung bis 1552" und dem folgenden Bande[1]):

„Der Apotecker Pflicht und Ordnung zu Nüremberg.

Es sollen die Apodecker, so von einem Erbaren Rath angenommen und zugelassen sein, geloben und darauff zu Gott schweren, das Sie ihres Handels und bevehls getreulich pflegen und auswarthen, Alles das so ihnen von Doctorn zu nutz der Kranckhen bevolhen wirdt ufs firderlichst außrichten, und beraitten, und niemandt damit

[1]) Kreisarchiv zu Nürnberg.

verziehen oder aufhalten, auch sonst in allweg eines Erbern Raths Ordnung, wie die hernach volgt mit Vleiß halten und vollziehnn wollen, getreulich und ungeverlich.

Erstlich daß sie die Arzeneyen nit anderst machen noch beraitten sollen, dann nach dem Dispensatorio Valerii Cordi, so Ihnen hievor von einem E. Rath übergeben worden, und da sie an einem oder mehr ortten mängel oder Zweiffel hetten, Jederzeit bei einem oder Zweien eines E. Raths bestelten Doctorn der Arzeney Rath führen, auch für sich selbst zu keinem recept noch Arzeney nichts ändern, noch eins für das ander nehmen, sondern wo ihnen je zu Zeiten eins oder mehr stück würde mangeln, sich derselben bey einem andern Apoteckher oder andern orten, wo sie die zu befinden wissen, erholen und so man der je nit bekommen möcht, kain anders gebrauchen, dann Inen von einem oder mehr Doctorn, so sie derhalben ersuchen sollen, befohlen wirde.

Sie sollen auch keinerley stückh, es sey simplex oder compositum das über die Zeit so einem jeden von den alten Lehrern gesetzt, verlegen, oder sonst mangelhaft für gut und gerecht jemandt geben noch verkauffen, oder in die Recept vermengen noch gebrauchen, sondern sich guter, frischer und gerechter Materialien befleißen, auch alles, so von ihnen begehrt wirdt, einem jedem umb ein ziemliche leidliche bezahlung volgen lassen und hierinnen niemandt beschweren noch übernehmen.

Item das sie in kauffung und verkauffung der materialien mit keinem Doctor noch andern Persohnen ainiche gesellschaft noch gemain zu Gewin oder Verlust nit haben sollen, noch wollen, in keinerley weiß noch weg, weder heimlich noch offentlich.

Desgleichen sollen sie auch niemandt ainich Erzeney, Kräutter, Pulver, getranck oder anders, wie das namen haben mag, nichts ausgenommen, dardurch dem Menschen an seinem Gesundt schaden zugefügt, sonnderlich aber da ein empfangene frucht abgetrieben und verderbt werden möchte, geben, verkauffen oder mittheilen, weder umb gelt oder geltswerth ongeverlich.

So sie dann die fürnembsten Arzeneyen, als da sein Aurea alexandrina, die gorße Tiriac, Mithridat und annders, so lange zeit in der Apodecken bleiben sollen, zuberaitten wollen, sollen sie zuvor, ehe dann sie die Ingredientia zusammen vermischen, dieselben einem oder zween Doctores mit vleiß beschauen und besichtigen lassen und derselben Rats und Bevelhs geloben und vollziehung thun.

Es soll auch hinfüro kein Thiriak mehr mit diser Statt Nüremberg Zaichen gebrennt und gemercket oder darunder verkaufft werden, Es sei denn vorhin durch die Medicos besichtiget und zu zaichen erlaubt worden.

Gleicher gestalt, soll auch ein jeder Apothecker so den Thiriak verkaufft, wissen wie alt der sey, dann dieweil derhalb vielerley würckhung, seinem alter nach hat, und sich keine mit der anderen vergleicht, wie er dann ainem Kindt, Jüngling und vollkommenen Allten menschen vergleicht wirdt, So ist von nöten dem, der ihn gebrauchen soll, sein allter zu wissen, derhalb soll der Verkäuffer schuldig sein, dem Kauffer solchs anzuzeigen, damit die leut nit verfürt werden.

Und welcher Apotecker, die obgeschrieben Ordnung in einem oder mehr stücken geverlicher weiß, übertretten würde, den will ein Erbarer Rath als einen mainaidigen oder in andern weg, wie sie nach gelegenheit der Handlung jederzeit zu Rath werden, ernstlich straffen, darnach wiß sich ein jeder zu richten, und von Schaden zu verhütten.

Decretum in senatu die Sabathi XVI Mai 1547.

Besserung zu der Apotheckher Ordnung.

Es sollen auch die Apotheckher, der Simplicien eine rechte erkenntnüß haben, sonderlich in den haimischen, daß ist in denen die bey uns in teutschen landen wachsen, daß sie ein jedes seiner Art nach, zum besten und kräftigsten sollen bekommen, einsammeln, an ihren gebührenden Orten, zum frischesten behalten, und über die Zeit der guten Kräften so einem jeden die Natur gibt, nit halten noch brauchen, auch das sie ein jedes seiner Art nach zu beraitten, zu corrigiren und ordentlich mit einander wissen zu vermischen, darinnen sie dann täglich von den Doctorn der Arzeney bericht empfangen und die guten Bücher so von gelahrten vleißigen Leuten von diser Matery geschriben saindt, vleissig lesen.

Die Apotheckher sollen auch keine Composita es seien gleich Laxativa, Opiata, noch Confortantia vermischen, sie haben dann zuvor alle Simplicia die darzu gehören, ganz und unzerstoßen, ungeverlich vier oder fünff tag uf einer großen tafel behalten, biß sie von zweyen oder mehr eines Erbarn Raths geschworenen Doctoren beschauet und probiert worden sain, hernach aber sollen sys allererst, im Mörser der gebühr nach zerstoßen und ordentlich mischen.

Und zu noch mehrer erkanntnüß der ainfachen inhaimischen Arzeneyen sollen die Apothecker allhie, Frühlings, Sommers und Herbstzeiten, uf dem Veldt, an Bergen und in Gärten dieselbigen suchen, und alßdann dahaimen gegen der alten Lehrer anzeigen und Beschreibung halten und vergleichen, darinnen sie dann auch die Doctoren fragen und sich in den Apothecken mit ihnen bereden, auch ihnen die Bücher der guten Lehrer, wie oben gemelt, dieweil sie der lateinischen Sprach nit hoch geübt, verteutschen lassen, dieselben wohl verteutschten Bücher für die Handt nehmen und vleißig lesen.

Soviel dann ihr der Apothecker gewicht belangt, ist nach Rath der Herren Leibarzet bei einem E. Rath verlassen und bevolhen, die austheilung solches gewichtes nun fürohin nach der silbern Unz zu stellen, zu machen und zu gebrauchen, Nemblich also wie sich die Herrn Doctores dessen mit einander vergleichen, und solche Vergleichung ihnen alsdann von Rathswegen zugestellt sollt werden, das zwölff Unzen ein pfundt machen und halten, solch pfundt soll in zwölff gleiche theil getheilt werden, das sind Unzen und eine jede Unze in acht Drachmen und Drachme in drei Scrupel, und ein Scrupel in zwanzig Gran, daß soll von Metallen durchaus in allen Apothecken gemacht sein, und sich ein jeder desselben und sonst keines anderen Gewichts mehr gebrauchen noch halten bey seinem Aide.

Es sollen auch hinfüran die Apothecker hie, ainichen Lehrjungen nit mehr an oder auffnehmen, der sey dann zuvor seines Verstandts und der Lateinisches sprach halben, soviel ihme zu diesem Handel und thun anfangs zu wissen von nöthen, examinirt worden. Welche Examination auf eines jeden Apotheckers, der einen Lehrjungen annimbt, durch zween der jungen Doctorn und Leibärzt beschehen soll. Und nachdem niemandts widersprechen kann, daß die gebrannten wasser, so mans in Metallischen geschirren oder gefeßen, Als in Zihn, Kupfer oder Messing brennt, den Menschen in leib sehr schädlich sein, ist bey einem E. Rath bevohlen, den Apothekern ernstlich anzuzaigen, daß sie nun hinfüro bey ihren Pflichten kein wasser mehr in solchen Zihn, Kupffer oder Meßenen Prennzeugen prennen, sondern solche Prennzeuge als schädlich gar hinweg thun und sich allein der gläser zum prennen des Wassers gebrauchen sollen.

Decretum in senatu Freitages d. 7. Junii 1555.

Publiciert den Apotheckern per Herrn Gabriel im Hof und Herrn Hanns Starcken, Donnerstag d. 20. Junii 1555.

Die Abbildung 28, die Nachbildung einer im Germanischen Museum befindlichen Metallätzung, zeigt uns einen Vertreter des Apothekerstandes des 16. Jahrhunderts, nämlich den Apotheker Cyriacus Schnaus aus Koburg, in seiner Apotheke auf einem großen Mörser knieend und betend. Auf dem Bilde findet sich die Jahreszahl 1565 und das Zeichen des Nürnberger Kupferstechers Mathias Zündt. Nach Panzer, Verzeichnis von Nürnberger Porträten, gab es noch zwei andere Abbildungen von Schnaus, eine mit der Bemerkung: natus 1512, denatus 1572. Schnaus betrieb neben der pharmazeutischen auch noch die schwarze Kunst und wird wegen der letzteren mit bei den Buchdruckern des 16. Jahrhunderts genannt. Über seine pharmazeutische Wirksamkeit ist nichts bekannt, wohl findet sich indessen eine geschichtliche Nachricht über ihn, aus der hervorgeht, daß er als Schriftsteller etwas thätig war. „Im Jahre 1555 reisete der Apotheker Cyriacus Schnaus von Koburg nach Bamberg in Geschäften, besuchte hier am Palmsonntag die Kirche, in welcher der Weihbischof zu Bamberg eine merkwürdige Predigt hielt, die Schnaus wegen ihrer Kuriosität in Druck herausgab“ [1]).

Im 16. Jahrhunderte hatte sich die leidende Menschheit schon so sehr an die Dienstleistungen der Apotheker in Krankheitsfällen gewöhnt, daß in Kriegszeiten ein Apotheker, mit einer Lazarettapotheke ausgerüstet, mit ins Feld hinausgenommen wurde.

Der 1582 als Professor zu Jena verstorbene Andreas Ellinger und der 1596 verstorbene Thurneysser zum Thurn geben beide schon unter dem Titel: „Reise- und Kriegsapotheke“ in eigenen Werken Beschreibung und Anleitung zu derartigen Feldapotheken. Die Aufmerksamkeit in Anspruch nehmenden Mitteilungen und Angaben über die Einrichtung und Kosten einer derartigen Feldapotheke

---

[1]) Vulpius, Kuriositäten der physisch-litterarisch-historischen Vor- und Mitwelt. Weimar 1817, Seite 459.

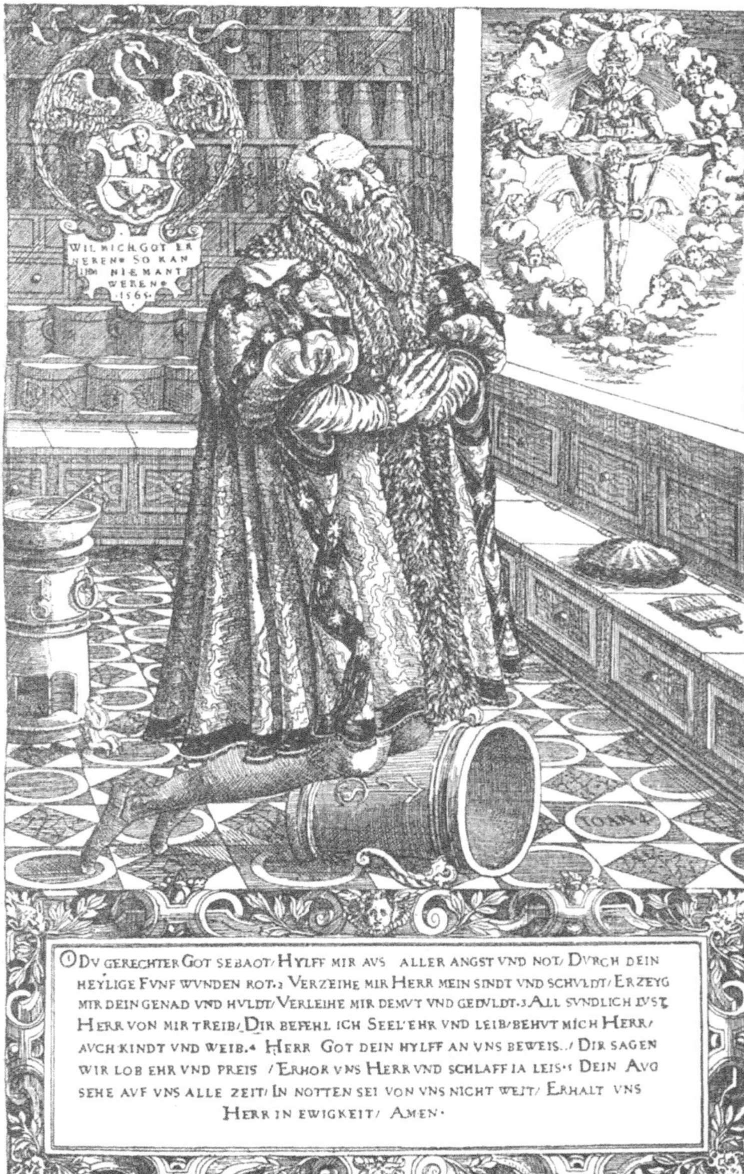
WIL MICH GOT ER
HEREN SO KAN
IHM NIEMANT
WEREN
1565
IOAN 4
1 DV GERECHTER GOT SEBAOT/ HYLFF MIR AVS ALLER ANGST VND NOT/ DVRCH DEIN
HEYLIGE FVNF WVNDEN ROT. 2 VERZEIHE MIR HERR MEIN SINDT VND SCHVLDT/ ERZEYG
MIR DEIN GENAD VND HVLDT/ VERLEIHE MIR DEMVT VND GEDVLDT. 3 ALL SVNDLICH LVST
HERR VON MIR TREIB/ DIR BEFEHL ICH SEEL' EHR VND LEIB/ BEHVT MICH HERR/
AVCH KINDT VND WEIB. 4 HERR GOT DEIN HYLFF AN VNS BEWEIS../ DIR SAGEN
WIR LOB EHR VND PREIS / ERHOR VNS HERR VND SCHLAFF IA LEIS. 5 DEIN AVG
SEHE AVF VNS ALLE ZEIT/ IN NOTTEN SEI VON VNS NICHT WEIT/ ERHALT VNS
HERR IN EWIGKEIT/ AMEN.

Fig. 28. Apotheker Cyriakus Schnaus nach einer Radierung vom Jahre 1565.

finden sich in einer im freiherrl. von Kressischen Familienarchive zu Nürnberg vorhandenen Handschrift, betitelt: „Herrn Hieronymi Kressen S. Kriegsrechnungen in Hungarn bedr. de Ao 1594 und 96". Freiherr von Kreß zu Nürnberg, dessen Güte ich den nachfolgenden Auszug aus dieser Handschrift verdanke, schreibt mir zur Erklärung derselben: „Als der fränkische Kreis 1594 dem Kaiser gegen die Türken tausend reisige Pferde bewilligte, bestellte er Hieronymus Kreß zum Kriegskommissar und Pfennigmeister. Nach Beendigung des Feldzuges legte Kreß den Kreisständen seine Rechnung vor, die noch vorhanden ist. Der Zug hatte dem Kreise 91 857 fl. gekostet. Im Jahre 1596 zogen die Stände des fränkischen Kreises aufs neue tausend wohlgerüstete Reiter zu einer außerordentlichen Türkenhilfe zusammen und ernannten wiederum Kreß zum Kriegskommissar und Zahlmeister. Kreß starb auf diesem Kriegszug am 18. Juli 1596 zu Preßburg an der roten Ruhr. Sein Begleiter, Benedikt Ammon, scheint die Rechnung über diesen Zug gelegt zu haben. Sie ist mit der ersten und anderen auf die beiden Türkenzüge bezüglichen Schriftstücken zusammengebunden. Ihr specieller Titel ist:

„Rechnung

weylandt Herren Jheronimy Kressens se. des fränkischen Kraises Kriegsrath Commissary und pfenningmeister über die in Ungarn gesandte 1000 räisiger pferdt A° 1596 was derenthalben von den Herrenn obereinnemern ist empfangen unnd in bezahlung derselben widerumb ausgeben worden."

etc. etc. etc.

Die Rückseite des zehnten Blattes dieser Rechnung beginnt unter der Aufschrift:

„Hernach volgt was von unkosten so wegen der Apodecken unnd für almusen ausgebenn worden.

Anfenglich ist für die materialia zu der Apodecken
gehörig vom Apothecker Jorgen Vollandt[1])
zu Nürnberg bezahlt worden . . . . . . fl. 82 „ 37½

[1]) Georg Volland besaß von 1591 bis 1630 eine Apotheke in der Biedergasse zu Nürnberg, die jetzige Sternapotheke.

Mehr ist für ein sondere vergifft preparirte Arzney zalt worden	fl.	6 „ 30	
ferner dem Hanns Flaischer für Zucker unnd anders zalt	fl.	49 „ 13	
Ittem dem Jochim Finolt für allerlei materialien zalt	fl.	46 „ —	
Item für die preparirte Arzney zalt	fl.	8 „ 24	
des Apodeckers gesellen umb er Alle diese Sachenn ordenlich zuesumen gericht zum dranckgeldt gebenn 2 Daler tt°	fl.	2 „ 24	
Mehr dem Kandelgießer für allerley Zinngeschirr zue der Apodecken gehörig zalt	fl.	21 „ 30	
Dem Schreiner von zwaien Kästen zu machen, darinnen die materialien ordentlich haben mögen gelegt und ufm Kutsche gefiert werden, zu machen zalt	fl.	3 „ 30	
Summa folio	fl.	220 „ 11½	
Vonn beeden kästen zu den materialien dem Schloßer zu beschlagenn zalltt	fl.	5 „ 30	
So für der kutsche Wagenn daruf solche Apodeckerei also auch der doktor, Apodecker vnnd barbirer gefiert worden, in allem zalt	fl.	72 „ —	
for eine Wagenleinden dartzue	fl.	4 „ —	
Ittem ist bezaltt wordenn für die 4 pferdt so solchem Apodeckers Wagen zugen thonn In allem	fl.	186 „ —	
(Diese vier Pferdt vnd Wagen sambt aller zugehör sindt dem neuen Pfennigmeister vberantwort worden.) Ferners als in Hungern eins von diesen 4 pferden vmbgefallen, ist ein anders an die stell erkauft vnnd darfor bezaltt worden. .	fl.	45 „ —	
Dem sattler für allerlei Zeug, vier neuer geschirr vnnd ein Fuhrsattel auch Riemenwerckh zue diesenn 4 Apodeckers wagenpferdenn bezaltt in allem	fl.	32 „ —	
für die kette vnnd halsbanndt zum selbigen hundt so vnderm wagen geloffen	fl.	— „ 30	

Dann so ist mehrmals zu Verbesserung der Räder vnd äxtt dieses wagenns halb ittem was an dem gezeug der Roß zerrißen worden auch Schmiedtlohn zue beschlagung derselbigen außgeben wordenn	fl. 8 „ 30
Summa folio	fl. 333 „ 30
Ferner zu mehrmalen an vnderschiedlichenn Orthen des böeßen Wegs vnnd Schwere des wagens halb Vorspann genommen welcher in allem gestandenn	fl. 5 „ —
So ist dem kutscher, welcher gedachtem wagen oder kutsche fiert, vngerischer Rockh von duch sampt einem Neuen bahr Stiffel geben wordenn, gestehet beides	fl. 7 „ —
Jttem ist zu mermalen Almusen gebenn worden vnderwegs zue prag olmüz wien vnnd preßburg thut in allem.	fl. 6 „ 10
Mehr Hilff vnnd Almusen geben zue Preßburg einem gefangenen Christen zue seiner erledigung	fl. 4 „ —
Jttem ettlichen zu Hattwann mit feur beschedigten soldaten zu Almusen geben	fl. 2 „ —
Mehr Nachdem herr Kreß seliger den Medicum Herrn Doctor Johann Egen deßgleichen den Apodecker vnnd barbirer mit der Cost vndherhalten, wirdt für jede Person monatlich fl. 8 „ — gerechnet die habenn gedient von primo Junnj an bis 6. September ist 3 Mon̄ath betrieft für jedenn 24 fl. thut	fl. 72 „ —
Mehr zalt für einen Ungerischen Rockh von Duch so woll ein bahr Stiffell so diesem Wagenhaltter gemachtt vnnd gebenn läuft	fl. 5 „ —
Jttem so ist vorgemeltem herren Doctor Johann Egen zu Monatlicher Besoldung 100 fl. zu geben versprochen daran ime zwei Monat bezahlt worden thut	fl. 200 „ —

Den driten Monat hat er noch bej dem Pfennigmeister zu erfordern.	
Ferner ist dem Apodecker Johann Flaischer monatlich zu geben versprochen worden	
Summa folio	fl. 205 „ —
32 f welcher dann gleichmeßig von primo Junnj an gerechnet bis 6. September 3 Monath lang gedient machenn	fl. 96 „ —
Mehr dem barbierer Lienhardt Hermann monatlicher 20 fl. bezahlt hat ebenmäßig wie der Apodeker 3 Monat gedient	fl. 60 „ —
Ittem so wirdt für Ausgab gesetzt die Unterhaltung der 4 Apodeckerskutschen Pferd, dann deßelben kutsche knechts und wagenhaltters so monatlich 64 fl. beläufft in maßen bei einem loblichen Krais bewilligt worden tut	fl. 256 „ —
vom 6. Majo bis vff denn 6. September ist 4 Monat lang.	

Summarum aller aufsgab
diese Apodeckerey betreffendt
fl. 1286 „ 51½ kr.

Während sich die Apotheken im Mittelalter, wie wir auf der Abbildung 20 sahen, vielfach auf Straßen oder Brücken in Krämen und Hütten befanden, wurden dieselben im sechzehnten Jahrhunderte, als der Sinn für häusliche Bequemlichkeit und Behaglichkeit zunahm, überall in Deutschland in die Häuser verlegt. Als Beispiel für solchen Ortswechsel kann die Apotheke zum Mohren in Nürnberg dienen. Dieselbe war vor dem Jahre 1442 bereits bei dem Predigerkloster, an der nordwestlichen Ecke des jetzigen Rathauses, gelegen und befand sich dortselbst wahrscheinlich in einem Krame an der Predigerkirche. Im Jahre 1575 wurde sie alsdann in eine „uff der parfüßer prücken“ (Museumsbrücke) gelegene Hütte verlegt. Doch auch diese Lage oder auch der Geschäftsraum scheint den Ansprüchen nicht mehr genügt zu haben, denn schon im Jahre 1578 mietete der damalige Besitzer Martin Justus für seine Apotheke die

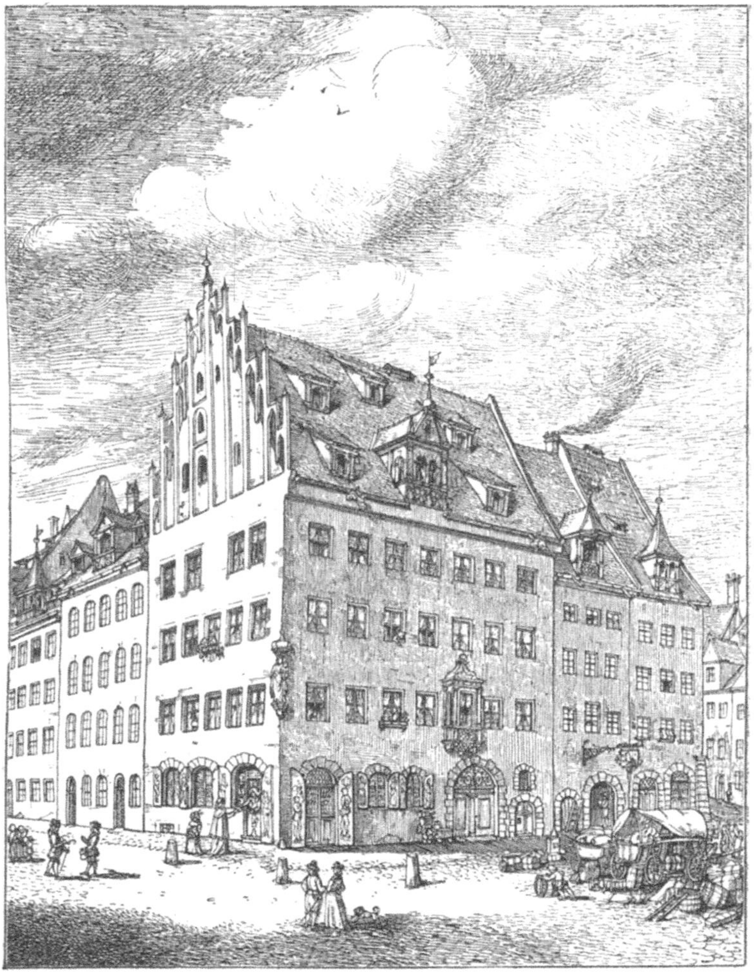

Fig. 29. Das Haus, in welchem sich seit dem Jahre 1578 die schon vor dem Jahre 1442 gegründete Apotheke zum Mohren in Nürnberg befindet. Nach einer im Germanischen Museum befindlichen Handzeichnung vom Jahre 1716.

Gewölbe im Hause des Jochim Nützel bei St. Lorenzen. Noch heute befindet sich die Apotheke zum Mohren in diesem an der Ecke der Königsstraße bei der Lorenzer Kirche gelegenen Gebäude. Die Figur 29 giebt von letzterem eine bildliche Darstellung, welche nach einer vom Jahre 1716 stammenden, im Germanischen Museum befindlichen Handzeichnung angefertigt wurde. Wie man auf derselben sieht, war man noch im 18. Jahrhunderte der alten Überlieferung getreu geblieben, den Verkauf und die Abgabe von Arzneien direkt auf die Straße hinaus zu besorgen. Auf der Abbildung links, auf der Seite des Hauses, wo sich oben der stattliche gotische Giebel befindet, sieht man unter diesem neben der Apothekenthüre ein Schalterfenster, aus welchem das „Subjekt" gerade einem Kunden die Arznei überreicht. Derartige Verkaufsfenster, welche auf die Straße hinausmündeten, gab es in manchen Apotheken noch in unserem Jahrhunderte. Jetzt, wo man sich überall überbietet, die Befriedigung des Arzneibedürfnisses möglichst leicht und bequem zu machen, dürfte es wohl höchstens noch während des Nachtdienstes von den Apothekern gewagt werden, die Kundschaft während der Abfertigung einfach auf der Straße stehen zu lassen. So ändern sich die Zeiten! Leider sind auch diese an dem wohl eine Vergangenheit von nahezu einem halben Jahrtausende hinter sich habenden Hause, in dem sich nun seit mehr denn drei Jahrhunderten die Apotheke zum Mohren befindet, nicht spurlos vorübergegangen. Die vom Zahne der Zeit, durch Wind und Wetter vielleicht etwas angefressenen Säulen und Treppenstufen des einst so stattlichen gotischen Giebels sind, ebenso wie der lauschige Erker an der Nordseite des Hauses, bei einer „Besserung" in einer rohen, jeden Schönheitssinnes und Kunstverständnisses baren Zeit entfernt worden [1]). Bei dem Schreiber dieser Zeilen sind die persönlichen Empfindungen des Bedauerns und der Wehmut hierüber deswegen noch besonders stark, weil er der jüngste ist in der langen Reihe der Nachfolger jenes Apothekers Martin Justus, welcher im Jahre 1578 die Apotheke zum Mohren aus der Hütte „uff der parfüßer prücken" in dieses Haus verlegte. Dort, wo vor drei Jahrhunderten vielleicht des Apothekers Martin Justus blondlockiges Töchterlein neben dem Spinnrade im traulichen

[1]) Während des Drucks dieser Zeilen wurde das Haus wieder der alten Abbildung entsprechend hergestellt.

„Chörlein“ saß und, die nahen himmelaufstrebenden Türme der Kirche zu St. Lorenzen, die lieblichen Kunstgestalten des gegenüberliegenden Tugendbrunnens unbeachtet lassend, sehnsüchtig nach dem mit malerischen Zinnen, Erkern und Türmchen verzierten prächtigen Schlüsselfelder Hause (Nassauer Hause) hinüberlugte, um mit dem dort wohnenden schlanken Patriciersohne einen zärtlichen Liebesblick auszutauschen, dort liegt heute das Wohnzimmer, dort steht der Schreibtisch des Verfassers dieses Buches. Ein eigentümlicher Zauber und alte Erinnerungen überkommen einem, wenn man aus dem Fenster dieser alten Apotheke hinaus seinen Blick über das reizvolle Bild des Lorenzer Platzes hinweg auf den nicht fernen Hintergrund richtet. Über die Dächer stattlicher Patricierhäuser empor recken sich dort zum Himmel die trutzigen Burgtürme jenes Felskegels, auf dem zur Zeit der Gründung der Apotheke zum Mohren, im Anfange des 15. Jahrhunderts, als Burggrafen jenes Geschlecht saß, dessen stolzer Wahlspruch „Vom Fels zum Meer“ lautet. Treu dieser Devise hat der edle Hohenzollern-Aar zwar nun längst von dem der Apotheke zum Mohren gegenüberliegenden historischen Felskegel aus seinen kühnen Flug zum Meere ausgeführt, ja sogar weit über dieses hinaus bereits in fernen tropischen Landen seine mächtigen Fänge eingeschlagen. Schirmend breitet der jetzt kaiserliche Adler indessen auch heute noch seine schützenden Fittiche nicht nur über Nürnberg und seine Bewohner allein, sondern über alle deutschen Lande aus. Unter einem solchen Schutze ist auf dauerndes Bestehen der jetzt herrschenden pharmazeutischen Verhältnisse zu rechnen. Nach menschlichem Ermessen darf man daher wohl annehmen und hoffen, daß die Apotheke zum Mohren in Nürnberg mit ihrem alten, von Stockwerk zu Stockwerk aufgetürmten mächtigen Gemäuer noch in ferneren Zeiten das sein wird, was sie schon vor Jahrhunderten war und jetzt ist: Nämlich eine unbedingt zuverlässige, gern besuchte Stätte zur Befriedigung der medizinischen Bedürfnisse der Menschheit, ein den modernen Verhältnissen völlig angepaßtes pharmazeutisches Denkmal des 16. Jahrhunderts.

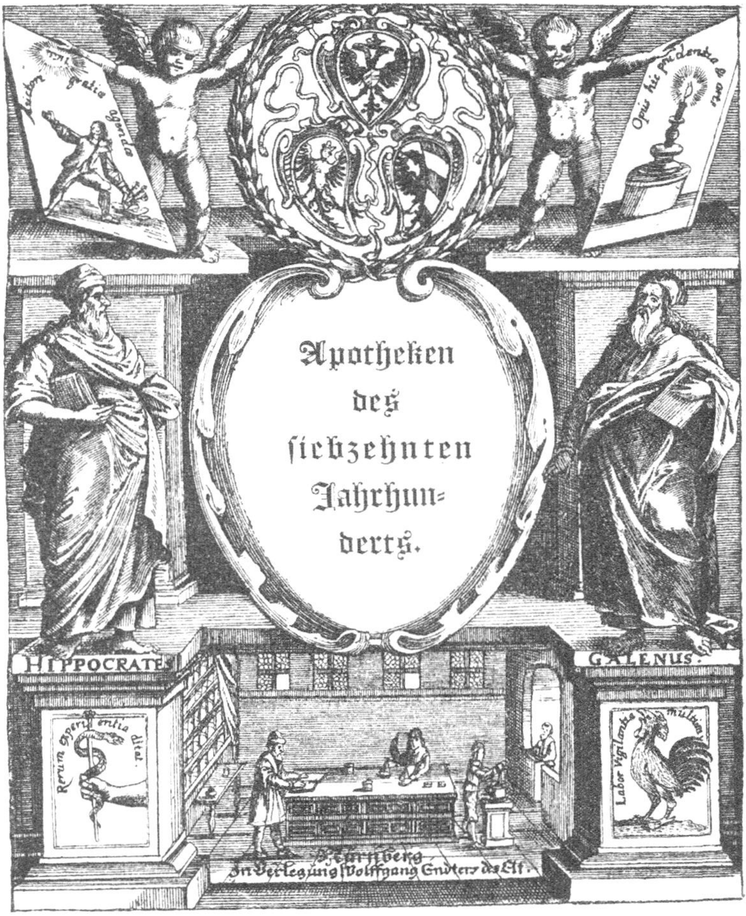

Fig. 50. Titelblatt nach einem Kupferstiche vom Jahre 1652.

„Was man an der Natur Geheimnisvolles pries,
Das wagen wir verständig zu probieren,
Und was sie sonst organisieren ließ,
Das lassen wir krystallisieren."

Goethe. (Faust.)

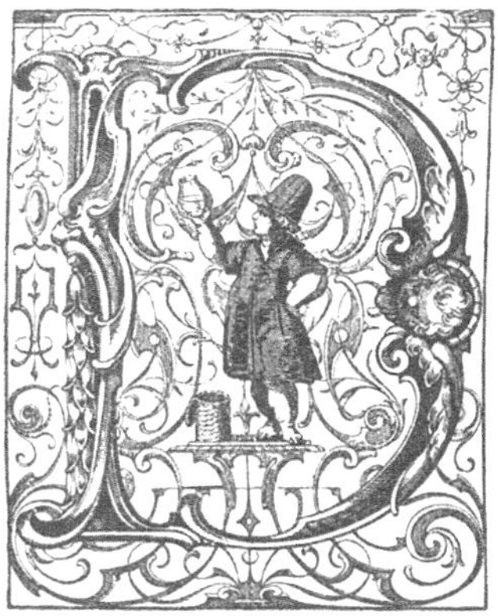

Fig. 31. Zierbuchstabe aus dem 17. Jahrhundert mit Harn beschauender Putte.

Die Holzschneidekunst, welche in ihrer Blütezeit, im 16. Jahrhunderte, die damals herrschende Liebhaberei für eingedruckte Veranschaulichungsbilder sehr begünstigte, ward im Anfange des 17. Jahrhunderts durch den immer mehr in Aufnahme kommenden Kupferstich fast ganz verdrängt, so daß sie nach dem 30jährigen Kriege bis in unser Jahrhundert herein beinahe in Vergessenheit geriet. Der moderne Holzstich ist bekanntlich erst von dem Engländer Thomas Bewik im Anfange dieses Jahrhunderts sozusagen zum zweitenmale wieder entdeckt worden. Da der Kupferstich zu einfachen Abbildungszwecken zu teuer war, so sind die Bücher des 17. Jahrhunderts verhältnismäßig weit weniger mit erklärenden Abbildungen ausgeschmückt worden, als die der vorhergegangenen Zeit. Auch in den medizinisch-pharmazeutischen Werken macht sich das Verschwinden des Holzschnittes recht sehr bemerkbar, so daß infolgedessen in denselben von Apotheken und pharmazeutischen Gerätschaften des 17. Jahrhunderts verhältnismäßig nur wenige Abbildungen vorhanden sind.

Zum Glücke finden sich in verschiedenen nicht pharmazeutischen Werken aus jener Zeit einige Kupferstiche mit Apothekenabbildungen vor, so daß es uns durch dieselben doch möglich wird, einen kleinen Einblick in die Geschäftsräume der Apotheker des 17. Jahrhunderts zu thun. Das diesem Aufsatze vorangesetzte Titelbild (Fig. 30) ist einem Kupferstiche nachgebildet, welcher sich vor der „Verneuerte Gesetz Ordnung und Tax Eines Edlen Ehrnvesten, Fürsichtigen und Weisen Raths deß Heil. Reichs Statt Nürnberg, dem Collegio Medico, den Apoteckern und andern angehörigen daselbsten gegeben" 1652 befindet. Wir sehen darauf noch die alten klassischen medizinischen Meister und Lehrer: links den griechischen Arzt Hippokrates, welcher im Jahre 460 vor Chr. auf der Insel Kos geboren und im Jahre 377 vor Chr. zu Larissa gestorben ist; rechts den berühmten Galenus von Pergamos, welcher von 131—201 nach Chr. lebte und hauptsächlich in Rom als Arzt thätig war. Auf der unter beiden befindlichen Apothekenabbildung ist wegen der Kleinheit des Bildes nicht viel ersichtlich.

Durch die reiche Vermehrung, welche der Arzneischatz im 17. Jahrhunderte erhielt, änderte sich die Einrichtung und Ausstattung der Apotheken jedenfalls etwas. Veranlassung zu der erheblichen Bereicherung des Heilmittelschatzes in jenem Jahrhunderte gaben hauptsächlich zwei Ursachen, nämlich: erstens die jetzt reichlicher eintreffenden Zufuhren amerikanischer Droguen und zweitens die allgemeiner werdende Verwendung der Chemikalien zu Heilzwecken. Vereinzelt wurden diese beiden Arten neuer Heilmittel zwar schon im 16. Jahrhunderte angewandt. Die Einführung der eigentlichen Chemikalien in die Therapeutik, wodurch für die Arzneimittellehre eine ganz neue Ära geschaffen wurde, stammt schon aus dem 16. Jahrhunderte und ist hauptsächlich das Verdienst von Philippus Theophrastus Bombastus von Hohenheim, genannt Paracelsus (Abbildung 32). Derselbe war 1490 oder 1491 in der Nähe des berühmten Wallfahrtsortes Maria Einsiedeln geboren. 1506 begann er seine medizinische Ausbildung auf der Universität Basel. Durch weiteren Besuch anderer berühmter Universitäten und jahrelanges Reisen durch fast ganz Europa verschaffte er sich neben seinen medizinischen Kenntnissen auch eine umfassende naturwissenschaftliche Ausbildung. So ausgerüstet, übernahm Paracelsus 1526 die Stelle als Stadtarzt in Basel. Im folgenden Jahre trat er an der dortigen Universität auch als Lehrer auf. Wie Luther die kirchliche Reformation mit der Verbrennung der päpstlichen Bulle begonnen hatte, so eröffnete Paracelsus seine gleiche That auf medizinischem

Gebiete in ähnlicher Weise, indem er die früher so hochgeschätzten Werke des Scheich el Reis (Fürst der Ärzte) Avicenna mit den Büchern anderer alter medizinischer Lehrer am Johannistage 1527 in Basel öffentlich verbrannte und aussprach: „Ich hab die Summe der

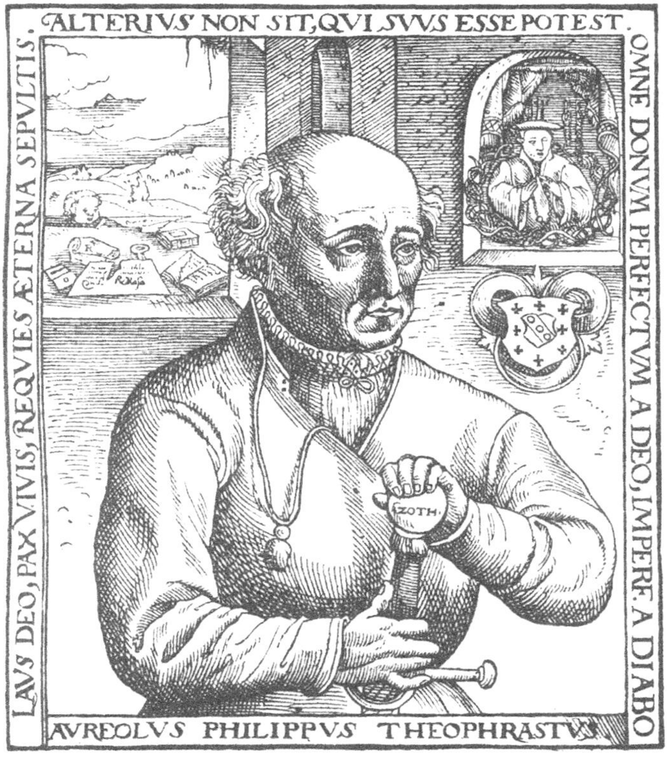
ALTERIVS NON SIT, QVI SVVS ESSE POTEST.
OMNE DONVM PERFECTVM A DEO, IMPERF. A DIABO
LAVS DEO, PAX VIVIS, REQVIES ÆTERNA SEPVLTIS.
AVREOLVS PHILIPPVS THEOPHRASTVS
AZOTH

Fig. 32. Theophrastus Paracelsus nach einem Holzschnitte vom Jahre 1568.

Bücher in St. Johannis Feuer geworfen, auf daß alles Unglück mit dem Rauch in die Luft gang.“ Wie Luther statt des Lateins unsere Muttersprache in Religion und Kirche eingeführt hatte, wollte Paracelsus in der medizinischen Wissenschaft die deutsche Sprache ebenfalls in ihre Rechte einsetzen und hielt, obgleich er der lateinischen Sprache sehr wohl kundig war, ganz gegen hergebrachten

Gebrauch und Gewohnheit sowohl seine Vorlesungen in deutscher Sprache ab, wie er auch seine meisten Werke in derselben schrieb.

Für die Umgestaltung, welche die Arzneikunst durch Paracelsus erfuhr, war namentlich dessen Lehre von den Arkanen von Einfluß. Paracelsus lehrte die Krankheiten gleichsam als geistige Wesen betrachten, welche nur durch eigenartige, sozusagen geistige Heilmittel, welche dem Samen der Krankheiten ihrer Natur nach feindlich wären, bekämpft werden könnten. Für jede Krankheit, meinte er, gäbe es dort, wo sie auftrete, ein bestimmtes Mittel, und dies, von ihm »Arcanum« genannte Specificum ausfindig zu machen, sei die eigentliche Aufgabe der Medizin. Während die Galenisch-arabische Schule ihre Heilmittel nach dem Grundsatze: Contraria a contrariis curantur auswählte, lehrte Paracelsus: Arcanum und Krankheit das sind contraria. So falsch diese Lehre in mancher Hinsicht war, und zu wie vielen Irrtümern sie auch führte, so veranlaßte sie durch Aufnahme neuer Heilmittel doch zur Beseitigung der sehr zusammengesetzten Galenischen Arzneimischungen.

Paracelsus nahm noch die alten physikalischen Elemente an, doch schob er denselben schon eine, unseren heutigen chemischen Grundstoffen mehr ähnelnde Bedeutung unter. Obgleich er seine Arcana halb und halb für geistige Dinge, wie die alte Aristotelische Quinta essentia hielt, so glaubte er dieselben doch aus arzneilichen Rohstoffen durch Lösen und Ausziehen mit Spiritus, Wasser oder Säuren stofflich abscheiden zu können. Er sagte: „Es ligt nit am leib, sonder an der krafft. Darumb das fünfft wesen erfunden ist, auß zwenzig pfunden ein loht zu machen, unnd das loht übertrifft die 20 pfund. Darumb je weniger leibs, je höher die artznei in tugenden ist" [1]). Er bestrebte sich deswegen, die arzneilichen Kräfte aus den gewöhnlichen Arzneistoffen in möglichster Verdichtung abzuscheiden, und diese Bemühungen gaben Veranlassung zur Entdeckung und Einführung der Quinta essenzen oder Tinkturen, der Extrakte und der Metallsalze in den Arzneischatz, wodurch die Rezeptierkunst gegen früher eine dankenswerte Vereinfachung erfuhr. Auf einen Irrweg bei dem Suchen nach Arkanen geriet Paracelsus durch die mittelalterliche Weltanschauung, welcher er als Kind seiner

[1]) Paracelsus, Bücher u. Schriften, Teil 1, Seite 305 (Ausgabe v. 1589).

Zeit huldigte. Als Weltenzweck des ganzen Kosmos sah er, abweichend von der modernen Philosophie, allein den Mikrokosmos an. Die arzneilichen Kräfte waren danach von dem Schöpfer nur deswegen den verschiedenen Naturgegenständen beigelegt, damit der Mensch, der Herr der Schöpfung, damit seine Krankheiten heilen solle. Er glaubte nun, daß Gott durch die äußere Form und sinnlichen Eindrücke der Naturkörper die Menschen auf die Art und Weise ihrer Verwendung hinweisen wollte, und wählte daher die Arzneimittel vielfach nicht nach ihrer Wirkung, sondern nur nach Ähnlichkeiten und sympathetischen Beziehungen zu dem Leidenden und dessen Krankheit. So entstand die berüchtigte Lehre von den „Signaturen", welche in ihrem Wesen schon im Altertume die Welt durchspukt hatte und nach Paracelsus im 17. Jahrhunderte wieder viele gläubige Anhänger fand. Sie führte den Grundsatz: similia similibus curantur in der Medizin ein, den Hahnemann später ergriff und als Grundlage für die Homöopathie verwertete.

Schon bei Lebzeiten hatte Paracelsus für seine neue Arzneilehre bereits viele Anhänger gewonnen. Nach seinem Tode mehrten sich dieselben bedeutend, und am Anfange des 17. Jahrhunderts standen sich auf medizinischem Gebiete zwei große Parteien gegenüber, deren Feldgeschrei auf der einen Seite: Hie Galenus! auf der anderen Seite: Hie Paracelsus! lautete. Immer schroffer gestalteten sich die Gegensätze, und während die deutschen Lande der dreißigjährige Religionskrieg durchbrauste, hauste die Kriegsfurie auch im Reiche Äskulaps, und es ward auf medizinischem Glaubensgebiete mit geistigen Waffen ein mächtiger und langjähriger Krieg um Ansichten ausgefochten, dessen Kampfgetöse erst zur Zeit des westfälischen Friedens allmählich verhallte. Die Galenisch-arabische Schule, welcher es 1643 in Paris [1]) noch gelang, ein Verbot gegen Anwendung der Metallsalze als Medizin zu erwirken, war fast völlig vernichtet; aber auch die Paracelsisten hatten ihre ursprünglichen Forderungen sehr abändern müssen. Die Sprachenfrage blieb z. B. unerledigt, so daß noch die 1882 erschienene Pharmakopöe, welche die wesentlichen Stücke des deutschen Arzneischatzes enthält, der alten Überlieferung gemäß in einer eigenen Kunstsprache, welche wegen einiger Anklänge

[1]) Geschichte der Medizin von H. Häser, Bd. II, Seite 119.

an die Sprache der alten Römer als „Küchenlatein" bekannt ist, geschrieben wurde. Paracelsus scheint diesen Mißerfolg für seine Bestrebungen in der Sprachenfrage übrigens selbst schon vorausgesehen zu haben, denn er sagt: „Unnd ich sage euch, es ist der gantze himmel und alle kreuter zehenmal ehr unnd leichter zu erlernen, denn das heillose Latein und Griechisch Grammatica: Unnd were besser, man studierte die nöttigsten dinge, zur artznei gehörig, vorhin, unnd das Latein hernach. Aber euch ist nicht weder zu rathen noch zu helffen, dann ihr liebet die sprachen wie der bawr den Adel"[1]). Die Arzneimittel des Paracelsus, also die Extrakte, Tinkturen und Chemikalien, hatten sich indessen allgemein das Bürgerrecht in den Apotheken erkämpft, und die Chemie, welche sich bislang fast ausschließlich in den Händen der Alchemisten befunden hatte, hielt im 17. Jahrhunderte in Deutschland überall ihren Einzug in die pharmazeutischen Laboratorien. Dort, wo früher hauptsächlich nur höllische Latwergen, wie Mithridat und Theriak, aus einer Unzahl sich vielfach völlig widersprechender Bestandteile zusammengemischt oder einfache Destillierungen ausgeführt waren,

„Da ward ein roter Leu, ein kühner Freier,
Im lauen Bad der Lilie vermählt,
Und beide dann mit offnem Flammenfeuer
Aus einem Brautgemach ins andere gequält.
Erschien darauf mit bunten Farben
Die junge Königin im Glas:
Hier war die Arzenei."

Die bilderreiche Schreibweise der alten Alchemisten, welche Goethe in diesen Versen, in denen eine Vorschrift zu einer Quecksilberverbindung gegeben ist, naturgetreu nachahmt, war zur Darstellung gleichförmiger und genauer pharmazeutischer Zubereitungen nicht geeignet. Für die Chemie entstand daher, sobald sie in die Dienste der Medizin getreten war, eine einfachere und verständlichere Ausdrucksweise. Große Verdienste hierin erwarb sich Oswald Croll, Leibarzt des Fürsten von Anhalt, durch Herausgabe seiner 1608 erschienenen »Basilica chymica«, worin die Vorschriften zur Bereitung der chemischen Körper bereits sehr zuverlässig sind. Besonders

---

[1]) Paracelsus, Bücher u. Schriften, Teil 2, Seite 62 (Ausgabe v. 1589).

bahnbrechend nach dieser Richtung hin war indessen erst der Pariser Apotheker Nicolas Lemery durch seinen 1675 erschienenen »Cours de Chimie«, in dem die Vorschriften ohne Dunkelheit und Umschweife in früher in der Chemie nie gekannter Klarheit gegeben wurden. Sein Werk hatte einen ungewöhnlichen Erfolg und wurde ins Lateinische, Englische, Deutsche, Spanische und Italienische übersetzt. Auch in den deutschen Apotheken war es im 17. und 18. Jahrhunderte zur Darstellung der Chemikalien ein vielbenutztes und hochangesehenes Buch.

Nachdem die Chemie in den Apotheken eine Pflegestätte gefunden hatte, begann man im 17. Jahrhunderte auch auf den Universitäten Deutschlands diese Wissenschaft zu lehren, und vereinzelt wurden auf den Hochschulen hierzu bereits in jener Zeit chemische Laboratorien erbaut. Von diesen war in Deutschland im 17. und 18. Jahrhunderte am berühmtesten das der Nürnberger Universitätstadt Altdorf, welches uns die Abbildung 33 zeigt. Der Altdorfer Professor D. Johann Jakob Baier giebt in seinem Werke „Ausführliche Nachricht von der Nürnbergischen Universitätstadt Aldorf 1717" folgende Beschreibung desselben: „Das Laboratorium Chimicum hat wohl auf keiner Universität in Teutschland seines gleichen an Weite, Zierlichkeit und Kostbarkeit. Selbiges ist zum höchsten Nutzen der Studiosorum Medicinae, auf Oberherrliche Kosten vom Grunde aus lauter Quadersteinen neu erbauet worden anno 1682 . . . . Gedachtes Laboratorium ist 36 Schuhe lang, 15. breit und 14. hoch, mit einem dauerhaften Gewölbe geschlossen, und hat nicht nur zwei stattliche große Caminen, sondern auch in und neben denselben mancherlei zu Chimischen Arbeiten diensame Oefen, als da sind:

Der so genandte piger Henricus, oder faule Heintze.

Ein hoher Wind-Ofen mit einem langen Rohr,

Ein Schmeltz- und Reverberir-Ofen.

Ein Probir-Ofen.

Zwei so genandte furni lampadis philosophicae.

Unterschiedliche destillir-Oefen mit Sand- und Aschen-Capellen, auch mit dem balneo Mariae und vaporis, ingleichen mit der kupfern Blasen und deren refrigerio circa alembicum.

An jetzo zu geschweigen der übrigen Oefen und ziemlichen Menge von allerlei Gläsern, metallenen und irdenen Gefäßen, auch andern Instrumenten, womit dieses Laboratorium, auf Rath und Angebung offt belobten D. Joh. Moritz Hoffmanns, als erstern Professoris Chimiae, zur Genüge ist versehen worden."

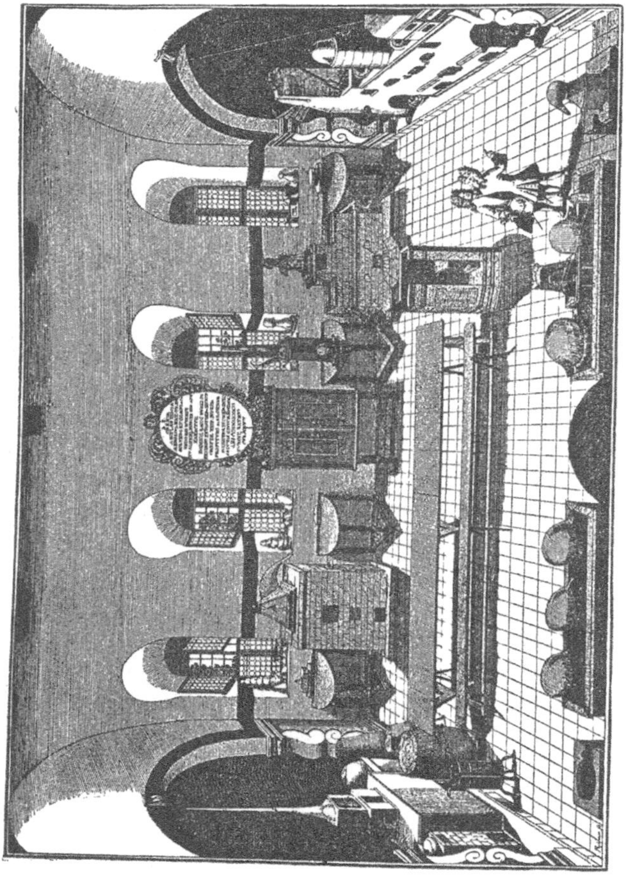

Fig. 33. Das chemische Laboratorium der Universität Altdorf. Nach einem Kupferstiche des 17. Jahrhunderts.

Einen noch anschaulicheren Einblick in die Werkstätte eines Chemikers des 17. Jahrhunderts giebt uns in dem Kupferstiche Figur 34 der bekannte Maler David Teniers, welcher der realistischen Schule der Niederländer angehört. Der Chemiker, welcher aufmerksam den Verlauf einer Destillierung beobachtet, bemüht sich,

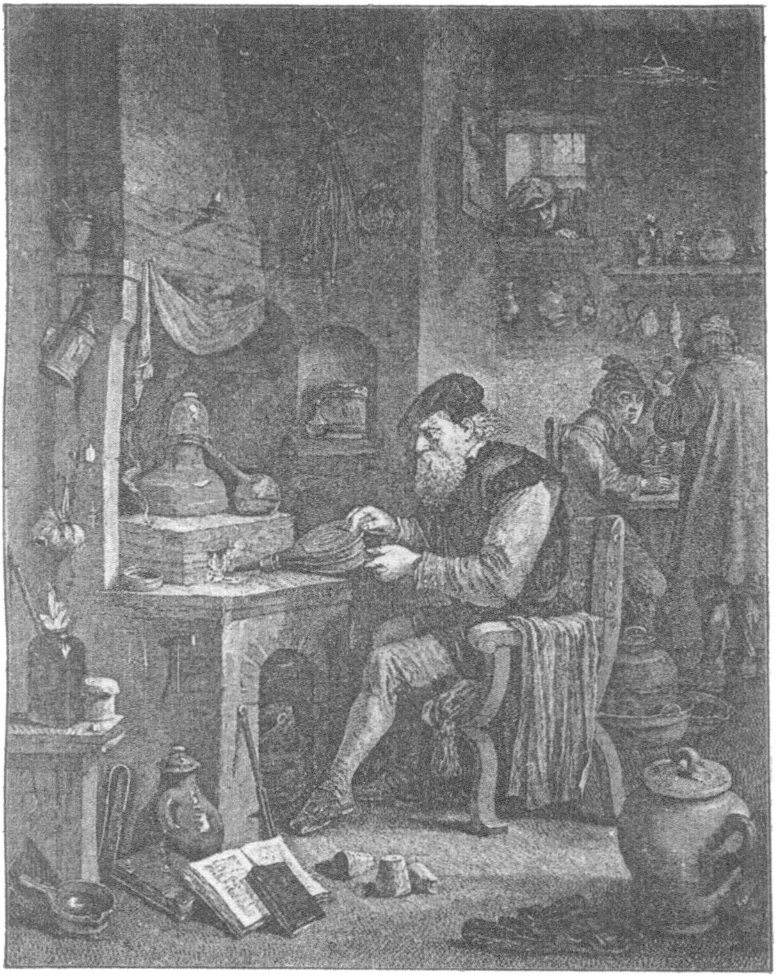

Fig. 54. Chemisches Laboratorium nach einem Kupferstiche aus dem Anfange des 17. Jahrhunderts.

mit einem Handblasebalge das Feuer zu seiner ernsten Arbeit lebhafter anzufachen, während im Hintergrunde zwei Männer, der eine mit einer Reibschale, der andere mit einem Glase, hilfreiche Dienste leisten. Es ist wahrlich nicht zu verwundern, daß ein Neugieriger, als vierte Person, von außen hinten oben durch die Luke begierig auf das geheimnisvolle Treiben dieser Biedermänner herabsieht.

Einen weiteren kleinen Blick in ein Laboratorium gestattet uns die Abbildung (Figur 35), eine Nachbildung eines Kupferstiches, von Michael Küsell, welche einem religiösen Werke, nämlich: „Joh. Mich. Dilherrs heiliger Epistolischer Bericht, Licht, Geleit und Freud: das ist emblematische Fürstellung der heil. Sonn- und Festtägl.

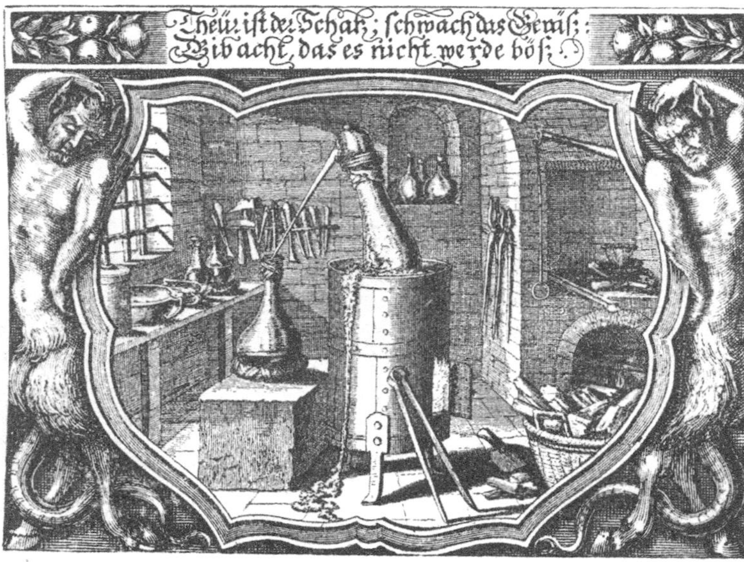
Theür ist der Schatz; schwach das Gefäß:
Gib acht, das es nicht werde bös;

Fig. 35. Laboratorium nach einem Kupferstiche vom Jahre 1663.

Episteln (Nürnberg bei Endter, 1663) entnommen ist. Auf dem tragbaren Windofen in dem Laboratorium sieht man ein jetzt völlig außer Gebrauch gekommenes Destilliergerät aufgestellt, welches aus einem gläsernen Kolben und Helm bestand und von letzterem Alembik (von ἄμβιξ, Deckel) genannt wurde. Vielleicht wurde in demselben gerade der Liquor cranii humani abdestilliert; denn gerade zu jenen Zeiten spukte durch die Medizin die Ansicht, die höchste Arznei für den Menschen sei aus dem Mikrokosmos selbst zu gewinnen. Wie Nicolas Lemery in seinem Cours de Chimie schreibt, mußte die offizinelle menschliche Hirnschale (Cranium humanum) „von einem jungen, vigourösen, eines gewaltsamen Todes ganz neulich gestorbenen, noch unbegrabenen Menschen" sein, damit sie noch alle »Principia activa« enthielt. Das Destillat, wie auch die gepulverte Hirnschale war gut „gegen die schwere Not, den Schlag, die Gicht, Schlafsucht, Mutterbeschwerden, gut zum Schwitzen und dem Gift zu widerstehen". Der Kannibalismus war also, wie man sieht, unter dem Scepter des Äskulap im 17. Jahrhunderte im therapeutischen Reiche noch sehr an der Tagesordnung.

Der als Chemiker bekannte Joh. Joach. Becher sagt in seinem 1663 bei Joh. Görlin in Ulm in Druck erschienenen »Parnassus medicinalis illustratus« über die Anwendung des menschlichen Körpers in der Arzneikunst:

„Der Mensch, das Ebenbild, welchs Gott ist angenehm,
hat vier und zwanzig Stück zur Artzney bequem."

und fährt, diese dann beschreibend, fort:

1. „Gepulvert Menschen-Bein das braucht in rothem Wein |
Ein drachma Bauchflüß | und den Durchlauff stellet ein |.
2. Vom Mark | wie auch vom Öl auß Beinen destillirt |
Das schlimme Podagra heylsam vertrieben wird.
3. Die Hirnschal präparirt ein Scrupel am Gewicht |
Vertreibt die schwere Noth oder das Kinder-Gicht.
4. Das Moos von Köpffen so seynd an die Lufft gestellt |
Stillts Bluten | so man es nur warm in Händen hält.
5. Die Mumi resolvirt geronnenes Geblüt |
Vor Miltzesstechen und vor Husten er behüt.
Blähung und Wind deß Leibs | verhaltne Weiberszeit |
Zwei Quintlein öffnen die | zum Pulver seynd bereit.
6. Zerlassen Menschen-Fett ist gut vor lahme Glieder
So man sie darmit schmiert | sie werden richtig wieder.
7. Es fördert die Geburt | kan Mutterweh verjagen,
Wenn man von Menschen-Haut thut einen Riemen tragen.
8. So man von Menschen-Haar ein Wasser brennen thut |
Mit Honig dann vermischt | zum Haarwuchs ist es gut.
9. Der Geist von Knaben-Harn eröffnet | und macht dünn
In mancher Noth thut er das seine mit Gewinn.
10. So aus dem Menschen-Hirn ein Wasser wird bereit |
Ein Scrupel dessen hilfft | und stillt das böse Leid.
11. Gepulvert Menschen-Herz nemt eine Drachmam ein |
So wird die schwere Noth ihr Wüten lassen seyn.

12. Das Wasser | Öl und Salz von jungem Menschen-Blut |
Jst vor die Lungensucht und böses Wesen gut.

13. Extract von Menschen-Gall geträpfelt in die Ohren
Den Tauben hilffts | ob sie gleich weren so gebohren.

14. Die Milch von Weibern kühlt | sie lindert auch darbey
Macht Butter nur darauß, sie hilfft den Augen frei.

15. Die grosse Schmertzen so durch Hexerey gemacht |
Die werden durch den Koth deß Menschen weggebracht.

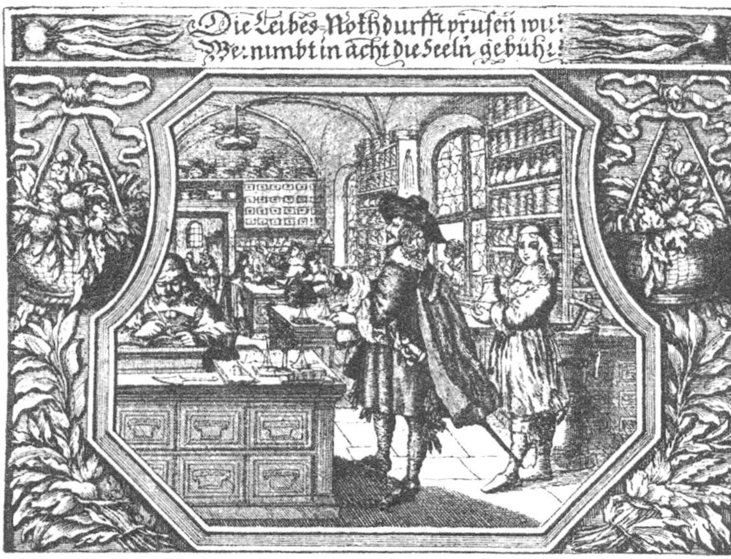
Die Leibes-Nothdurfft prufen wil:
Wer nimbt in acht die Seeln gebüh:

Fig. 36. Apotheke nach einem Kupferstiche vom Jahre 1663.

16. So man die große Kröpff am Hals vertreiben will |
Frisch Wullkraut man alsdann mit Menschen-Schweiß erfüllt.

17. Es wird durch Menschen-Stein der Menschen-Stein vertrieben |
Wenn man ein Drachmam nimmt zuvor wol fein gerieben.

18. Das Ohrschmaltz stellt im Trunk die Colicschmertzen ein |
Es macht die Schrunden und die Wunden ziemlich klein.

19. Die Nägel präparirt | die thun vomiren machen |
Doch eine Drachmam muß man brauchen zu den Sachen.

20. Der nüchtre Speichel kann die böse Bisse heylen
Von Schlangen | Hunden auch | doch muß man damit eylen" u. s. w.

Die Abbildung (Figur 36), welche demselben Werke, wie die vorhergehende entnommen ist, zeigt uns ebenso wie die folgende Darstellung (Figur 37) das Innere einer Apotheke des 17. Jahr-

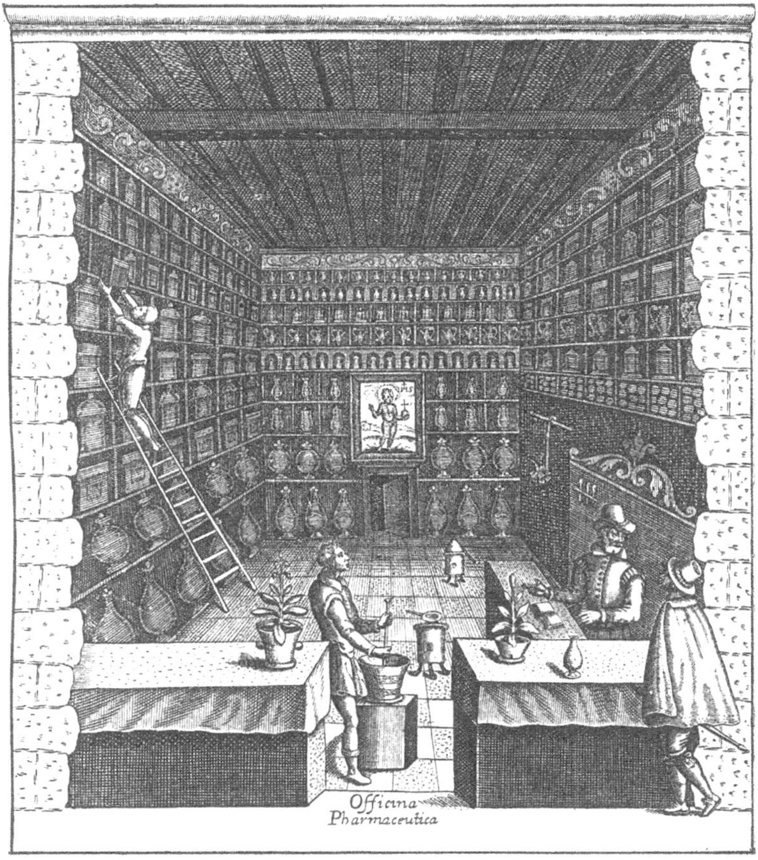

Fig. 37. Apotheke nach einem Kupferstiche vom Jahre 1608.

hunderts. Etwas Bemerkenswertes, insbesondere ein erheblicher Aufschwung gegen das 16. Jahrhundert, ist nicht gerade ersichtlich. Bei der Erklärung von Bildern verfährt man bekanntlich auf zweierlei Weise. Entweder spricht man über das bildlich Dargestellte, oder, wenn dieses dazu keine Veranlassung bietet, über das, welches man auf dem Bilde vermißt. Bei den beiden eben erwähnten Kupferstichen würde sich wohl mehr letzteres Verfahren empfehlen lassen. Der reichen Phantasie der verehrten Leser ist daher bei diesen beiden Bildern ein reicher Spielraum gelassen. Nachdem der Kunstkniff der Bildererklärer verraten ist, werden die gedankenvollen Leser diese zweifache Gelegenheit ohne vorheriges Studium von Detmolds Buch „Binnen vierundzwanzig Stunden ein vollkommener Kunstkenner zu werden" hoffentlich fleißig benutzen.

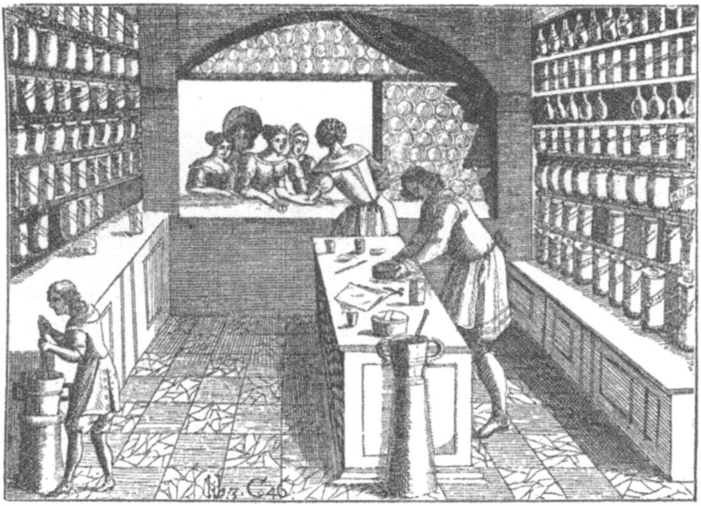

Fig. 38. Hausapotheke. Kupferstich vom Jahre 1682.

Auf der Abbildung 38 sieht man auch eine Dame in der Apotheke mit beschäftigt. Es könnte hieraus leicht der Schluß gezogen werden, daß im 17. Jahrhunderte das pharmazeutische Gewerbe vom weiblichen Geschlechte mit ausgeübt worden wäre. Soweit die geschichtlichen Überlieferungen berichten, ist dem indessen nicht so. Mit der Gegenwart des weiblichen „Subjektes" in der abgebildeten Apotheke hat es eine andere Bewandtnis. Im 17. Jahrhunderte forderte man von Damen von Stande und Bildung, namentlich von solchen, die auf dem Lande lebten, daß sie in der

Arznei- und Apothekerkunst nicht völlig unbewandert waren. In dem Werke „Adeliges Landleben von v. Hohberg, Nürnberg 1682“, welchem die Abbildung 38 entnommen ist, findet sich ein ausführliches Kapitel, in dem die Hausmutter über die Einrichtung einer Hausapotheke Belehrung finden kann. Eine derartige Hausapotheke soll also das Bild vorstellen. Über diese sagt v. Hohberg: „Also steht einer löblichen edlen Haus-Mutter sehr wol an, eine nach ihrem Willen und Vermögen dienliche kleine Apothecken anzurichten, darinnen sie im Nothfall für eine und andere Kranckheit Zuflucht finden, auch ein von ferne her geholter Medicus, der offt geholet und nicht recht berichtet wird, was für einen Zustand er curiren soll, daselbst finden kann, was etwan zur Cur vonnöthen ist. Sie soll sich auf das Distilliren verstehen und allerlei gute ausgebrannte Wasser in Vorrath schaffen. Sie soll nie ohne Theriac, Mithridat, Confection Alkermes und Hyacintha, Bezoar, Rhabarbara, Sennenblätter, Agaricum und dergleichen sein, allzeit allerhand medicinalische Öle, Balsam, Spiritus, Salia, Hertz- und Kraftwasser, Salsen, Syrupen, Säffte, Julap, Latwergen, Pulver, Salben, Pflaster, Essig, Zeltlein, Morsellen und gute Rauchen in ihrer Apothecken bereiten, so soll sie auch die bei ihr wachsende gesunde gute Kräuter, Wurtzen, Blühe, Früchte, Saamen zu rechter Zeit einsammlen, dörren und aufheben lassen. Alle Species sollen in saubern Büchsen, Gläsern und Schachteln sein und allzeit darauf geschrieben, was es und in welchem Jahr und Zeit es gemacht sei, ohne daß sich eine Haußmutter in die hohe gefährliche Chimische Sachen, da in der Praeparation sowol als in der Dosi grosse und unwiederbringliche Fehler können begangen werden, einzumengen unterstehn. Die dürren Kräuter, Wurtzen und Blühe erhalten sich am besten in aus saubern groben Papier gemachten Säckeln, da ihre Krafft am wenigsten ausdünsten und erhaliren kan. Diese können oben fein verbunden und an Nägel aufgehangen werden, damit sie vor Staub, Mäusen und Ungeziefer sicher bleiben.“ Alsdann folgen ausführliche Beschreibungen der damals gebräuchlichen Arzneien. Vielfach scheint sich das weibliche Geschlecht der Ausübung der Arzneikunst mit zuviel Begeisterung und Schwärmerei hingegeben zu haben, so daß dadurch der Tadel und das Mißfallen der Zeitgenossen herausgefordert wurde. Das Vertrauen, welches die vom weiblichen Geschlechte ausgeübte Arznei-

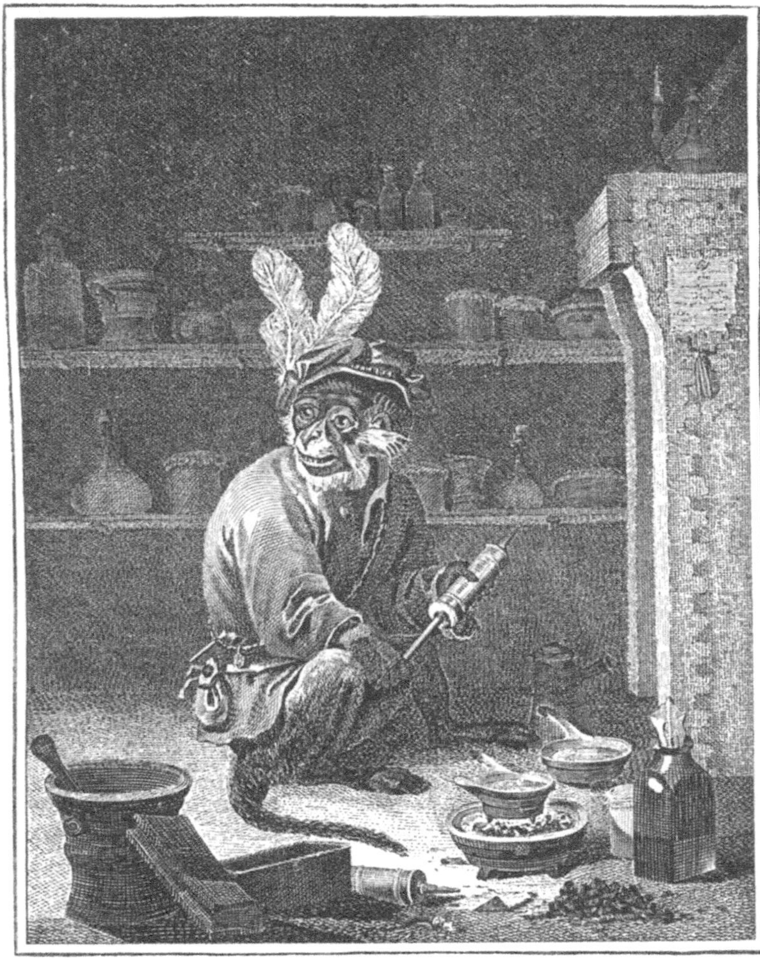

Fig. 39. Verhöhnung der durch Frauen ausgeübten Heilkunst nach einem Kupferstiche des 17. Jahrhunderts.

kunst damals genoß, sieht man aus dem derzeitigen Sprichworte: „Wer seine Arznei bei Weibern kauft, bezahlt sie mit dem Leben." Als eine Verspottung der von Frauen betriebenen Kurpfuscherei in bildlicher Form ist die Figur 39, welche im Anfange des 17. Jahrhunderts von dem Niederländer Maler David Teniers d. J. entworfen wurde, anzusehen. Das Bild führt den Titel »Le plaisir des dames«. Der mit den Abzeichen und Werkzeugen der Heilkunst versehene Affe ist also nicht — wie ein Anhänger der Darwinschen Entwickelungstheorie leicht glauben könnte — als ein Urahne der Heilkünstler anzusehen, sondern durch denselben soll das die Ärzte nachäffende weibliche Geschlecht verspottet werden. Ob diese Verhöhnung damals ihre Berechtigung hatte, ist schwer zu entscheiden. Durch die Ausübung der einzelnen Zweige der Arzneikunst werden im Verkehre mit der rohen Masse bei der Besprechung gewisser menschlicher Krankheiten und Gebrechen die Frauen sicherlich häufig in eine das weibliche Zartgefühl verletzende Lage versetzt werden. Der Charakter des Weibes wird dadurch gewiß nicht gerade veredelt werden. Sonst ist indessen dem weiblichen Geschlechte jedenfalls im allgemeinen die Fähigkeit zur Erlernung und Ausübung der Pharmazie und Medizin wohl nicht abzusprechen. In einigen europäischen Staaten ist zum Betriebe der Apothekerkunst den Frauen jüngst die Gleichberechtigung mit den Männern gesetzlich zuerkannt worden. In nicht gar zu ferner Zukunft wird daher ein Geschichtsschreiber in der Lage sein, zu entscheiden, ob das weibliche Geschlecht bei der Ausübung der Pharmazie dem Wettbewerbe der Männer gewachsen ist.

Der naturwissenschaftliche Bildungsgrad der Apotheker war gegen früher im 17. Jahrhunderte ein höherer geworden; denn nicht nur die Pflege der Chemie ließen dieselben sich jetzt, wie wir erst schon gesehen haben, sehr angelegen sein, sondern auch der Kräuterwissenschaft wandten sie sich mit ernstem Eifer zu. Schon in der mitgeteilten Besserung zur Nürnberger Apothekerordnung vom Jahre 1555 wird den Apothekern die Pflege der Kräuterwissenschaft ernstlich anbefohlen, und es entstanden zu dem Zwecke nach dem Erwachen der Botanik im 16. Jahrhunderte in Deutschland bereits eine Reihe wissenschaftlicher Kräutergärten. Auch an den Universitäten schritt man daher selbstverständlich zu jener Zeit zur Anlage solcher. Einer der größten und bedeutendsten akademischen botanischen Gärten Deutschlands im 17. Jahrhunderte war der an der Nürnberger Universität zu Altdorf, den uns die Abbildung 40 zeigt. Der vorhin schon genannte Prof. Dr. Baier beschreibt denselben wie

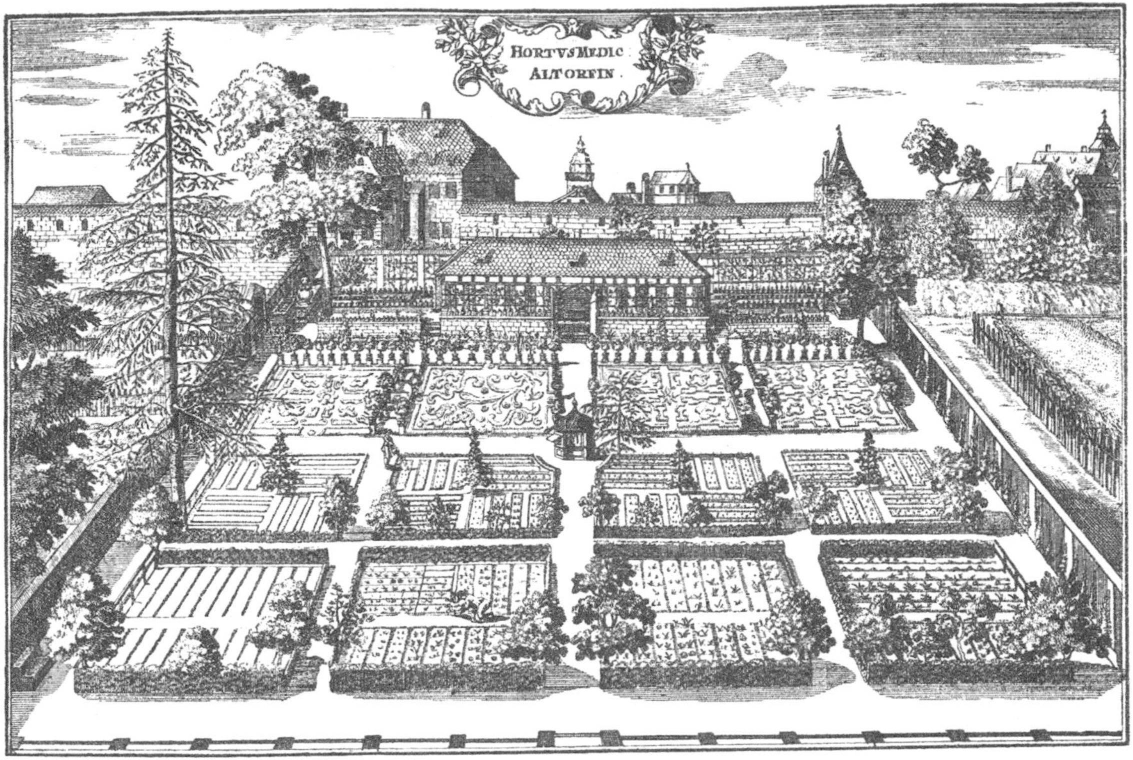

Fig. 40. Der im Anfange des 17. Jahrhunderts angelegte botanische Garten der Universität Altdorf nach einem Kupferstiche vom Jahre 1717.

folgt: „Es verdient aber hiernechst unter die Fürtrefflichkeiten unserer Universität absonderlich gezehlet zu werden der schöne Garten, welcher sowohl wegen seiner Größe und Cultur, als Vielheit der Kräuter, die mehristen hortos academicos nicht nur in Teutschland, sondern auch in andern Ländern merclich übertrifft. Er liegt gegen Mittag hinter dem Schloß oder Herren-Hauß, durch welches man auch den ordentlichen und kürtzesten Eingang zu nehmen pfleget. Der erste Praefectus desselben war D. Ludwig Jungermann, welcher Anno 1625 von Gießen anhero beruffen worden, und in kurtzer Zeit den Garten dergestalt in Auffnahme gebracht hat, daß er auch auswärts in nicht geringe consideration kommen ist. Nach dessen Tod hat D. Moritz Hoffmann die praefecturam horti bekommen und beinahe 50 Jahr rümlich verwaltet, mithin die Anzahl der fremden Kräuter um ein grosses vermehret, wie der Anno 1660 und wiederum 1677 unter dem Titul Florae Altdorffinae deliciae hortenses gedruckte Catalogus genugsam beweiset. Auch ist auf Anhalten desselben schon vorher ein hybernaculum oder Winterung mit zwei Oefen vor die perennirenden ausländischen Garten-Gewächse erbauet. Über dem Portal der obern Thür ist dieser Vers zu lesen:

Hic natura parens, toto quos parturit orbe
Flores fert oculis, queis lege, non manibus.

Gleich bei dem Eingang in dem Garten stehet ein irdener grosser Scherben in Gestalt eines Bären, welcher einen Schild hält, mit der Aufschrift:

In die Augen alles fasse,
Denen Händen ja nichts lasse."

G. Andreas Will[1]) macht über den Altdorfer Kräutergarten 1795 noch folgende Mitteilungen: „Es wurde im 30jährigen Krieg im J. 1626 bald nach der Erhebung der Akademie zur Universität, von dem Curator Joh. Friedr. Löffelholz von Kolberg, einem großen Gartenfreund, der selbst Bäume darinnen gepflanzet hat, angegeben, auf dazu erkauften Feldern errichtet und nachgehends um ein Drittheil erweitert, so daß er nun in der Länge von Morgen gegen Abend 240 und in der Breite von Mittag gegen Mitternacht 206 1/2 Fuß Nürnberger Maases hält, eine Größe, die damals kein

[1]) Geschichte u. Beschreibung d. Nürnberger Universität Altdorf. 1795.

akademischer Garten in ganz Deutschland und auch selbst der berühmte Leidener in Holland nicht hatte; so wie er auch durch seine Kultur und Vielheit der Kräuter bald alle botanische Gärten übertraf und noch heute einer der vorzüglichsten und berühmtesten ist." Der Stifter dieses botanischen Gartens Ludwig Jungermann, welcher 1563 zu Leipzig geboren war, war „von seiner Wissenschaft so überzeugt, daß, wenn man ihn zum Heiraten bewegen wollte, er allezeit sagte: er wolle es sobald thun, als ihm jemand ein unbekanntes Kraut bringen könnte. Er blieb auch wirklich bis an sein Ende ledig und erreichte doch beinahe das 81. Jahr." Sehr erschwert ward das genaue Erkennen der Pflanzen aus einfacher Beschreibung in den botanischen Werken durch das fast noch völlige Fehlen einer Systematik. Zwar hatte Cäsalpinus, Professor der Botanik in Pisa, am Ende des 16. Jahrhunderts den ersten Versuch gemacht, die Pflanzenwelt nach ihren Blüten und Früchten in 15 Klassen zu teilen. Sein Lehrgebäude fand indessen keine allgemeine Verbreitung, und daher war man beim Bestimmen der Pflanzen noch mehr als jetzt auf Abbildungen angewiesen. Im 16. Jahrhunderte finden sich in den botanischen Werken bereits viele Abbildungen durch Holzschnitte, welche in den Text hineingedruckt sind. Im 17. Jahrhunderte treten an Stelle dieser die Kupferstiche. Das erste größere Prachtwerk, welches mit solchen erschien, ist der Hortus Eystettensis, welchen 1613 der Apotheker Basilius Besler auf Veranlassung des Bischofs von Eichstätt, Joh. Conr. von Gemmingen herausgab. Die Kupfertafeln in demselben sind von verschiedenen Künstlern gestochen und haben eine Blattgröße von 55 cm Länge und 42 cm Breite. Die Abbildungen sind so künstlerisch und naturgetreu ausgeführt, daß das Werk durch unsere modernen botanischen Bilderatlanten kaum in den Schatten gestellt wird. Die Anordnung und Beschreibung der Pflanzen ist noch ohne jedes Eingehen auf den Bau derselben nach der Blütezeit getroffen. Der Verfasser hat es nicht unterlassen, sein Bild in Kupferstich dem Werke beizufügen. Die Abbildung 41 ist eine Nachbildung davon im verkleinerten Maßstabe. Es trägt die Inschrift: »Basil. Besler Noricus, artis pharmaceuticae. chymicae amator singularis rei herbariae studiosus aetatis suae 51 anno 1612.« Basilius Besler ward demnach im Jahre 1561 geboren. Um den Namen Basilius und Beslers außerordentliche Liebe zur Kräuterwissenschaft gleichzeitig anzudeuten, hat der Maler dem Abgebildeten ein Basilienkraut

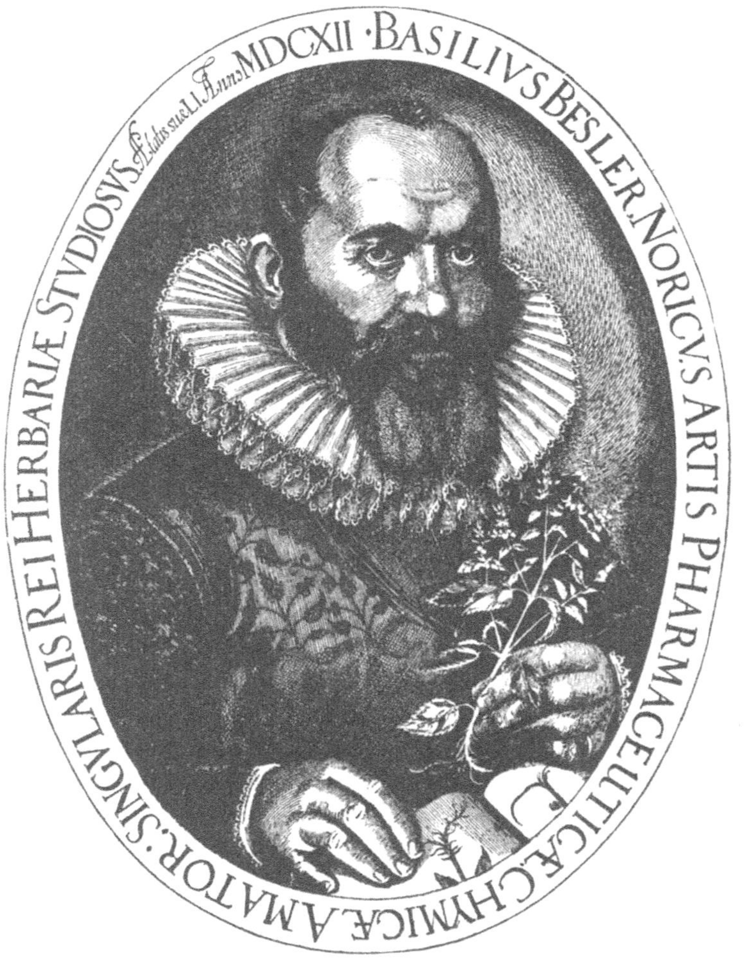
MDCXII · BASILIVS BESLER. NORICVS ARTIS PHARMACEVTICÆ CHYMICÆ AMATOR. SINGVLARIS REI HERBARIÆ STVDIOSVS

Fig. 41. Apotheker Basilius Besler nach einem Kupferstiche vom Jahre 1613.

(Ocimum basilicum) in die Hand gegeben. Als am Ende des 17. Jahrhunderts der Franciskanermönch und Botaniker Karl Plumier im Auftrage Ludwig XIV. das Land der Karaiben durchforschte, fand er in den jungfräulichen Wäldern Guyanas einen bis dahin noch unbekannten Kletterstrauch mit violetten Beeren. Aus besonderer Hochschätzung und zur Anerkennung der Verdienste des verstorbenen Basilius Besler um die Kräuterkunde lud er den Geist desselben zur Taufe der neuentdeckten Pflanze ein und nannte dieselbe nach ihm Besleria violacea, damit sie auch in der neuen Welt noch nach Jahrhunderten den Ruhm ihres Taufpaten der Nachwelt verkünde. Wie aus den Annalen des Nürnberger Collegii pharmaceutici hervorgeht, besaß Besler seine Apotheke am Heumarkte, jetzigem Theresienplatze, zu Nürnberg von 1586 bis zu seinem Tode 1629. Diese Apotheke ist 1792 eingegangen.

Auch nach Beslers Tode im 17. Jahrhunderte ward, wie an anderen Orten, in Nürnberg die Kräuterkunde von den Apothekern fleißig gepflegt. Im Jahre 1668 vereinigten sie sich dazu mit dem Kollegium der Ärzte Nürnbergs. Wie in der Geschichte des letzteren, welche 1792 erschienen ist, berichtet wird, wurden zu dem Zwecke im Frühling und Herbst gemeinschaftliche „Herbationen" oder botanische Ausflüge vorgenommen und die vorzüglichsten aufgefundenen Pflanzen in den Annalen des Kollegiums der Ärzte verzeichnet und beschrieben, welche Aufzeichnungen als wertvolle Beiträge Joh. Georg Volkamer in seiner 1700 herausgegebenen »Flora Norimbergensis« verwertet hat. Als Abschluß der Herbationen wurde nach denselben entweder ein „ländliches Mahl" auf einem Dorfe oder einige „Abenderfrischungen" in dem von dem Collegio der Ärzte gemieteten Garten in der Stadt eingenommen. Vom Jahre 1697 ab befand sich dieser Garten auf dem Grund und Boden des jetzigen germanischen Museums. Das Kollegium der Ärzte mietete nämlich in diesem Jahre den früher von dem Apotheker Stöberlein in Pacht gehabten Garten der ehemaligen Kartause von dem Stadt-Allmos-Amt für einen jährlichen Zins von 18 Gulden und richtete ihn zum botanischen Garten ein, der noch 1792 bestand. Daß die Scientia amabilis mit den Musen der Poesie und des Humors auf freundschaftlichem Fuße stand, sieht man aus folgendem, aus dem Jahre 1698 stammenden Einladungsschreiben von dem Dekan des Kollegiums der Ärzte an die 7 Nürnberger Apotheker zur Herbation, welches sich zwischen den handschriftlichen Nachrichten des Nürnberger Kollegiums der Apotheker, Bd. IV, vorfindet:

„Ehrbare undt wohlfürneme Insonders Vielgeehrte Herrn.
Es mag Arabien von feinstem golde gleisen
undt einen güldnen Trank den Sterblichen verheißen;
Egypten rühme sich, es sey in keinem Reich
nichts seinen Mumien und Balsam Streichen *(Sträuchen)* gleich;
Laßt Bisam, Thee, Coffe aus fremden Ländern holen,
Wo man oft ihnen hatt die beste Kraft gestohlen,
glaubt daß das China-Chin, nur einig und allein
aus China hergebracht, stell alle fieber ein.
Laßt's sein! was fehlet uns, daß wir nicht gleichfalls haben,
was zur gesundheit dient und Kranke kann erlaben,
wir brauchen nicht so fremd und theures gut
als dessen Tugendt oft auf falschem wahn beruht;
doch gleichwohl läßt man sich solch leer geschwetz betrügen
Und manch gesundes Kraut, recht vor den Füßen liegen,
weil man es alle Tag gantz wohlfeil haben kan,
und nimmet fremden Quark vor viele Thaler an.
Es giebt Gott in dem landt so viel, als ihme dienet,
und jede Krankheit hatt ein kräut'gen, so da grünet
zum nutzen derer, die damit behaftet sindt,
allein wir sindt hierin mit beeden augen blind.
Kommt! Wolfürneme, kommt! nach dem Gebrauch der alten
Bald eine Kräuterfahrt im kühlen May zu halten!
seht wie der Frühling hat die Fluren ausgeschmückt,
Kommt, seht, was sich davon zur Apotheken schickt;
wir wollen ein stück landt umb diese Stadt durchgehn
und was auf feldern wächst und in den Wäldern sehn,
wie Teich und Weyer sindt mit Kräuterwerk umsetzt
und wie der wiesenpracht aug und geruch ergötzt.
Es wird der überfluß der guten Kräuter zeigen,
Es gebe die Natur sich selbsten uns zu eigen,
und biete allezeit die hülfbeflißne Hand
so bey gesundten leib als in bekrankten Standt.
Wer wertheste von Euch sich so geneigend will weisen,
und den Sechszenden Tag des Mayens mit will reisen,
Belieb sowohl, als der so früe nicht kommen kan,
und giebt doch gleichwohl sich als einen gast mit an,
Den Nahmen auf dies blatt hiernechst zu unterschreiben,
ich aber werdt dafür, so lang ich lebe, bleiben,
Erbare und wohlfürneme sonders viel geehrte Herrn
Dienstergebener Johann Paul Wurffbain, Doctor,

p. t. Decanus.

Nürnberg den 1. May 1698."

So freundliche Worte ließen natürlich keine ablehnende Antwort erwarten, und das Rundschreiben ist daher von den 7 damaligen Apothekern Nürnbergs bejahend unterschrieben. Die Herbation fand am 16. Mai 1698 statt. Nach der Rückkunft ward die übliche „Abenderfrischung“ in dem Garten der Kartause eingenommen. Damit man sich keine verkehrte Vorstellung von der Anspruchslosigkeit, welche damals in den medizinisch-pharmazeutischen Kreisen herrschte, macht, möge hier über die Bewirtung an diesem Abend die Rechnung, welche sich gleichfalls zwischen den Papieren des Nürnberger Kollegiums der Apotheker findet, folgen:

„Herr Dr. Wurffbains Herbation A. 1698 d. 16. May im Karthäusergarten gehalten, dabei 19 Personen gewesen.

2 Schüssel Ragout	Gulden	3. 32.
2 Pasteten 12 Hüner und Kalbfleisch	„	7. 40.
2 Schüssel, 3 geschwelkete Zungen	„	1. 48.
1 Schüssel, 8 ℔ Barben	„	2. 40.
1 Schüssel, 6 Gänse	„	3. 36.
2 Schüssel, 12 Hüner	„	4. 48.
1 Schüssel, 2 Hasen, 10 wilde Tauben	„	4. 14.
2 Schüssel, 36 Käßkugeln	„	1. 12.
2 Schüssel, Krebs	„	1. 44.
2 Kugelhopfen	„	1. 36.
1 Westphälischer Schinken	„	2. —
Collation	„	3. —
pro weiß und ruken Brod	„	—. 46.
30 Maß roth und weiß Bier	„	1. 30.
Ein Fäßlein Wein 1 Eimer und 1/4 à 24 Guld.	„	24. 48.
pro Aufwarter	„	—. 45.
2 Schüssel Sparges	„	1. 44.
6 Teller mit Rettich	„	—. 24.
	Gulden	67. 47.

Christoph Zinnerer, Weinwirth.

NB. sind 19 Personen, auf die Person kompt 4 Gulden 4 Kreuzer.“

Man sieht, guten Appetit scheinen die Jünger Äskulaps gehabt zu haben. Daß ihnen die vielen Speisen gut bekommen sind, ist nicht zu bezweifeln; denn: praesente medico nihil nocet. Wir wollen es den Herren nicht mißgönnen, daß sie das utile cum dulci so gut zu verbinden verstanden.

Jedenfalls standen die Apotheker in Nürnberg, wie überall in den deutschen Landen, damals den Naturwissenschaften nicht völlig gleichgültig gegenüber, und zu den Grundlagen, auf welchen im 18. Jahrhunderte Männer wie Stahl, Lavoisier, Linné u. a. die hochaufstrebenden Bauten der Chemie und Botanik in neuer Schönheit errichteten, haben die Vertreter der Pharmazie im 17. Jahrhunderte einen großen Teil der Bausteine zusammengetragen.

Zwar war die Fachausbildung derselben im allgemeinen noch eine ganz handwerksmäßige. Diejenigen, welche sich dem Apothekerstande widmen wollten, hatten sich jedoch schon im 16. Jahrhunderte über eine gewisse wissenschaftliche Vorbildung auszuweisen. In der Besserung zu der Apotheker-Ordnung, welche der Nürnberger Senat durch Verlaß vom 7. Juni 1555 veröffentlichte, ward hierüber bestimmt: „Es sollen auch hinfüran die Apotheker hie einichen Lehrjungen nit mehr an oder auffnehmen, der sey dann zuvor seines Verstandts und der Lateinischen sprach halben, so viel ihme zu diesem Handel und thun anfangs zu wissen von nöthen, examinirt worden, Welche Examination auf eines jeden Apothekers, der einen Lehrjungen annimbt, begeren durch zween der jungen Doctorn und Leibärzt beschehen soll.“ Die Lehrzeit dauerte fünf bis sechs Jahre, und nach Beendigung dieser ward der „Lehrjunge“ durch seinen Lehrherrn zum „Gesellen“ ernannt. Die Zeugnisse über die Lehrzeit waren meistens auf Pergament mit sehr künstlerischer Ausstattung, vielfach durch Zeichnungen verziert, ausgefertigt. Die beigefügte Tafel zeigt die verkleinerte Nachbildung eines derartigen Lehrbriefes vom Jahre 1743, welcher sich im Germanischen Museum befindet. Der unterzeichnete Lehrherr Henning Christian Marggrafe war der Vater von dem bekannten Chemiker und Apotheker Andreas Sigismund Marggrafe, welcher bekanntlich den Zucker in der Zuckerrübe entdeckte, und dessen Gewinnung aus dieser zuerst lehrte.

Bei der Übernahme einer Stellung als Apothekergeselle war von dem Anwärter hierzu im 17. Jahrhunderte an vielen Orten

Deutschlands wieder ein Examen abzulegen. So ordnet z. B. ein Nürnberger Ratsverlaß vom 25. Januar 1616 an: „Bey einem Er. Rath ist verlassen, daß hinfüro die Apothekers-Gesellen Jedesmahls, für den Decanum Collegii medici gestellet, examinirt und nachmahls auf der Apotheker Ordnung verpflichtet werden sollen.“ Die Formel der Apotheker-Gesellen-Pflicht vom Jahre 1616 lautete: „Ein jeder Apotheker Gesell soll sein treu geben und schweren, daß er in seinem Servitio sich ufrecht, Erbar, trewlich und redlich verhalten, nicht allein gegen seinen Herrn, sondern auch gegen gemeiner Bürgerschaft, und jedermänniglich, insonderheit aber alle Arzeney, sowol diejenigen, so man nicht zu visitiren, als die man zu visitiren pflegt, recht ordentlich und fleißig, mit gutem Aufmerken, von gutem gerechtem ingretientibus nach Ausweißung dieser Ordnung machen, kein Gift, Opiat, auch kein treibende Arzney ohne Vorwissen seines Herrn, machen oder hingeben, Niemandt durch seine fahrlesigkeit an seiner Gesundheit verhindern, in Handkauf und Bereitung der Arzneyen mit bößer untäuglicher Waare niemandt beschweren, den gesetzten Tag nicht überschreiten, der HH. Doctoren Recepta nicht ohne ihr Vorwissen ändern, auch sich des übermäßigen Zechens enthalten, denen Discipulis mit guten Exempeln vorgehen, zu Tag und Nacht fleißig in und bei der Apotheke sich finden lassen, und ohne seiner Herrschaft Vorwissen und Willen, aus dem Hause nicht gehen, vielweniger über Nacht darausliegen, damit man sich jedes Mahlen sein zu gebrauchen habe, und die Patienten mit Praepariren der Arzney nicht uffhalten, und also zu seinem Thun ufrecht, bedachtsam, förderlich und geflissen seyn, und nicht allein seinem Herrn, sondern auch dem Visitatori Medico und einem jeden dem Collegio Medico incorporirten Doctori gehorsam (: was die Apotheken belangt), leisten, auch gegen männiglich sich Erbar und bescheiden erzeigen und dieser Ordnung in allen und jeden Puncten, die ihn betreffen, nach seinem besten Vermögen nachkommen.“

Die Prüfung und Verpflichtung der Apothekergesellen scheint zu jener Zeit nicht überall in den deutschen Landen üblich gewesen zu sein. Bei der amtlichen Beschauung der Nürnberger Apotheken im Jahre 1644 bitten daher die Apotheker, diese Nürnberger Einrichtung zu vereinfachen, da ihnen dieselbe die Anwerbung fremder Gesellen zu sehr erschwere. Bei der Übernahme einer Apotheke zur selbständigen Führung hatten die Apotheker schon im 16. Jahrhunderte eine Prüfung vor einem ärztlichen Ausschuß abzulegen, wie unter anderen aus den folgenden Einträgen, welche dem Nürnberger Ratsbuche entnommen sind, ersichtlich wird: „Auff Barthel Zimmermanns Appoteckers bitlichs ansuchen umbs Bürgerrecht, soll man sich umthun und bestens verner erkundigen, auch Herren Doctor Johann Zacharias, Herrn Doctor Melchior Airer und Herrn Doctor Hainrichen Wolff bitten Ine zu examiniren, Ob er zu ainem Apotecker, weyl er des verstorbenen Quintin Werthhaimers seligen Apotecken an sich erkaufft hat, tüglich sey oder nit ..... Actum Mittwochs 14. Martio 1554."

„Auff den Bericht das man Barthelmes Zimmermann zu ainen Apotecker erfarn und geschickt genug befunden habe, Soll man Ine umbs geldt zum Bürger annemen unnd daneben die Appotekerspflicht auch thun lassen." p. Hl. Gabr. Im Hof d. 16. Mart. 1554.

Welche Ansprüche und Anforderungen an die zu Prüfenden bei dieser Prüfung gestellt wurden, ist leider nicht ersichtlich. In der Rangordnung wurden die Apotheker dem dritten Stande zugerechnet. Als im 17. Jahrhunderte der Besuch einer Hochschule, welcher erst in unserem Jahrhunderte für die Pharmazeuten gesetzlich geworden ist, vereinzelt anfing aufzukommen, glaubten sich die Apotheker dem Stande der Gelehrten zurechnen zu dürfen und suchten diese ihre Würde auch äußerlich in ihrer Kleidung durch Tragen eines Caput-Rockes und Degens zu zeigen. Da dies gegen die damalige Kleiderordnung verstieß, so schritt im Jahre 1688 die Nürnberger Polizeibehörde gegen diese Übertretung ein und ließ verschiedene Apothekergesellen die dem Handwerkerstande nicht zu tragen erlaubten Degen abnehmen. Die sämtlichen Apotheker Nürnbergs gaben am 15. März 1688 hiergegen ein Bittgesuch beim Rate ein, in welchem gesagt wird: „daß schon ehedessen bey dergleichen ergangenen oberherrlichen Verboten des Degentragens, dieselbe gegen unsere Gesellen nicht beharret worden, also ist solches Degentragen denen Apothekergesellen zu Frankfurt, Straßburg, Augsburg, Ulm und dergleichen Reichs- und Hansenstätten, nicht weniger zu Leipzig, allwo doch die Kauffleute keine Degen tragen dörffen und selbsten in der Kaiserl. Residenz Statt Wien, noch bis diese Stunde erlaubt und zugelassen: und zwar umso mehr, weile unsere Gesellen denen literatis gleich gehalten, und auff Universitäten immatrikulirt werden, wie denn auch viele unter ihnen die studia academica tractirt haben, selbige mehrmals bey ihren Diensten fortsetzen und wie verschiedene Exempel bezeugen, gar den gradum Doctoris erlangen. Solchen Personen nun, die Universitäten besucht haben, will die Verwehrung des Degentragens um so schmerzlicher vorkommen, weil unsere Profession auch notorie kein Handwerk, sondern eine freye Kunst ist" u. s. w. Dies Gesuch, über dessen Bescheid die Nachrichten fehlen, zeigt auch ohne letztere deutlich, daß der Stand der Apotheker im 17. Jahrhunderte in gesellschaftlicher Hinsicht, wie noch heute, eine eigenartige Zwitterstellung zwischen den Ständen der Handwerker, Künstler, Gelehrten und Kaufleute einnahm.

In dem für die Sittengeschichte des 30jährigen Krieges höchst wichtigen Werke „Wunderliche und Warhaftige Gesichte Philanders von Sittenwalt", welches 1643 zu Straßburg in dritter Auflage erschien, beleuchtet der Verfasser dieses Buches, Joh. Mich. Moscherosch aus dem Hanauischen, in seiner satirischen Weise verschiedentlich auch die Gebrechen und Untugenden des damaligen Apothekerstandes. In seiner Vision „Todtenheer" (Abbildung 42) beschreibt er die an ihm im Traume vorbeiziehenden Apotheker wie folgt: „Nach diesem folgeten eine lange Reye Apotheker Gesindlein, mit Klingelsteinen, Mörsern, Stössern, Suppositoriis, Balneis mariae, Spattlen, Spritzen etc., welche alle mit tödtlichem Geschöß und Pulffer geladen waren. Item, viel Büxen und Schachteln, da die Ueberschrifft zwar Artzney, die Büx aber das Gifft in sich hatte. Wann ich diesen Sachen in Ernst nachsinne, so befinde ich endlich und im außkehren, daß all das Geschrey und Heulen, so man der abgestorbenen wegen haben muß, sich ursprünglichen in der Apotheck und im Klingelstein, als einem rechten Todtengeleute, anhebe, und mit dem Requiem singen, und leuten der Glocken ein ende nehme.

Es sind die Apothecker der Medicorum rechte Constabler (Kunstablehr), Zeugmeister und Büchsenmeister, als welche die Wehr und Waffen den Medicis an die Hand geben. Dann alles so in einer Apotheck zu finden, daß hat eine Gleichheit und Gemeinschaft mit dem Krieg und Waffen. Die Büxen sind das rechte Geschoß und Petarden, damit die Porten des Menschlichen Lebens zerschmettert werden, daher sie dann als Büchsen ihren rechten Namen haben.

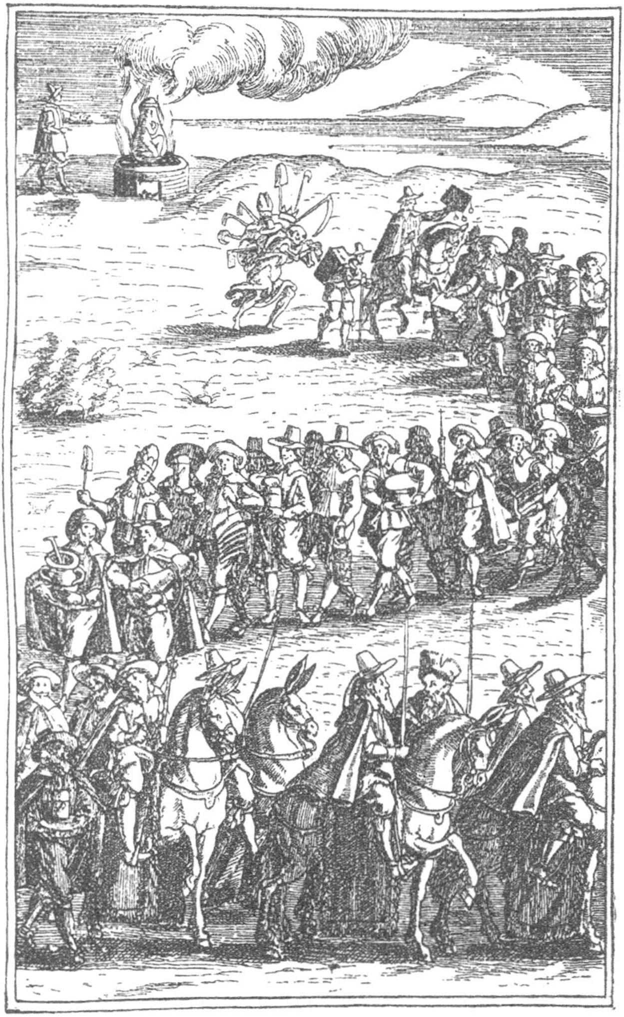

Fig. 42. Pharmazeutisches Totenheer nach einem Kupferstiche des 17. Jahrhunderts.

Die Spritzen, wann sie die Clistier losdrucken, sind den Pistolen zu vergleichen: die Pillulen den Musquetenkugeln: die Medici selbsten den Todt: die Medicamenta purgantia sind das rechte purgatorium und Fegfewer; die Barbirer, die Teufel: die Apoteck die Hölle: und der Krancke, die arme gemartelte verlohren und verdamigte Seele. Die Herren Apothecker weren meist mit Zedulen (Zetteln) behencket von wunderlichen Chinesischen, stenographischen Schriften; welche doch weder der Vitzliputzli, Tlaloc oder Tezcatlipuca zu Mexico: noch der Viracoccha, Pachacamack: oder Vlastu zu Cusco noch der Quetzaalcoale zu Chalula, noch der Tangaranga zu Chuquisaca; noch der Chiappa zu Cariba: noch der Tamaraca zu Brasilia: noch der Deumus zu Calechut, noch der Novientium der alten Elsässer, noch der Mercurius zu Speyer, noch der Sylvanus zu Augsburg, noch Irmenseul der Sachsen, noch der Natagai der Tartaren errathen können. Der Anfang solcher Zedulen war gemeiniglichen also bezeichnet: Rec: so viel gesagt als per decem, weil unter zehen Recepten eines mag helffen, oder unter zehen Krancken einer davon kommen: darumb auch das Anagramma Medici, Decimi, an decimi? soviel sagt: Meineste du wol, daß der zehende Mann entrinnen sollte? oder P † per Crucem, das ist, daß der Krancke sich muß creutzigen, martern und peinigen lassen. Daher sie dann auch den Namen haben, daß man sie Patienten nennet, weil sie es dulden und leyden müssen:

Te quoniam paritur, patiens tuus ergo vocatur:
Nam plus quam morbus torquet eum Medicus.

oder das R. so die Lateiner nennen Canis iram, daſ man sich dafür, als einen bissigen Hund, zu hüten habe: sampt einem Pfeil damit der Krancke soll erschossen werden. Darnach kommet Ana, welches Wörtlein eygentlichen von den Franzosen, und von dem bekandten Asne oder Ane, Esel. Oder vielmehr, von Ana, dem Sohn Zibeon, der in der Wüsten Maulpferde erfand, da er seines Vaters Esel hütet, herkommet: dieweil einem ehrlichen Mann umb seine Gesundheit und Leben zu bringen, man nicht mehr bedarff als eines einzigen ungeschickten Esels. Hernach kommen Drachmae, Unciae, Scrupuli, Grana, welche eine Gestalt haben als ob es Schlangen, Scorpionen, Blindschleichen weren, oder vielmehr derselben Gifft in sich hetten. Und dieses alles sind so tröstliche Sachen, die den Krancken erlaben, daß ihm die Seele möchte aus dem Leib fahren. Uberdeſt geben sie den Simplicibus und schlechten bekandten Kräutern so wunderseltzame Indianische und Türkische Namen, daß es förchterlichen zu hören, und mancher nicht unbillig meynen möchte, daß man den Teuffel damit beschweren wollte, als da sind Opoponach . Tregoricarum . Petroselinum . Herba Borith . Chamaespartion . Diaphaeniconis . Scolopendrion . Diatrionpipereon . Ophiostaphylon . Zoophthalmon etc. Welche alle doch, wenn man sie gegen der Sonnen Licht besehen sollte, vielleicht elende, schlechte Petersilie, Kornblumen, Sanickel, Creutzwurtz, Haußwurtz, Hirtzzung, Tamarißken, Holdermuß: rothe, weisse und gelbe Rüben etc. sein werden: unn tausent andere. Dann diweil sie das Sprichwort wissen: Wer dich kennet der kaufft dich nicht: so geben sie Linsen und Bohnen seltzame Nahmen, damit der Krancke, der sie sonst so thewer nicht bezahlen würde, desto ehe kauffen möge. Auch sind die Arzneyen den Patienten oft so zu wider, wegen ihres Gestancks und übelen Geschmacks daß ja die grössešte Kranckheiten aus Forcht der Marter, deß Menschen Laib selbst gern quittiren solten. Das machen die wunderseltzamen Compositiones und Mixturen und gleichwol, wil ein redlicher Gewissenhafter Simplicist nicht gar der andern Spott und Gelächter werden, so muß er je zu zeiten auch mit einem Zedelein in die Apotheck wischen, obschon er es selbst besser zu Hause praepariren köndte. Denn daher haben solche Medicinische Composita ihren rechten Nahmen: wann die doctores den Mäußdreck unter den Pfeffer durchgetrieben sich wol bezahlen lassen, und es sich fragt: Hunc tui voti compos? Ita spricht er dann; da hat er was er wil. Mir kompt hier zu Sinn, was einer von den bösen Juristen sagt: Es nehme ihn Wunder, wann zween Advocaten einander auff der Strasse begegnen, und sich ansehen, daß sie das lachen halten können. Mich solte es vielmehr wunderen von den Herren Medici: und wil sicherlich glauben, wer der Medicorum Cabalam verstehen könte, der würde erfahren, daz wo zween derselben einander auff der Straße begegneten, der eine, anstatt deß Bona dies fragen würde, Compos? der ander anstat deß Deo gratias antworten, ita. Und damit ich wieder auff den weg komme: Welche Kranckheit solte nicht erschrecken, und vor furcht aus dem Leib fahren, wenn sie an daß Mumia, Menschenfleisch, Menschenschmalz, Menschenbein, Moß aus eines gehenckten Diebes Hirnschale, Hund- Katzen- und Pferdfleisch und feiste, nnd anderes, damit man ihr gefährlichen thät nachsetzen, gedencket? Zudem wenn die Herren

Medici und Apothecker den, ihnen sonst unbekandten Stand unnd disposition eines Krancken wissen wollen, so haben sie mit Ehren zu melden, ja nichts als den Harn und Koth deß Menschen; zu welchen beyden Stücken sie, als zu Oraculis Delphicis, all ihr vertrauen setzen, und daraus de bono et malo hominis statu meistentheils judiciren. O der grausamen Inquisition, da man ohne Gewissen und Wissen daß Menschliche Leben und Seele also durch daß unnötige purgiren und Aderlassen aus dem Leibe bannet. O des schrecklichsten, unendlichen, ewigen purgatorii, da auch die Creaturen, die sonst ohne sinnen und empfindlichkeit, ohne mangel unn Kranckheit, sich müssen purgiren lassen, ich meine Küsten und Kasten, Seckel und Sack: wie einer aus irem mittel selbst in der Beicht des Gewissens bekand hat. Ut marsupio foenore, ita facultates corporis vitalis medicamentis exhauriunt, et experimenta per mortes faciunt.«

Nach dieser Schilderung der Apotheker im „Todtenheer" ist es nicht zu verwundern, daß dieselben dem Philander von Sittewelt in seinem Gesichte „Letztes Gericht" nochmals wie folgt erscheinen: „Damit ich aber meines Herrn Medici, dessen anfangs meldung geschehen, wie er vor den Richterstuel gestossen und getrieben worden, nicht gar vergesse: So ist zu wissen, daß ein Apothecker, unnd ein Barbierer, als dessen Executores, bey ihm waren. Sobald ein Teuffel, der in einer Hand die Recipe des Doctors, in der andern die Partheyen Zedel und Laus deo, adi, deß Apotheckers hielte, ihrer ansichtig worden, ruffte er mit lauter Stimme: Ihr Herren Facultatis, der meiste Theil Abgestorbener, so allhier erschienen, sind durch vermittelung dieses Doctoris, durch mithülff dieses beschissenen Apotheckers, dieses Prahlhansen deß Barbierers allhero kommen. Also daß man ihnen allein der guten Versamblung allhier zu dancken. Ein Prediger Mönch, sonst zu Straßburg, aus dem Redde mihi Domine quod debes, sehr wol bekand, wolte dem Apothecker das Wort thun, unnd gabe vor, daß derselbe den Armen sonst viel Artzneyen unnd köstliche Sachen umb Gottes willen, und ohne andere Entgeltnuß gegeben, derentwegen ihm das ewige Leben Jure retributionis et ex merito billich unnd von Rechtswegen gebühren thäte. Aber der Teuffel, so ein besserer Scholasticus war, gab dem Mönch zur Antwort, er solte sich in dieser Sach, in quo passu er bereits selbsten repulsam bekommen, ferner nicht bemühen: Denn es seye dem wie es wolle, so finde er doch in seiner Rechnung, daß der Apothecker, durch zwo Biren allein, mehr Leut getödtet habe, als in dem gantzen Böhmischen Unwesen durch das Schwerdt umbkommen weren, Alle seine Artzneyen weren verfälschet, unnd durch solche ungleiche mixturae den Leuten viel geschwinde gifftige Kranckheiten aufgewachsen, sogar, daß in Jahresfrist zwo vornehme Städte beynahe davon außgestorben. Der Herr Doctor wolte ein Hörung dessen die Sach weiters auf den Apothecker legen, mit vorwenden, seine verordnete Recept wären vortrefflich gut gewesen, wolte es mit Hippocrates, Galenus und Celsus, Avicenna, Averroes, auch einer löblichen Facultät zu Montpelliers und Padua beweisen: Der ohnverständige Apothecker aber hätte, entweders aus vorsetzlicher Boßheit, oder doch aus grober Unwissenheit (die in hoc passu keine Excusationem meritirte) den armen Leuten, quid pro quo, Opium pro Apio, Mäußdreck für Pfeffer geben, dessen er kurtzumb kein schuld haben wolte. Ward also der arme unseelige Apothecker, so wider dise des Doctors aufflagen nichts zu excipiren hatte, condemniret: der Doctor und Barbierer aber aus Genaden loßgesprochen. Welches mich auf den Doctor, deme der Apothecker vor diesem so viel Verehrungen und Schankungen gethan, nicht wenig verdrossen."

Aus dem Höllendasein der armen, im letzten Gerichte verurteilten Apotheker erzählt uns Philander von Sittewalt in seinem sechsten Gesichte „Höllenkinder": „Ich kehrete mich auff die andere Hand zur Lincken, bald sahe ich in einem weiten unendlichen Laboratorio eine große Menge Seelen, in ubermäßigen glüenden Gläsern, wie das eingemachte Confect, und mit Assa foetida und Galbano zubereitetem Geschmier liegen. Pfui, sprach ich, die Nase zuhaltend, wie stinkt es hie, wir sind gewiß nicht weit von dem Orte, da die Höllische Schluten-Geister Wohnung haben: was mag es wol seyn. Und einer von denen, so die Seelen peinigte, von Farben anzusehen bleichgelb, als ob er mit Saffran angemahlet wäre, sprach, es sind allhie diejenige welche man unter den Menschen Apothecker nennet. Diese sind die rechte unfehlbare Real Philosoph und Alchimisten, bey denen Theophrastus, Raymundus Lullius, Hermes, Geber und Avicenna noch wol in die Schul gehen mußten: Dann ob wol sie geschrieben, wie man Goldt machen sol: So haben sie es doch selbst nit machen können: hätten sie es aber gekönnet, so sind sie gleichwol in ihren Schriften so dunkel, daß heutigen Tags keiner deren Meynung und Secreta wird erforschen mögen: Aber unsere Herren Apothecker, mit einem Glas voll trüben Wassers, mit einem Knollen Bechs oder Wachs, mit einer Hand voll Mücken, Koth, Schlangen, Kröten, mit einem Karren Häw können das beste gemünzte Ungarische Goldt zuwegen bringen, ja besser als alle die, so jemahl von solcher Kunst geschrieben haben: Also daß es wahrhafftig scheint, ob umb der Apothecker willen allein, dasjenige Dictum von Gott verificiret werde, quod in verbis, herbis & lapidibus magna jacet virtus. Dann es ist kein Krautlein, so gifftig als es immer seyn mag, ihnen kan es ein merckliches Nutzen schaffen. Kein Stein ist so hart, aus dem sie nicht das beste aurum potabile extrahiren können. Und aus Worten noch das allermeiste. Dann so man fragt, ob sie das und jenes haben? ob es schon erlogen, sprechen sie doch nimmer, Nein, sondern geben alsdann einem armen Mann Dreck für Koth, welcher also nicht die Mittel, sondern die Wort bezahlen muß, welche sie theurer verkauffen als alle Biren. Uber das, so solt man sie ja nicht Apothecker, sondern Waffenschmiede nennen und ihre Läden der Medicorum Rüsthauß oder Zeughauß. Ursach, weil darine die Wehr und Waffen an die Hand gegeben werden, ja Kraut und Loth, die Elende Menschen mit unzehligen defensivis, unvermerckt, außer Zeit und Gelegenheit, anzugreiffen und zu Boden zu legen."

Der bekannte Wiener Hofprediger und Augustinermönch Ulrich Megerle, bekannt unter dem Namen Pater Abraham a Sancta Clara, giebt in seinem mit Abbildungen versehenen Werke: „Eine kurtze Beschreibung allerley Standt-Ambt und Gewerb Personen. Würzburg 1699" eine im ganzen günstige Schilderung des Apothekerstandes, wenn er demselben gelegentlich auch einige kleine Seitenhiebe austeilt. Um die eigentümliche Schreibweise dieses Paters, dessen Ausdrucksweise von Schiller in der Kapuzinerpredigt in Wallensteins Lager nachgeahmt ist, zu zeigen, mögen einige seiner Äußerungen über die Apotheker hier folgen:

„Sonst seynd die Apotheker fürwahr nicht genugsam zu loben, und wenn es möglich wäre, so sollte man dero Ruhm mit lauter auro potabili, welches sie stattlich wissen zu machen, ganz weitläufig beschreiben: so ist auch dero Wandel mehristen Theils fromm und unsträflich, darum auch wohl zu glauben, daß nicht allein der h. Aemilius, der h. Athanasius, der h. Cyrus, die h. Hildegardis, ihre Profession getrieben, sondern daß noch mehrer dergleichen zu finden sein. Doch ist eine grosse Büxe in einer und anderer Apotheken, worauf mit erkenntlichen Buchstaben stehet das Wörtl Aber. Freilich gibt es viele gute und sehr trefliche Apotheker; aber man findet doch zuweilen auch einige, die zwar viel Scrupel in der Apothecken aber wenig im Gewissen haben, sie prahlen, daß sie allerley Medicamenta bei Handen haben, benanntlich Emollientia, Resolventia, Condensantia, Aperientia, Constipantia, Attrahentia, Repercutientia, Abstergentia, Expurgantia, Attenuantia, Illinentia, Maturantia, Conglutinantia, Cientia, Expellentia, etc. Aber man findet auch bisweilen Fallentia, das ist alte verlegene Species und Wahren, welche mehr dem Patienten schädlich als nützlich sein. Es kommet aber daher, weilen sie zuweilen um schlechten Preiß einige Sachen kauffen, die schon vorher bey des Materialisten Urenkel in dem Gewölb gelegen haben, auch etwan ärger stinken, als Lazarus in dem Grab, so geschicht nicht selten, daß in einer Büxen, auf welcher Alchermes geschrieben, nur eine geschimmelte Holler-Saltzen klebet, die doch der gemeine Mann gleichwol theuer genug bezahlen muß.

So gibt es auch zuweilen einen, der sein gantzes Novitiat bey dem Mörser zugebracht, und folgsam sich auf kein Kraut verstehet, als auf das sauere, besonderist, wenn selbiges mit einem schweinenen Sattel versehen ist; wie offt geschicht, nochmals, daß sie gröbere Fehler begehen, als jene Prophetenkinder, zu Elisaei Zeiten, welche die bitteren Coloquinten für heilsame Kräuter gesammelt, und nachmals nichts, als das Mors in Olla zu hören gewest. Item, seynd wohl einige anzutreffen, die gantz gewissenlos die Artzeney zu theuer geben, und etwan eine Hand voll Heu-Blumen für 1 Reichs-Thaler versilbern: das Aber ist gar höchst-tadelhafft, wann man einem armen elenden Menschen nicht um einen Kreutzer wehrt ein Mithridat oder etwas anders umsonst gibt, ein solcher mag mir wohl ein Kolben seyn, wenn er sich auch nicht auf den Distilir-Kolben verstünde. Aber alles dieses trifft die rechtgeschaffene Apotheker nicht, die andern werden schon erfahren, was der Spiritus tartari ihnen zu seiner Zeit für Händel machen werde.“ Die Abbildung 43, ein Kupferstich von Christoph Weigel, welcher sich zur Ausschmückung der Beschreibung der Apotheker in dem Werke des Pater Abraham a Sancta Clara eingefügt findet, ist hier nur der Vollständigkeit wegen wiedergegeben. Man sieht einen Apotheker neben einem eisernen Windofen damit beschäftigt, ein Arzneimittel zu kochen. Den Apotheker bei dieser Beschäftigung auf offene Straße zu versetzen, ist wohl nur eine Willkürlichkeit des Zeichners, welche der Wirklichkeit nicht entsprach.

Zwischen den Papieren des Nürnberger Collegii pharmaceutici finden sich eine Reihe von Schriftstücken aus dem 17. Jahrhunderte, welche sich mit der Frage beschäftigen, ob auch ein Jude das Apothekergewerbe treiben dürfe. Die Veranlassung zu der Erörterung dieser Frage war folgende: In dem der Stadt Nürnberg benachbarten damaligen Marktflecken Fürth hatte sich neben der einzigen Apotheke, welche 1677 Dietrich Tauchwiez führte, schon in den dreißiger Jahren des 17. Jahrhunderts ein Jude Namens Löwe eine Winkelapotheke eingerichtet, welche von dessen Sohne fortgeführt wurde und selbstverständlich der christlichen Apotheke des Ortes eine unangenehme geschäftliche Mitbewerbung machte. Auf eine bei „Hochfürstl. Brandenburgischer Regierung zu Onolzbach" (Ansbach) eingereichte Klage um Abstellung „dessen, wessen obgedachter Löw Judt sich eigenthätig angemaßet", war zwar dem „Löwen Judten die abthuung seiner einzuführen vermeinten offizin, wie auch, daß er die darin geschaffte Materialien innerhalb kurzer benandter Zeit auf etliche Meilwegs außer hiesiger Gegendt verkaufen solle, anbefohlen wordten. Jedoch ist wenige parition darauf erfolgt, zum wenigsten aber ist sothaner befehl in keinen langen respect geblieben, sondtern hat der Löw Judt, dessen unerachtet

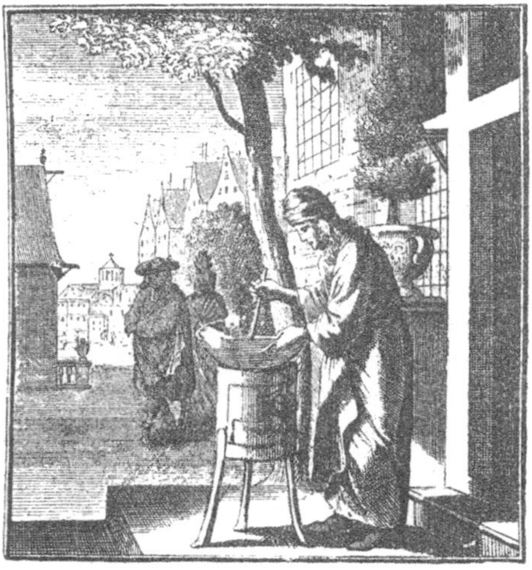

Fig. 43. Apotheker nach einem Kupferstiche vom Jahre 1699.

seine stimpelei fortgesetzt und solche auf seine Söhne nach seinem ableben verfället, sogar, daß der eine von bemelten Söhnen nicht allein die so genandte Apothecken offentlich und ohne scheue dermahlen füret und mit präparirung der arzneien und componirung der Recepta jedtermänniglichen, ungeachtet eine wolangeordnete Christen-Apothecken in vorermeltem Markt Furth befindtlich, an handten gehet, sondtern auch sich nunmehr soviel unterwindtet, daß er von seiner Religion gesindt anzunehmen und Jungen zu lehren sich nicht entblödtet, alles in das absehen, darmit die von seinen Vattern erhobenen stimpelein weiters unter die Jüdtischheit außgebreitet, und sie also auch in diesen stucken denen Christen eintrag zu thun gelegenheit haben mögen." Um dies zu verhindern, nahm sich das Nürnberger Kollegium der Apotheker der Sache an und beschloß, dieselbe dem höchsten Gerichte, dem Domkapitel zu Bamberg, zur Aburteilung vorzulegen. Um die Klage genügend zu begründen, erbat sich das Kollegium über die streitige Frage Gutachten von den medizinischen Fakultäten der Universitäten Jena und Leipzig, sowie von dem Dekanat des Augsburger Kollegiums der Ärzte. Diese Bedenken, welche noch vorliegen, sprechen sich alle dahin aus, daß es unstatthaft sei, daß ein Jude die Apothekerei betreibe. Um den unduldsamen Geist, welchen die medizinischen Kreise jener Zeit dieser Semitenfrage gegenüber beherrschte, zu zeigen, möge das Nachstehende, was einem dieser Gutachten entnommen wurde, dienen: „Halten demnach dafür, daß erwehnter Jud billich und recht in solch seinem Fürnehmen von denen Christen-Medicis solle verhindert und davon abgehalten werden, dann weil sie Salutis publicae, nempe sanitatis custodes seyn, lieget Ihnen in allweg ob, demjenigen, so Gemeiner wohlfarth in diesem stück nachtheilig seyn kan, nach Kräften sich zu opponieren und soviel an Ihnen ist, gantz abzustellen. Nun muß männiglich bekennen, daß solcher Wohlstand durch Juden-Apothecker in viel weiß und weg mercklich mag gekräncket werden. Wann wir bedencken, wie dieses von Gott verworffene judengesind ins gesamt, denen Christen, allein auß Haß gegen den, so wir für unsern Gott und Heyland halten, sie aber lästern und verfluchen, ärgste Feinde seyn, Ihnen fluchen, sie verfolgen, und mit unbarmherzigem Wucher außsaugen, haben sie, wie wir aus den Historien versichert seyn, zum öfftern sich nicht gescheuet, hin und wider die Bronnen zu vergifften, unter den Schein der Arzney manchen Christen umbs Leben zu bringen und viel unschuldige Christen-Kinder jämmerlich hinzurichten, werden sie ohne Zweifel selbige eingepflanzte Grausamkeit noch behalten haben, und wo nur die gelegenheit sich ereignet, auszuüben ihnen angelegen seyn lassen, Zumahl selbigen in ihrem Thalmut, den zehenden von denen Christen durch Arzney zu nehmen erlaubt ist, wie solches Hl. Dr. Ludov. Hörnigk in seiner Politica medica tit. 18 § 20 pag. 180 auß Anthonio Margaritha einen getaufften Juden bezeuget. Nun kan ja ein so arger Christen-Feind seinen Zweck am aller bequemsten erreichen, so ihme Arzneyen offentlich zu dispensieren erlaubet wird, als wodurch er fast unvermerckter weiß viel Christen, theils um daß Leben bringen, theils an ihrer genesung sonsten verhindern und zurückhalten kan . . . . ." „Ueber daß ist angedeuteter Flecken schon mit einer Christen-Apothecken sattsam versehen, müßte also selbiger durch Anordnung einer neuen officin, wo nicht gänzlich untergetrückt, doch zum wenigsten großen abgang und schaden der Nahrung leyden. Welches um so viel mehr zu besorgen, weil der juden schinden, wuchern und betriegen groß, und ihnen gleichsam angebohren ist, also daß sie meistentheils sich damit ernehren, und hinzubringen pflegen, sogar, daß deßhalben denen Wucherern im gemeinen Sprichwort, der name eines juden zugeeignet wird. Ja um dieser Ursach willn, in allhiesig-rühmlicher Apotheckerordnungen artic. 25. 5 neben andern Lumpengesind, auch den Juden expresse inhibirt ist, weder simplicia noch composita medicamenta heimlich oder offentlich zu verkauffen. Ueber daß auch in der Frankfurtischen Apotheckerordnung tit. 11 § 20 mit außdrücklichen Worten denen juden ganz und gar verbotten wird, einzige Arzney zu praepariren und außzugeben, mit diesem klaren Anhang: und soll hierüber, ihren vielfältigen schandlichen Betrug zu steuern, steiff und vest gehalten werden. Schließen derowegen, daß kein Christlicher Medicus mit gutem gewissen, noch ohne Verletzung seines Doctoralis Gradus einen juden Befördern, und ihme zu lieb, oder verdammlichen eigennutzens wegen, einen Christen-Apothecker unterdrücken könne. Wie dann auch auß diesen folget, daß ihn zu examiniren und seine vermeinte Apotheck zu visitiren, weder ein Christen Medicus noch Christen Apothecker, auf sich zu nehmen befuegt, weniger gehalten seyn, In deme es nemlich eine solche sache ist, die der Christlichen lieb, wohl gesezten ordnung gemeiner sicherheit und eignen guten name ê diametro entgegen stehet, welche aber viel mehr zu befördern, als zu kräncken, einem jeden rechtschaffenen Christen Medico und Apothecker von Gottes, den Kayßerl. Rechte und Ambtswegen gebühren und zustehen will. Zu mehrer Uhrkund haben wir unser Collegii Medici Insiegel hiefür gedruckt.

So geschehen in Augsburg den 30. tag Julii A. D. 1676.

Decanus Vicarius & Collegium
medicum daselbs."

Diesen antisemitischen Gutachten gegenüber, welche im Stile an die Ausdrucksweise unserer heutigen Judenverfolger erinnern, und die ein trübes Licht auf die religiöse Duldsamkeit jener Zeiten werfen, berührt es geradezu angenehm, aus den Schriftstücken dieser Streitfrage weiter zu ersehen, daß der Domprobst von Bamberg seinen Rechtssinn durch religiöse Unduldsamkeit und Rassenhaß nicht beeinflussen ließ. Nachdem nachgewiesen war, daß der jüdische Apotheker die gesetzlichen Vorbedingungen und Prüfungen zur Führung einer Apotheke erfüllt hatte, ward die Klage gegen denselben vom Domkapitel im Jahre 1677 einfach abgewiesen, denn die Juden seien in den Reichstagsabschieden ausdrücklich für Cives imperii anerkannt und seien somit auch befugt, ein Handwerk zu erlernen und zu betreiben.

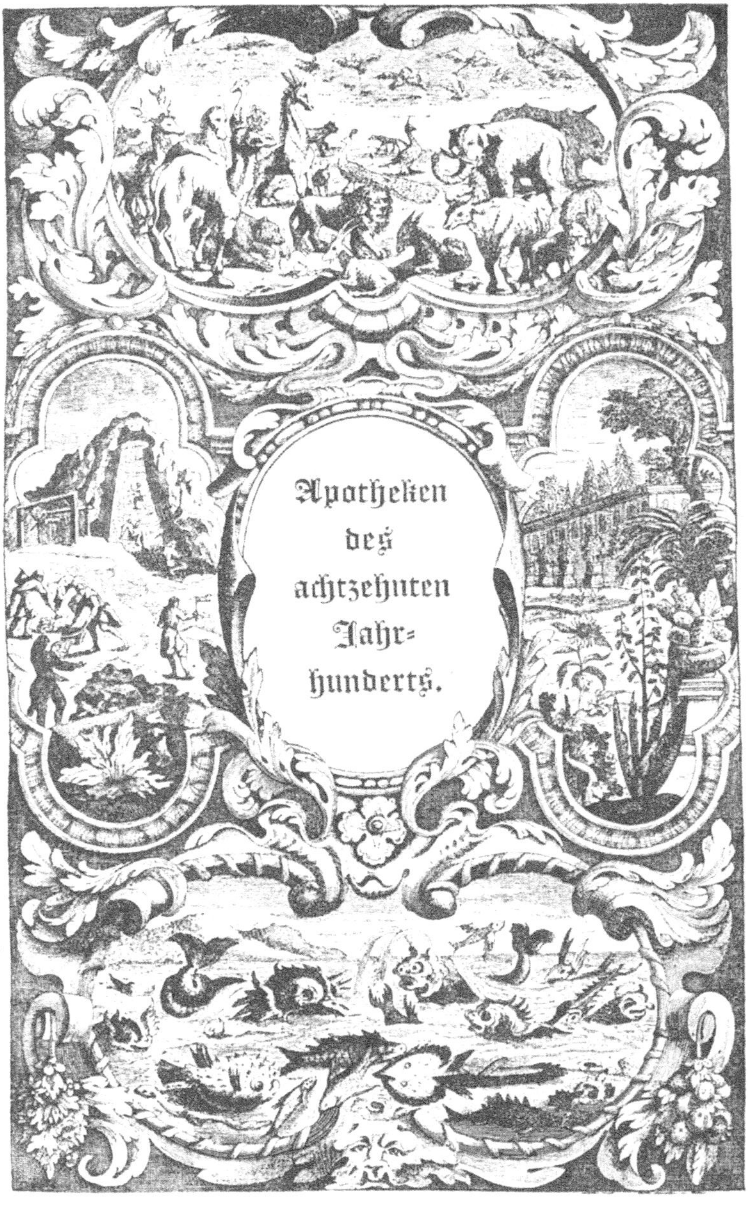

Fig. 44. Titelblatt nach einem Kupferstiche vom Jahre 1701.

„Mit Gläsern, Büchsen rings umstellt,
Mit Instrumenten vollgepfropft,
Urväter Hausrat drein gestopft —
Das ist deine Welt! das heißt eine Welt."

Goethe. (Faust.)

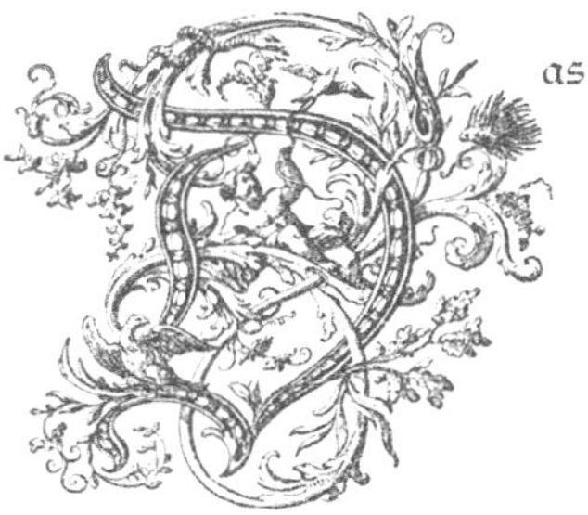

Fig. 45. Zierbuchstabe aus dem 18. Jahrhunderte.

Das diesem Aufsatze vorangesetzte Titelbild (Fig. 44) versinnbildlicht die verschiedenen Naturgebiete, welche dem Reiche des Äskulap im Laufe der Zeit zinspflichtig geworden waren. Das Bild ist dem »Lexicon pharmaceutico-chymicum« von J. C. Sommerhoff, Nürnberg 1701, entnommen und von Johannes Laurentius Höning in Nürnberg gestochen. Es verrät schon durch verschiedene Verschnörkelungen in der Zeichnung, daß es aus einem Jahrhunderte stammt, in welchem der Renaissancestil völlig entartet war, und dem die Rokokozeit nicht ganz fern lag. Der Verfasser des Lexikons, von welchem die Fig 46 eine Abbildung liefert, trägt an seiner bereits zu ziemlichen Ausdehnungen herangewachsenen Perücke zwar noch nicht jenes geschwänzte Anhängsel, welches der Zopfzeit den Namen gab, indessen dürfte er doch noch jene Tage miterlebt haben, in denen König Friedrich I. den Zopf selbst bei den Soldaten der preußischen Armee als allgemeine Tracht einführte. Johann Christoph Sommerhoff, Apotheker zum Engel in Neu-Hanau, war, wie aus der Unterschrift unter dem von J. D. Welker gezeichneten und von A. Bauer gestochenen Bilde hervorgeht, 1701, bei der Anfertigung dieses, 57 Jahre alt, also 1644 geboren. Zur eigenen Verherrlichung hat er vor seinem Buche von verschiedenen Freunden Gedichte abdrucken lassen, in denen die Zusammenstellung seines pharmazeutischen Lexikons als höchste Leistung anerkannt wird. So singt z. B. sein Freund Johann Rudolph Henrici, Apotheker zu Frankfurt am Main:

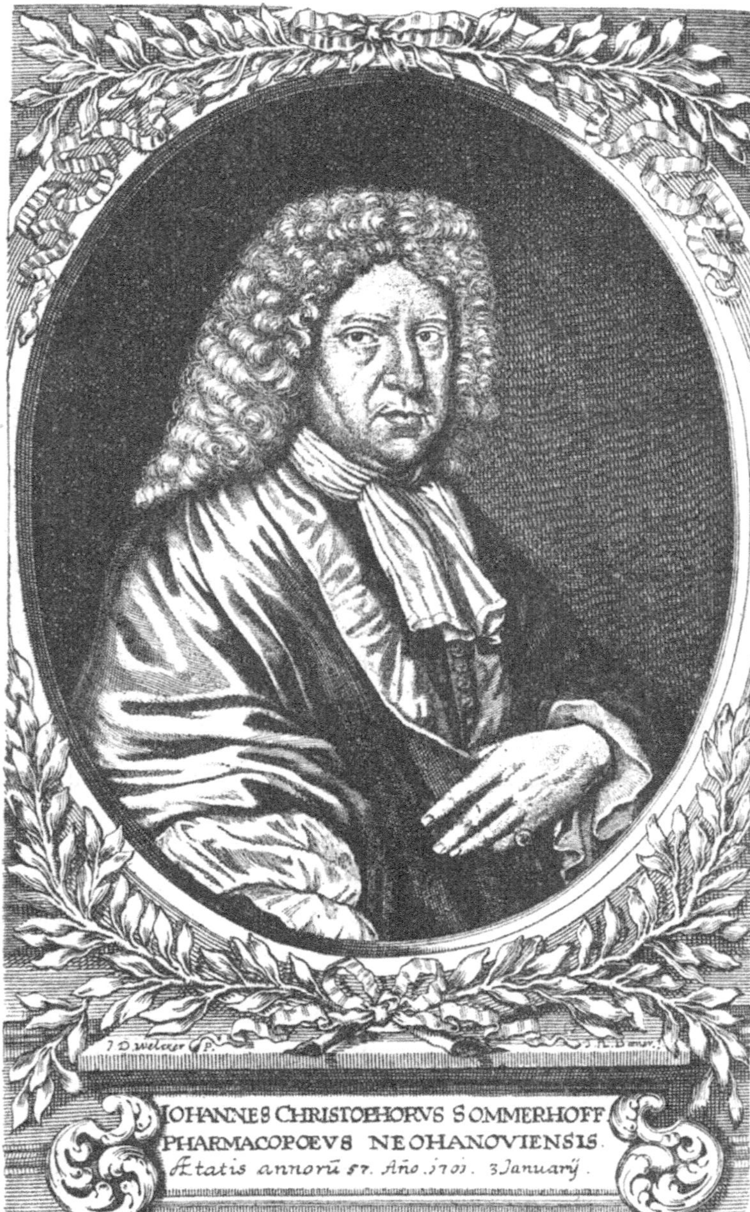
I. D. Welcker P.
IOHANNES CHRISTOPHORVS SOMMERHOFF,
PHARMACOPOEVS NEOHANOVIENSIS.
Ætatis annorũ 57. Ãno 1701. 3 Januarij.

Fig. 46.

. . . „Wo des Richters — Schluß ergieng,
Daß der verdammte alle Pein solt haben:
Unnöthig daß man Ihn in Fessel zwing
Und hinthu stetig rohes Ertz zu graben;
Man leg Ihm auf ein Lexikon zu schreiben
Schon alle Strafen trägt, wer diß muß treiben.

Daß mag man auch mit gutem Fug und Recht
Mein werther Freund von dieser Arbeit sagen.
Der ist verwirrt, so solche hält für schlecht,
Und die noch wäre leichtlich zu ertragen.
Daher muß deren Nahm auch Ewig grünen,
Die sich umb junge Leuth so wohl verdienen."

Zur Erleichterung der Arbeit, welche Sommerhoff durch die Verfassung seines Lexikons hatte, konnte derselbe übrigens schon eine Reihe älterer pharmazeutischer Wörterbücher mit benutzen. Erwähnt werden in der Vorrede als derartige Hilfsbücher die medizinischen Lexika von Castellus, Bruno, Blancardus. Außerdem an speziell pharmazeutisch-chemischen Wörterbüchern das »Onomasticum« von Brunfels 1543, die »Appelationes Quadrupedum, Insectorum, Volucrum, Piscium, Frugum etc.« von Peucerus 1551, das »Vocabularium Chymicum« von Libavius 1595, das »Lexicon chymicum« von Johnsonus 1652, das »Lexicon chymico-pharmaceuticum« von Müller 1661. Trotz dieser schon vorhandenen Werke konnte das Verdienst des Sommerhoff einen Zeitgenossen desselben so begeistern, daß er sagt:

„Seine Müh und Fleiß bleibt gleich dem Golde stehen,
Nicht eher soll Sein Ruhm, als mit der Sonn vergehen!"

Um zur Verwirklichung dieses kühnen Wunsches etwas mit beizutragen, ist die Abbildung Sommerhoffs zur gleichzeitigen würdigen Vertretung der Apotheker des 18. Jahrhunderts hier mit aufgenommen worden.

Die Abbildung 47 ist eine Nachbildung eines im germanischen Museum befindlichen Kupferstiches, welcher uns die Hofapotheke zu Rastatt zeigt. Wie die lateinische Unterschrift unter der Abbildung sagt, ward dies Bild vom Apotheker Joh. Leonhard Kelner zu Nürnberg seinem allergnädigsten Herrn, dem Oberbefehlshaber der Reichsarmee, Ludwig Wilhelm, Markgrafen von Baden und Hochberg,

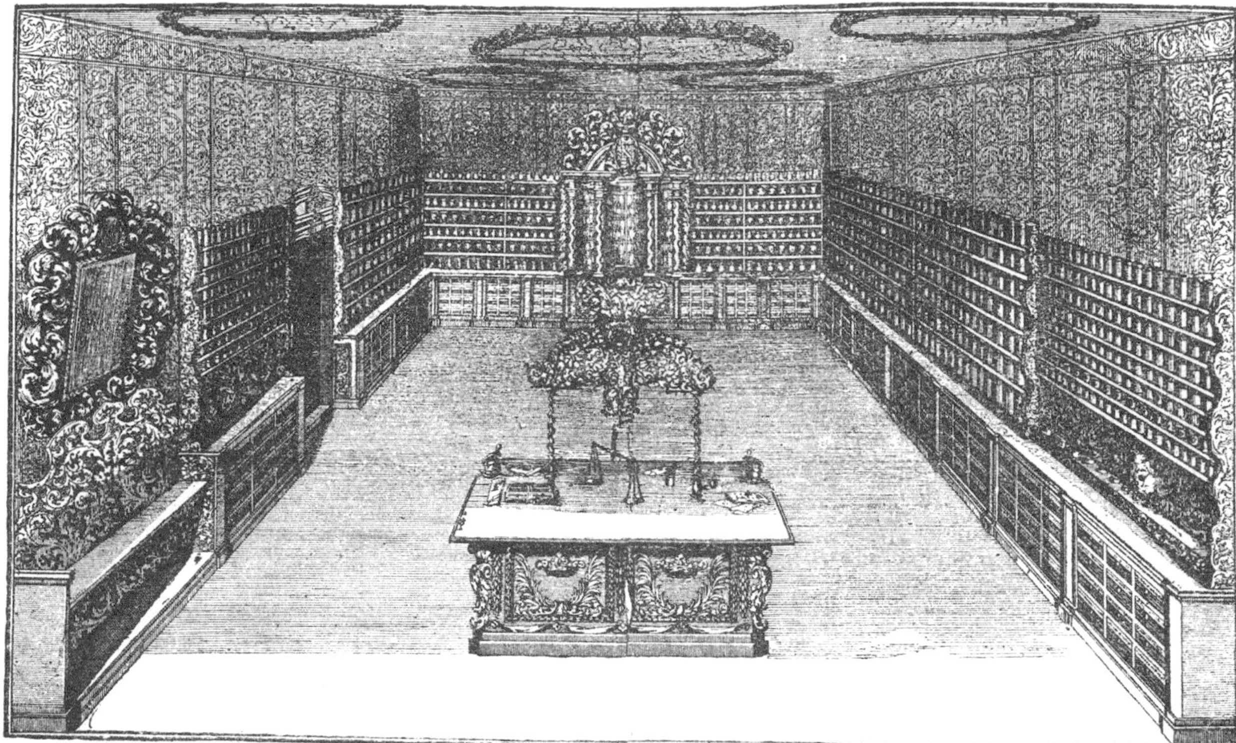

Fig. 47. Hofapotheke zu Rastatt nach einem Kupferstiche aus der Zeit um 1700.

gewidmet. Da, wie aus den Aufzeichnungen des Nürnberger Apothekerkollegiums ersichtlich ist, Kelner 1697 durch Kauf der Apotheke zur goldenen Kanne Apotheker zu Nürnberg ward und Markgraf Ludwig Wilhelm bereits 1707 zu Rastatt verstarb, so stammt die Abbildung entweder aus den letzten drei Jahren des 17. oder den ersten sieben Jahren des 18. Jahrhunderts. Wenn der Apotheker Joh. Leonh. Kelner in der Widmung den Markgrafen Ludwig Wilhelm als seinen allergnädigsten Herrn bezeichnet, so ist dies wohl nicht nur als Ausdruck gewöhnlicher Unterthanenergebenheit anzusehen, sondern wahrscheinlich hat Kelner als Feldapotheker unter Markgraf Ludwig Wilhelm gedient. Für diese Ansicht spricht nämlich, daß sich in der jetzt noch bestehenden Kannenapotheke, von welcher Kelner vor beinahe 200 Jahren Besitzer war, eine Feldapotheke in Schrankform aus dem 17. Jahrhunderte erhalten hat, welche von dem jetzigen Herrn Besitzer der Kannenapotheke vor kurzem dem germanischen Museum gütigst überlassen worden ist. Mit dieser Feldapotheke dürfte der Apotheker Kelner den Markgrafen Ludwig Wilhelm, wol mit den fränkischen Hilfstruppen, auf seinem Feldzuge gegen die Türken, bei dem Entsatze Wiens, den Siegen bei Nissa und Salankemen begleitet haben.

Die Abbildung Fig. 48, deren Urbild sich ebenfalls im germanischen Museum befindet, wird in der Unterschrift als die Dietrichsche Apotheke, welche sich unter dem Zeichen des goldenen Sterns in der Bindergasse zu Nürnberg befindet, bezeichnet. Unter dem Kupferstiche ist P. Decker als Zeichner, C. Weigel als Herausgeber, H. Bölmann als Kupferstecher genannt. Da nach dem noch vorhandenen Kaufbriefe Wolfgang Friedrich Dietrich die damals in der Johann Paul Fetzern und Junker Georg Hieronymus Petzen zugehörigen Behausung befindliche Apotheke zum goldenen Stern von Matthias Röser ohne Haus am 23. April 1705 für 12000 Gulden erkaufte und nach Doppelmayr der Architekturmaler Paul Decker bereits 1713, C. Weigel 1725 verstorben ist, so stammt die Abbildung aus der Zeit zwischen den Jahren 1705 bis 1713. Dieselbe stellt also nicht — wie man wegen der Ähnlichkeit der Räumlichkeit geneigt ist anzunehmen — die heutige Sternapotheke vor; denn dieselbe ward erst von Dietrich in die jetzige, laut Kaufbrief vom 27. Oktober 1728 für 3500 Gulden erkaufte Behausung verlegt.

Bei der Verlegung der Apotheke aus dem alten Gebäude in das neu erkaufte Haus scheinen die Geschäftsgegenstände mit hinübergenommen zu sein; denn viele der auf dem Kupferstiche abgebildeten Gefäße und Einrichtungsgegenstände sind in der jetzigen Sternapotheke erhalten geblieben. So sind z. B. die mit dem Zeichen des Sterns versehenen Standgefäße zum großen Theile noch vor-

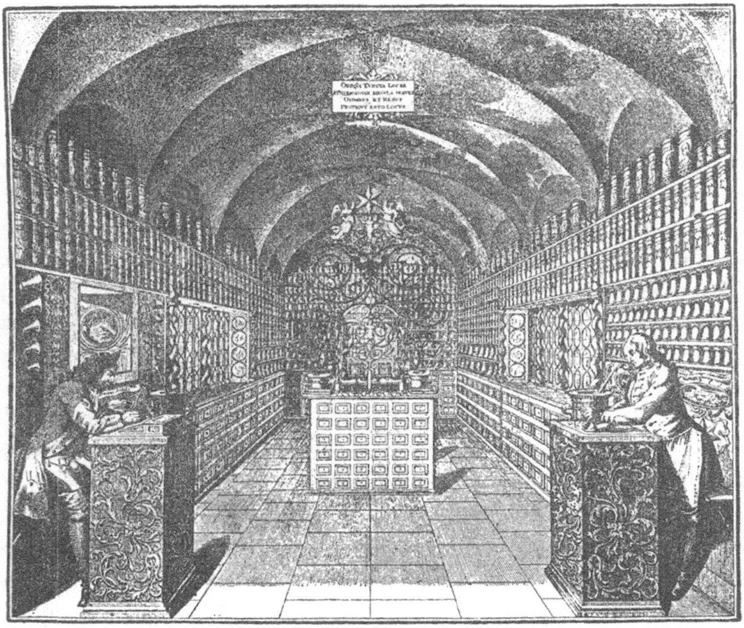

Fig. 48. Sternapotheke zu Nürnberg nach einem Kupferstiche aus der Zeit um 1710.

handen. Die Holzbüchsen ähneln ganz den modernen. Die meisten Standgefäße für Flüssigkeiten haben indessen, statt der jetzt üblichen eingeschliffenen Glasstöpsel, meistens Zinndeckel mit auf dem Glashalse luftdicht schließendem Schraubengange. Die Abbildung 49 zeigt uns ein derzeitiges Arzneiglasgefäß, welches aus der im Besitze der Königl. Hofapotheke zu Dresden befindlichen Reiseapotheke des Polenkönigs August des Starken stammt. Wolff beschreibt die Gefäße derselben[1]): „sie hatten eine viereckige Form und faßten ungefähr 1/4 l Flüssigkeit; oben waren dieselben mit einem breiten Goldrande verziert. Auf jeder Flasche war die Etiquette unter dem 7 cm hohen polnischen, verbunden mit dem kurfürstlich sächsischen Wappen mit Emaillemalerei angebracht, auf welchem sich die Jahreszahl 1719 befand."

Der wesentlichste Unterschied im Aussehen der Apotheken aus der ersten Hälfte des 18. Jahrhunderts und der heutigen wird bei ersteren durch das Fehlen der jetzt in den Apotheken so vorherrschenden weißen Porzellangefäße verursacht. Wenn man die durch Malerei so reich verzierten Majolikatöpfe, die teilweise italienisches Erzeugnis vom Beginne des 16. Jahrhunderts sind und teilweise der Zeit der Apothekeneinrichtung angehören, und die Gläser mit bunt aufgemalten Namen und Schildern aus jener Zeit, mit den jetzt dafür üblichen, nüchternen weißen Porzellangefäßen vergleicht, so darf man wohl behaupten, daß die pharmazeutischen Geschäftsräume in der Majolikazeit nach der Richtung hin einen prächtigeren und malerischeren Eindruck gemacht haben. Joh. Friedr. Böttcher aus Schleiz, welcher durch die Entdeckung der Porzellanmacherkunst die Majolikagefäße mehr aus dem

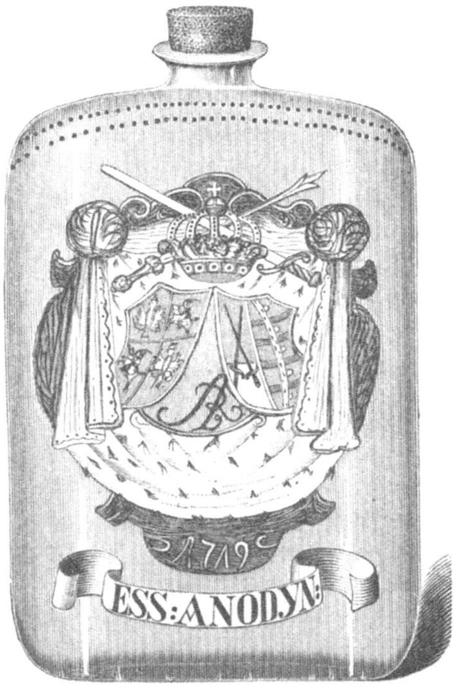

Fig. 49. Standgefäß aus der Reiseapotheke des Polenkönigs August des Starken.

[1]) Pharmaz. Zeitung XXXIV, Jahrg. Nr. 65, Seite 492.

Gebrauch brachte, hat übrigens seine erste chemische Ausbildung bekanntlich im pharmazeutischen Laboratorium erhalten. Im Jahre 1701 befand er sich nämlich als Lehrling in der Zorn'schen Apotheke zu Berlin. Da der Apotheker Zorn sich mit Alchemie beschäftigte, so bot sich für seinen Lehrling leicht die Gelegenheit, sich ebenfalls mit dieser Kunst zu befreunden. Alsbald machte Böttcher — wie es heißt, durch Hilfe eines geheimnisvollen Unbekannten — selbst schon so geschickte alchemistische Versuche und Arbeiten, daß er in den Ruf kam, Gold machen zu können. Dies Gerücht gelangte auch zu König Friedrich I. von Preußen, der daraufhin Befehl gab, sich Böttchers zu bemächtigen. Rechtzeitig gewarnt, ergriff dieser die Flucht, und obgleich er schon von einer preußischen Militärabteilung verfolgt wurde, entkam er glücklich nach Wittenberg in Sachsen. Die preußische Regierung verlangte zwar die Herausgabe Böttchers, indessen dieser Aufforderung ward von dem sächsischen Staate nicht Folge geleistet. Da man eine Überrumpelung Wittenbergs durch die Preußen befürchtete, so ward der Flüchtling zu größerer Sicherheit nach Dresden geführt. Durch die von ihm angestellten Versuche brachte er hier auch den Kurfürsten von Sachsen zu der Meinung, daß er die Goldmacherkunst verstehe. Dieser verlangte von ihm die Mitteilung des Geheimnisses und ließ ihn, als er sich weigerte und Fluchtversuche plante, als Gefangenen auf den Königstein bringen. Von seinen Wächtern gedrängt, machte der Alchemist nun mancherlei Versuche, um den Stein der Weisen zu finden, und entdeckte hierbei zufällig 1704 das braune Jaspis-Porzellan und 1709 das weiße Porzellan. Letzteres wurde unter Böttchers Leitung seit 1710 auf der Albrechtsburg zu Meißen im Großen hergestellt, hatte indessen in den ersten Jahrzehnten einen so hohen Wert, daß es in der ersten Hälfte des 18. Jahrhunderts wol noch nirgends zu Apothekenstandgefäßen benützt sein dürfte, was gegen den Schluß indessen allgemein wurde, so daß damals die weißen Gefäße und Büchsen aufkamen. Wer porzellanene nicht erschwingen konnte, kaufte solche von weißer Fayence, die damals als Ersatz des Porzellans allenthalben weiß gefertigt wurde.

Die Abbildung 50, zu deren Anfertigung eine Photographie der Jetztzeit als Vorlage benutzt wurde, zeigt das Innere der Apotheke zu Klattau in Böhmen. Der jetzige Besitzer dieser Apotheke, der mir in freundlicher Weise die Photographie zur Nachbildung zur Verfügung stellte, giebt über die Vergangenheit der Apotheke folgende nähere Auskunft: „Diese meine Apotheke befindet sich seit dem Jahre 1810 — wo die Jesuiten aufgehoben wurden — in Privathänden. Die Einrichtung datiert, nach der in der Apotheke eingeschnittenen Jahreszahl, vom Jahre 1733 und wurde von den

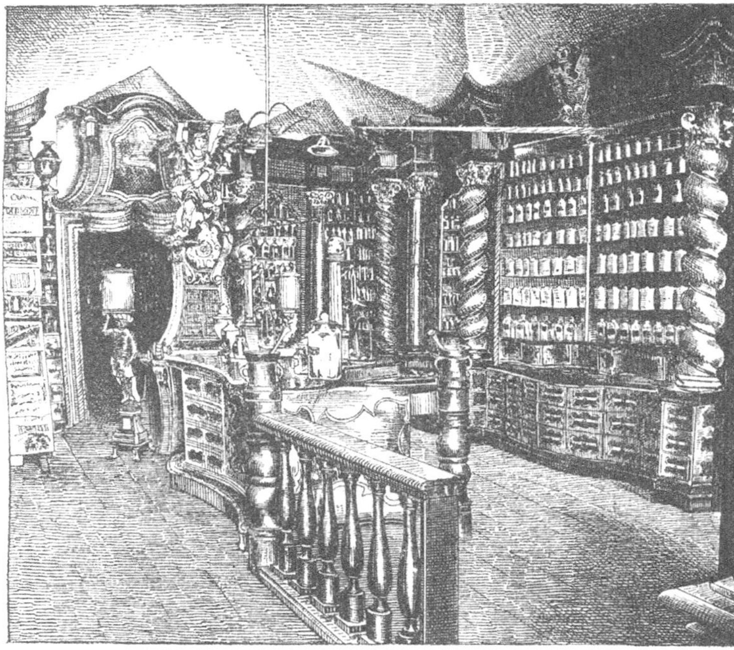

Fig. 50. Apotheke zu Klattau nach einer Photographie.

Jesuiten — die ihre eigenen verschiedenen Gewerbsleute und Künstler zur Verfügung hatten — in demselben Stile, wie überhaupt ihre Kirchen, hergestellt." Wie auf dem Bilde ersichtlich ist, fehlen an der zierlichen Holzeinrichtung noch völlig jene dem Rokokostile eigentümlichen, muschelartigen Verschnörkelungen. Bei einer Einreihung in eines der Kunstsysteme würden wir die Einrichtung, wie die der beiden vorhergehenden Apothekenabbildungen, noch dem Zopfstile zuzurechnen haben. In Figur 51 erblicken wir die Abbildung der im Kunstgewerbemuseum zu Dresden befindlichen Feldapotheke Friedrich des Großen, welche angeblich im Jahre 1758 in der Schlacht bei Hochkirch mit anderem Kriegsmaterial dem Sieger in die Hände gefallen ist. Eine Beschreibung davon giebt Wolff in der pharmazeutischen Zeitung[1]), in der es heißt: „Das aus hartem Holze zierlich

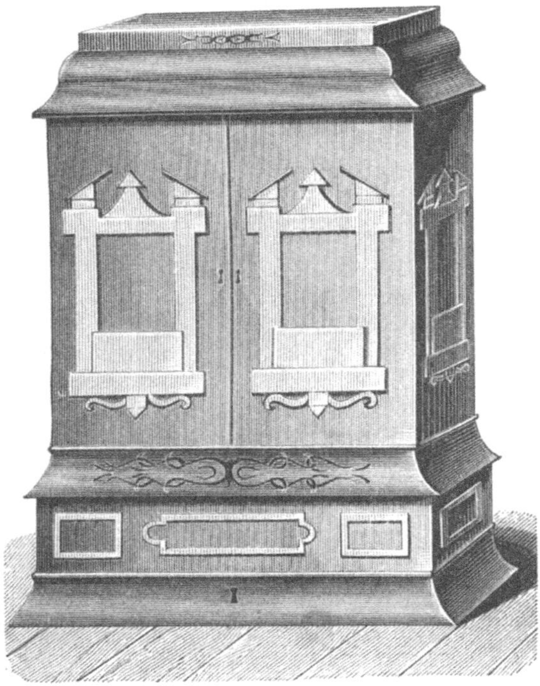

Fig. 51. Feldapotheke Friedrich des Großen.

gearbeitete Schränkchen ist mit Messingverzierung versehen und ähnelt seiner eleganten Arbeit halber mehr einem Schmuckkasten als einer Feld- oder Reiseapotheke. Dasselbe hat eine Höhe von 65 cm und eine Breite von 42 cm. Der durch eine Thür verschlossene Schrank enthält Schubkästen und Fächer, außerdem ist der obere

[1]) XXXIV. Jahrg., Bd. 65, Seite 492.

Teil des Schrankes als Deckel aufzuschlagen. Die Schubkästen sind behufs Einsetzung von Gläsern in Fächer geteilt. Von den Gefäßen fehlen aber viele, und manches Fach ist leer. Die Gläser sind viereckig, grünlichweiß und mit gewöhnlichem Papier zugebunden, auf welchem der Name des Inhalts mit unschöner und häufig unleserlicher Schrift verzeichnet ist; eine Etiquette, an das Glas geklebt, oder eine solche, auf das Glas gemalt, ist nicht vorhanden."

Die Figur 52 ist die Nachbildung eines Kupferstiches aus dem Lehrbuche der Apothekerkunst von Karl Gottfried Hagen, Königsberg & Leipzig 1778, und giebt eine bildliche Darstellung von dem

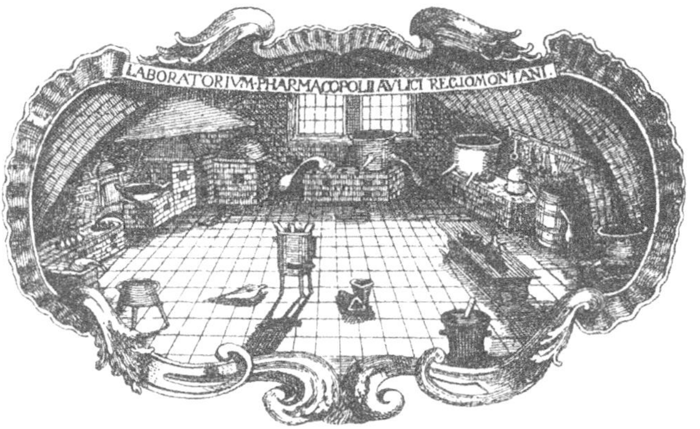

Fig. 52. Laboratorium der Hofapotheke zu Königsberg nach einem Kupferstiche vom Jahre 1778.

damaligen Laboratorium der Königl. Hofapotheke zu Königsberg. In dem gewölbten Arbeitsraume machen sich hauptsächlich die Feuerherde mit verschiedenen Destilliergeräten bemerkbar, die sich in den Formen denen der heutigen Gerätschaften schon mehr nähern. Der Verfasser des Buches, welchem die Abbildung entnommen ist, Karl Gottfried Hagen, welcher von 1749—1829 lebte, stand nicht nur der Hofapotheke in Königsberg vor, sondern war gleichzeitig auch Professor der Physik und Chemie an der dortigen Universität. Außer dem Lehrbuche der Apothekerkunst, welches eine weite Verbreitung fand und acht Auflagen erlebte, gab derselbe noch zwei andere Werke: „Grundriß der Experimentalchymie" und „Grundsätze der

Chemie durch Versuche erläutert", heraus. Durch diese Werke übte Hagen einen bedeutenden Einfluß auf den Bildungsgrad der Apotheker des 18. Jahrhunderts. Die in diesen Büchern reichlich niedergelegten chemisch-pharmazeutischen Erfahrungen dürften vom Verfasser wohl zum größten Teile in diesem abgebildeten Laboratorium durch eigene Anschauung erworben sein.

Die Apotheken des 18. Jahrhunderts waren ebensowenig wie heutzutage, obgleich der hohe Nutzen der Apotheker schon damals sprichwörtlich geworden war, die Goldgruben, für die man sie hielt. Sehr erschwert ward den Apothekern der Kampf ums Dasein durch gesetzliche und ungesetzliche Mitbewerbung, welche ihnen nicht weniger als in unserer Zeit von Geheimmittelhändlern, Materialisten, Gewürzkrämern, Kräuterweibern, Wasserbrennern u. s. w. im Handel mit Arzneiwaren gemacht wurde. Recht ersichtlich ist dies aus den Schriftstücken, welche sich im Archiv des alten Nürnberger Apothekerkollegiums befinden; denn dieselben bestehen zum größten Teile aus Klageschriften der Apotheker und Gegenschriften von deren unliebsamen Geschäftspfuschern. In den Jahren 1750 bis 1758 wandte sich das Nürnberger Apothekerkollegium, um sich von diesem Mißstande so viel als möglich zu befreien, an den kaiserlichen Reichshofrat zu Wien. Dieser stimmte ihrer Beschwerde zwar zu und verurteilte ihre Gegner; indessen kam es nicht zur Durchführung des Urteils. Der Apotheker Paul Kanut Leinker, welcher damals der vorstehende Älteste des Apothekerkollegiums war, schreibt über diesen Gegenstand in den Jahrbüchern des Apothekerkollegiums bei Niederlegung der Vorstandsgeschäfte wie folgt: „Bey Besorgung des Collegii pharmaceutici Angelegenheiten in Ausrottung derer Stümpeleyen habe ich mir zwar, meiner Schuldigkeit und Obliegenheit gemäß, alle ersinnliche Mühe gegeben, wie es die unter meinem Seniorat erwachsene Acta von selbsten ausweisen, allein es blieb doch allezeit ein Augiae Stabulum, worinn man nicht fertig werden konnte, und wenn man der Stümpeley als einer wahren Hydrae Lerneae einen Kopf gleich abschlug, so ragten doch immer mehrere wieder hervor, mit denen man wiederum zu streiten hatte."

Teilweise machten sich die Apotheker untereinander durch falsches Geschäftsverfahren selbst das Leben sauer. So war im 18. Jahrhunderte die mißbräuchliche Gewohnheit der Apotheker, an Ärzte und Kunden Neujahrsgeschenke zu senden, derartig zum Übelstand geworden, daß die Regierungen es für nötig hielten, dagegen einzuschreiten. So bringt z. B. die Anspacher Intelligenz-Zeitung, Nr. 47, Mittwoch, den 23. November 1796, folgende Annonce: „Da man nöthig gefunden hat, die bishero üblich gewesene Neujahrs-Geschenke der Apotheker, an Ärzte und Kranke, als eine zweckwidrige, zu vielen Mißbräuchen Anlaß gebende Gewohnheit abzuschaffen, und zu dem Ende allen Apothekern des hiesigen Fürstenthums die fernere Abreichung gedachter Geschenke an Ärzte und Kranke geschärftest zu untersagen: so wird diese Verfügung zu jedermanns Nachricht hierdurch bekannt gemacht. Anspach, den 16. Nov. 1796. Königl. Preuß. Kriegs- und Domainenkammer."

Auf dieser Verordnung fußend, vereinigten sich in demselben Jahre auch die Apotheker Nürnbergs, um die üblichen Neujahrsgeschenke, welche in Konfekt, Wein und Gewürzen bestanden, abzuschaffen. Um diesen Beschluß ihrer verehrlichen Kundschaft begründend mitzuteilen, verfaßte das Apothekerkollegium in Nürnberg eine besondere Denkschrift: „die bisher gewöhnlichen Neujahrs-Geschenke betreffend", in welcher die Geldlage des pharmazeutischen Standes wenig glänzend geschildert wird. Auch über die Preise, zu welchen die Apotheken in damaliger Zeit verkauft wurden, wird darin, wie folgt, Erwähnung gethan: „Eine allgemein bekannte Sache ist es, daß, um in Nürnberg, Anspach, Erlangen, Fürth, Bayreuth Apotheker zu seyn, ein Fond-Kapital von 12000 fl. am geringsten bis zu 24 tausend Gulden und darüber, in einer der Haupt-Städte erforderlich ist. — — Hiebey entstehet nun doch wohl die ganz einfache natürliche Frage, was beträgt nun der jährliche Debit? Nicht baare Einnahme allein ist hier zu verstehen, sondern überhaupt der Debit, das heißt, der ganze jährliche Verschleiß an Medikamenten, sowohl der Handverkauf, als auch die bezahlten und unbezahlten Recepte, — kurz, alles und jedes, was zum jährlichen Verschleiß gehöret. — Was beträgt wohl der jährliche Debit bey einer Kapital-Summe von 12 bis 24 tausend Gulden? — Hierauf können Vier aus unserm Kollegium auftretten, und auf Ehre und Gewissen, mit dem dazu kommenden Beweiß ihrer Bücher, versichern: bey einem hiesigen Fond-Kapital von 16 bis 20000 fl., wozu wenigstens zwei Personen, ein Subject und ein Auslaufer, unumgänglich nothwendig sind, ist unser Debit zwischen 2500 bis 3000 fl., worunter, — ein Jahr ins Andere gerechnet, — wenigstens 4 bis 500 fl. schlechte oder ganz verlohrene Schulden zu rechnen sind."

Wir sehen daraus, daß damals die Apotheken zu denselben Preisen wie heute, nämlich zu dem sechs- bis siebenfachen des Jahresumsatzes, verkauft zu werden pflegten. Der Wert der Apotheken ist seit 100 Jahren mit dem Umsatze ganz gleichmäßig in die Höhe gegangen, was eine natürliche Folge der allgemeinen Geldentwertung ist. Die in pharmazeutischen Kreisen jetzt üblichen Klagen über ein fortwährendes Steigen der Apothekerpreise sind jedenfalls nicht unbedingt begründet.

Wenn die Apotheker des 18. Jahrhunderts sich auch noch mehr als in den vorhergehenden Jahrhunderten bemühten, ihrem Stande durch fleißige Benützung lateinischer Ausdrücke ein recht wissenschaftliches Mäntelchen umzuhängen, und so z. B. die früheren „Lehrjungen" allgemein jetzt »Discipuli«, ihre „Gesellen" nunmehr nur »Subjecti« nannten, so war ihre Ausbildung meistens doch noch immer keine akademische, sondern eine ganz handwerksmäßige. Es wurden, dieser entsprechend, von dem Apotheker des 18. Jahrhunderts gesetzlich auch nur soweit naturwissenschaftliche Kenntnisse verlangt, als die Ausübung ihres Berufes sie ihnen gelegentlich lehrte. So schreibt z. B. der berühmte Arzt Friedr. Hoffmann, welcher von 1694 bis 1743 als Professor in Halle lebte, in seinem „Politischer medicus", um die von dem Apotheker zu verlangenden chemischen Kenntnisse zu kennzeichnen: „Dem Apotheker soll bekannt seyn, daß ein Acidum mit einem Alkali ebullieret; aber es ist schon genug, wenn er nur den Effekt weiß, obschon er die Ursache davon nicht sagen kann." Danach scheint Hoffmann keine große Meinung von dem theoretischen Wissen seiner zeitgenössischen Apotheker gehabt zu haben.

So wenig schmeichelhaft die Ansicht Hoffmanns über den Apothekerstand seiner Zeit für diesen auch ist, so scheint dieselbe doch im allgemeinen richtig gewesen zu sein; denn auch der gelehrte Apotheker Bartholomäus Trommsdorf in Erfurt, welcher von 1770 bis 1837 lebte, schildert den Standpunkt der Pharmazie des

18. Jahrhunderts in ähnlicher Weise. Er sagt von den Jahren, welche er als Apothekergehilfe verlebte: „Nur selten fand ich Männer, die meinem Ideale sich näherten; desto mehr aber stieß ich auf Mängel und Gebrechen. Selten fand ich, daß der Apotheker das war, was er sein sollte, ja selten sogar fand ich eine richtige Beurteilung des Standes der Apotheker. Fast allgemein betrachtete man die Pharmazie als ein Handwerk, ihre Bearbeiter als Handwerksleute, und es schmerzte mich um so tiefer, je fester ich mich überzeugt hatte, daß die Pharmazie als ein Zweig der Naturkunde auch auf die Würde, die den Bearbeitern der letzteren zugestanden wird, Anspruch machen könne.“ „Aber wie wenige Apotheker erkannten damals ihren Beruf! wie wenige waren von der Wichtigkeit desselben ganz durchdrungen! daher überall Schlendrian, grobe Empirie und Unwissenheit.“ Diese traurige Erkenntnis veranlaßte Trommsdorf — wie er selbst mitteilte — zu dem rühmlichen Entschlusse, seine Kräfte nach Möglichkeit zur Förderung der wissenschaftlichen Entwickelung der Pharmazie einsetzen zu wollen. Zur Verwirklichung dieses Vorsatzes gründete er 1794 eine eigene pharmazeutische Zeitschrift und 1795 eine chemisch-pharmazeutische Schule, welche bis dahin noch ganz in Deutschland fehlte und um so mehr ein Bedürfnis war, da nur wenige Universitäten chemische Laboratorien hatten, und diese zum Erlernen der Pharmazie noch nicht recht geeignet ausgerüstet waren.

Die Unterrichtsgegenstände dieser ersten pharmazeutischen Anstalt waren: Logik, Mathematik, Physik, Botanik, Zoologie, Mineralogie, Chemie und Pharmazie. Es wurde also Gelegenheit zur Erlernung aller jener Fächer des pharmazeutischen Wissens, welche der Apotheker der Jetztzeit auf den Universitäten zu studieren pflegt, geboten. Der Pharmazie war somit 1795 durch Errichtung dieser pharmazeutischen Anstalt von Trommsdorf der alte Handwerkskittel ausgezogen und dafür der wissenschaftliche Talar angelegt.

Viele Apotheker des 18. Jahrhunderts erhoben sich mit ihrer naturwissenschaftlichen Bildung natürlich schon über die gewöhnliche Höhe des damaligen pharmazeutischen Handwerks. Als Beweis hiefür erinnere ich nur an die in jener Zeit lebenden Männer, wie Ehrhart, Funk, Hudson, Geoffroy, Marggraf, Andreä, Wiegleb, Scheele, Sertürner u. s. w., welche sämtlich dem Apothekerstande angehörten und in den Geschichten der Botanik und Chemie stets unvergessen bleiben werden.

Die verschiedentlich aufgeworfene Frage, ob diese Unsterblichkeit von ihnen erworben wurde, weil — oder obgleich sie Apotheker waren, ist wol nicht völlig zu Gunsten der Pharmazie zu beantworten.

Destilliergeräte der Vorzeit.

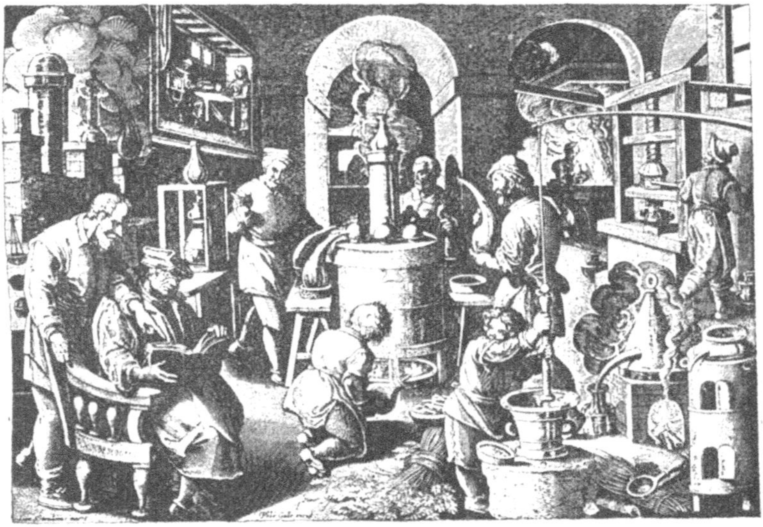

DISTILLATIO.
In igne succus omnium, arte, corporum Vigens fit vnda, limpida et potissima.

Fig. 53. Die Destillierkunst nach einem Kupferstiche aus der Zeit um 1570.

„Verflüchtigt wird es und unsichtbar,
Eilt hinauf, wo erst sein Anfang war.
Und so kommt wieder zur Erde herab,
Dem die Erde den Ursprung gab.
Gleicherweise sind wir auch gezüchtigt,
Einmal gefestet, einmal verflüchtigt."

Goethe. (Sprüche in Reimen.)

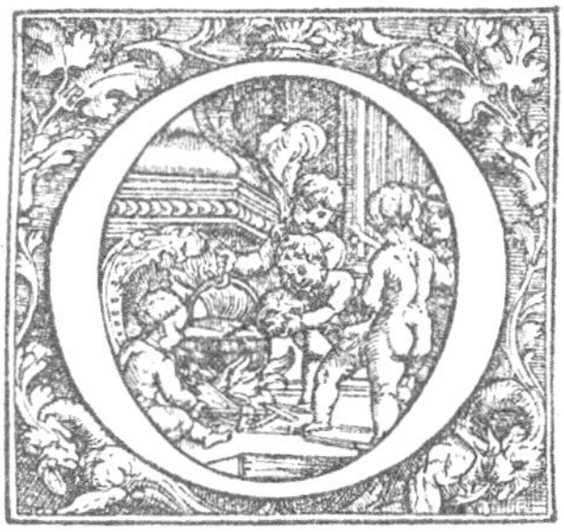

Fig. 54. Zierbuchstabe nach einem Holzschnitte vom Jahre 1555. Putten, menschliche Gebeine brühend.

Ob das Destillieren — das Verfahren, durch welches flüchtige Flüssigkeiten von weniger flüchtigen Stoffen getrennt werden — schon von den alten Griechen und Römern betrieben wurde, ist zweifelhaft. Die älteste Nachricht über dasselbe giebt uns der Alexandriner Synesius, welcher 410 Bischof zu Ptolemais war[1]). Der arabische Galen, Rhazes von Bagdad, welcher im 10. Jahrhunderte lebte, vergleicht in seinen Schriften den Schnupfen mit dem Destillieren; er sagt nämlich: „Der Magen ist der Destillierkessel, der Kopf der Helm und die Nase die Kühlröhre, aus welcher das Destillat heraustropft.“ [2]) Man sieht, daß das Destillieren damals bereits allgemein bekannt sein mußte. In der That finden wir auch bei den Arabern das Destillationsverfahren in den Vorschriften zu ihren Arzneimitteln schon häufiger erwähnt. Im 13. Jahrhunderte ließen es sich Vitalis de Furno aus Basel, Thaddäus von Florenz und Arnoldus von Villanova angelegen sein, auch im Abendlande die destillierten Flüssigkeiten, namentlich den Branntwein oder Weingeist, in den Arzneischatz einzuführen. Letzterer verwandelte sich nach seinem Bekanntwerden sehr schnell aus einem Arzneimittel in ein allgemeines Genußmittel, so daß schon 1496 in Nürnberg, „nachdem von vil menschen in dieser statt mit nießung gepranndts

---

1) Kopp, Geschichte der Chemie.

2) Lehrbuch der Chemie von J. Jacob Berzelius Bd. II, Abt. 2.

weyns ein mercklicher myßbrawch" getrieben wurde, „eyn rate daran komen, ernstlich und vestigclich gepiettende, daß nun fürbaß an eynichen sonntag oder anndern gepanndten feyertagen geprranndter weyn hie in dieser statt von nymandt weder in den hewsern, krämen, läden oder an dem marckt, straßen oder sunst yndert nyt veyl gehabt oder verkawfft werden soll." [1]) Man sieht, der Branntweingenuß mußte sich damals schon sehr eingebürgert haben, und da in der Medizin eine ganze Reihe destillierter Wasser zu jener Zeit gleichfalls bereits eine große Rolle spielte, so war die Destillierkunst im 15. Jahrhundert schon sehr weit entwickelt. Eine sehr genaue Beschreibung der hierbei benutzten Geräte giebt uns Hieronymus Brunschwyck in seinen beiden, reich mit Holzschnitten illustrierten Werken: „das nüw buch der kunst zu destillieren" und „das Buch zu destillieren die zusamen gethonen ding Composita genant". Beide dienen dem gegenwärtigen Aufsatz, sowie den Abbildungen hauptsächlich als Grundlage. Ersteres Werk, welches eine reiche Zahl Auflagen erlebt hat, erschien zuerst „am achten tag des meyen 1500" bei Grüninger in Straßburg, daß zweite Buch ebendaselbst einige Jahre später.

Der Begriff des Destillierens (Herabträufelns) war nach Brunschwyck früher ein weiterer als in der Jetztzeit. Die Thätigkeiten, welche der moderne Apotheker und Chemiker mit den Ausdrücken: Colieren, Filtrieren, Zirkulieren, Extrahieren, Destillieren bezeichnet, wurden sämtlich mit zur Kunst des Destillierens gerechnet. Bevor das eigentliche Destillieren mit einem festen Körper vorgenommen wurde, ward derselbe zur Lösung gemeiniglich in einem Glaskolben erst einer Aufweichung unterworfen. Die Wärmezufuhr dabei ward in verschiedener Weise bewerkstelligt. Es ward zu dem Zwecke z. B. im Keller eine etwa 5 Fuß tiefe Grube gemacht, dieselbe zuunterst mit einer Schicht ungelöschten Kalkes angefüllt und dieser mit Roßmist bedeckt. Auf diesen ward der zu erwärmende Kolben gestellt, und alsdann zur Bedeckung desselben die Grube weiter mit Pferdedünger aufgefüllt. Durch Aufgießen von lauwarmem Wasser ward nun die Lösung des Kalkes veranlaßt und dadurch in der Grube eine Gärung eingeleitet, durch die in derselben eine erhöhte

---

[1]) J. Baader, Nürnberger Polizeiordnungen aus dem 13.—15. Jahrhundert (Biblioth. des litter. Ver. LXIII), p. 264.

Temperatur erzielt wurde. Nach zwei bis drei Tagen mußte eine Erneuerung des Gemisches in der Grube vorgenommen werden. Einfacher war die Erwärmung im Sonnenschein und in der Nähe eines warmen Ofens. Um die Sonnenwärme noch zu erhöhen, bediente man sich ab und zu auch des Hohlspiegels, indem man die zu erwärmenden Kolben zwischen diesen und die Sonne so setzte, daß die geraden Strahlen, sowie auch die Rückstrahlungen der Sonne dieselben trafen. Zu anderen absonderlichen mittelalterlichen Wärmezufuhrmethoden bei der Erweichung gehören die: im Ameisenhaufen, im Brot, im Backofen, im Bauche eines Pferdes, in der Asche, im

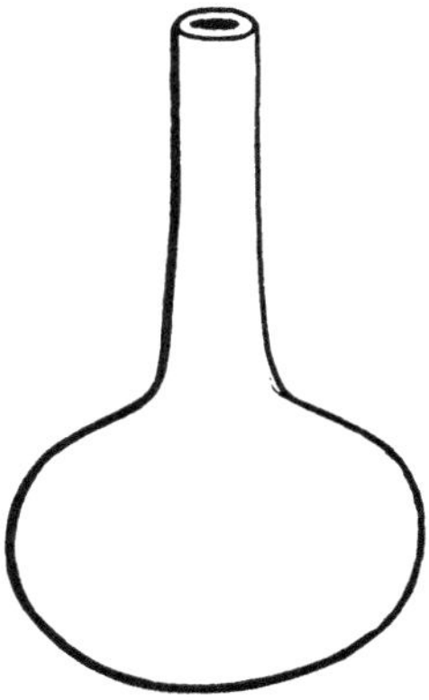

Fig. 55.

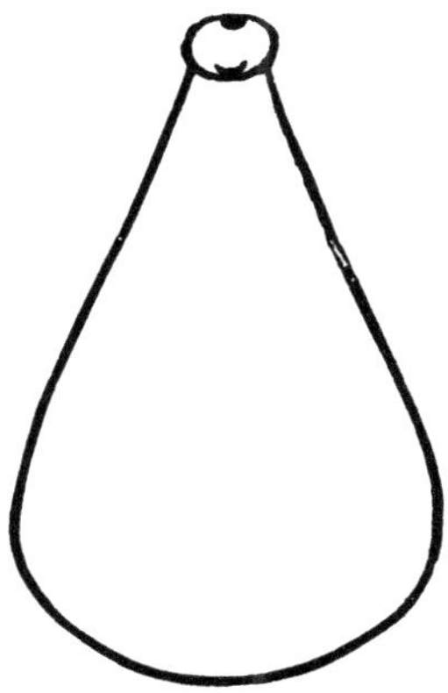

Fig. 56.

Violglas und Kolben nach Holzschnitten aus dem Anfange des 16. Jahrhunderts.

Wasserbade u. s. w. Beim Digerieren im Brot ward das gefüllte dazu bestimmte Gefäß mit Brotteig umgeben und alsdann mit gewöhnlichem Brot im Backofen gebacken. Die Aufweichung im Pferdebauche ist nicht wörtlich zu verstehen, sondern dazu wurde Pferdedünger mit heißem Wasser zu Brei verarbeitet und in das warme Gemisch das zur Erweichung benutzte Gefäß gestellt. Die Formen der hierzu verwendeten Gefäße selbst waren ebenso verschieden, wie die Art und Weise, in welcher die Erwärmung derselben vorgenommen wurde. Besonderen Wert legte man darauf, für die Gefäße Formen zu wählen, welche begünstigten, daß die Flüssigkeit, die darin verdunstete, wieder tropfbar wurde und auf die auszuziehende Masse zurückfließen konnte, um dieselbe wiederum zu durchdringen und so den Kreislauf aufs neue zu beginnen. Nachstehende Abbildungen, welche, wie die noch weiter folgenden, den Brunschwyckschen Werken

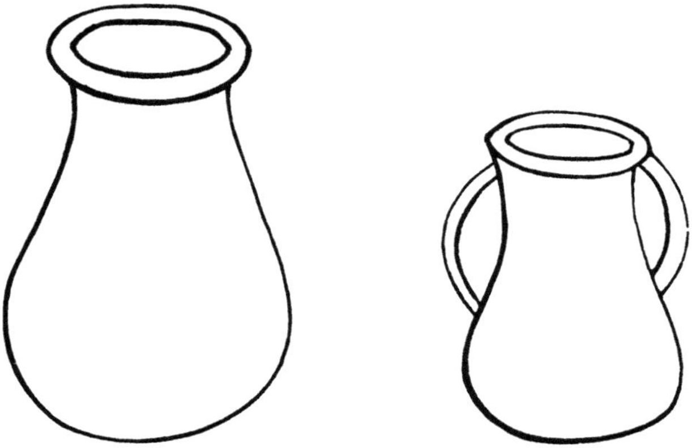

Fig. 57. Fig. 58.
Zwei Urinale nach Holzschnitten aus dem Anfange des 16. Jahrhunderts.

entnommen sind, zeigen derartige Gefäße. Fig. 55 Violglas. Fig. 56 Cucurbita oder einfacher Kolben. Fig. 57 Urinal, weithalsiger

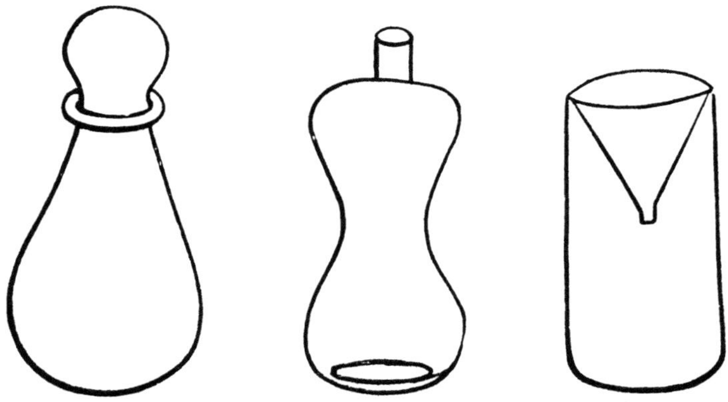

Fig. 59. Fig. 60. Fig. 61.
Verschiedene Zirkuliergefäße nach Holzschnitten aus dem Anfange des 16. Jahrhunderts.

Kolben. Fig. 58 Urinal mit Handgriffen. Fig. 59 Urinal mit aufgekittetem blinden Helm. Fig. 60 und 61 verschieden geformte einfache Zirkuliergefäße. Fig. 63 Zirkuliergefäß mit Seitenrohr.

Fig. 62 Doppelzirkuliergefäß. Fig. 65 Pelikan-Zirkuliergefäße mit 2 Rückflußröhren.

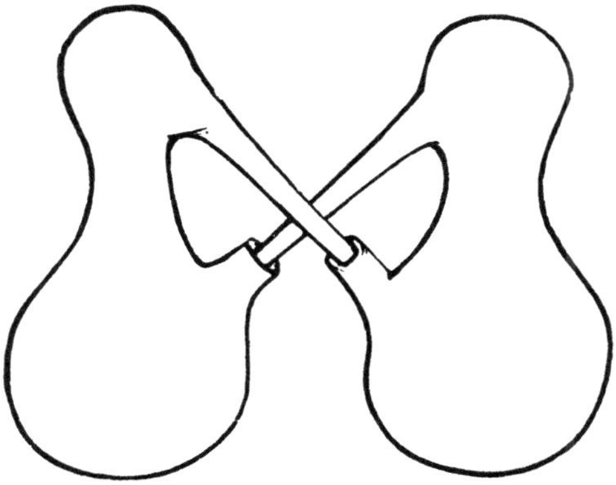

Fig. 62. Doppelzirkuliergefäß nach einem Holzschnitte aus dem Anfange des 16. Jahrhunderts.

Die mittelalterlichen Trichter (Fig. 64) hatten gleichfalls eine etwas andere Form als die modernen. Dieselben wurden nach

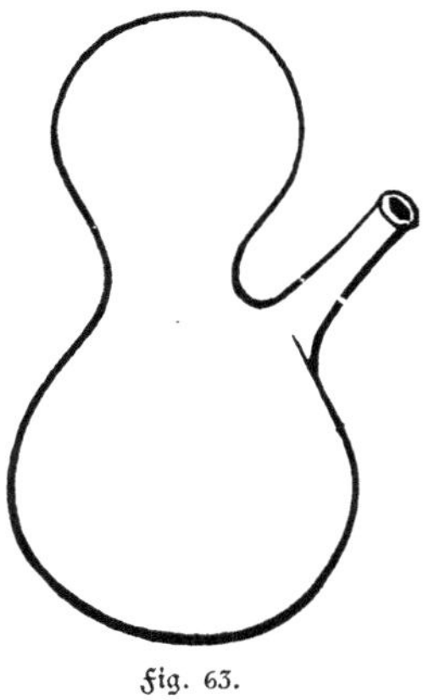

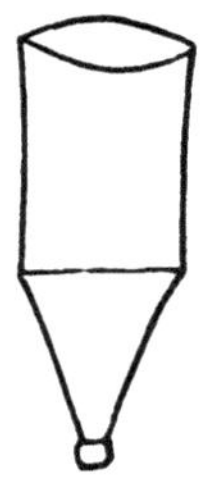

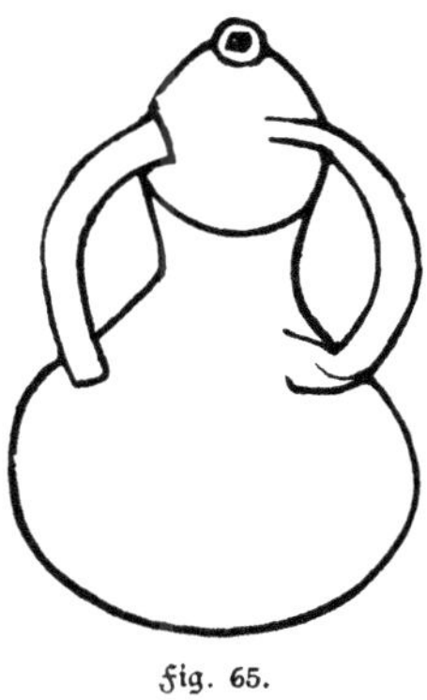

Fig. 63. Fig. 64. Fig. 65.
Einfaches Zirkuliergefäß, Pelikanzirkuliergefäß und Trichter nach Holzschnitten aus dem Anfange des 16. Jahrhunderts.

Angabe von Brunschwyck zur Scheidung von Wasser und Öl und zur Einfüllung von Säuren (Aq. fortis) in die Gläser benutzt. Bei der Klärung von Flüssigkeiten scheint man sich derselben nicht bedient zu haben, da das Filtrieren durch Papier damals noch nicht in

Gebrauch war. Man läuterte trübe Flüssigkeiten zu Brunschwycks Zeit entweder mittels Durchseihens durch leinene oder wollene Beutel, oder man „destillierte sie per filtrum". Zu letzterem Zwecke ward die zu läuternde Flüssigkeit in einer Schale oder Pfanne auf einen erhöhten Standpunkt gebracht und etwas tiefer daneben ein Glas gestellt. Aus der Schale legte man einen Streifen Filz oder Wollzeug in das Glas hinunter, sodaß eine Verbindung zwischen beiden Gefäßen hergestellt war. Durch Haarröhrchenkraft stieg die Flüssigkeit in dem Filzstreifen über die Schalenwandung hinüber und tropfte aus dem Streifen unter Mitwirkung der Heberkraft in das

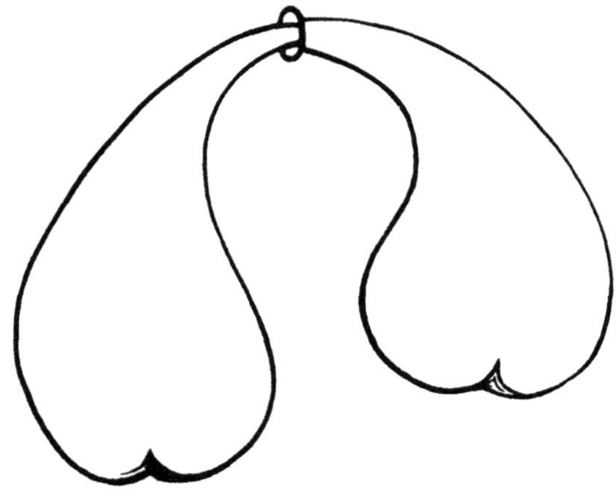

Fig. 66. Zwei Retorten zur Destillierung »per filtrum« nach einem Holzschnitte aus dem Anfange des 16. Jahrhunderts.

tieferstehende Glas hinein. Um Verdunstung zu verhüten, nahm man bei sehr flüchtigen Flüssigkeiten diese »destillatio per filtrum« in zwei, in verschiedener Höhe stehenden Retorten, von denen der Schnabel der unteren in den der höher stehenden gekittet war, vor (Fig. 66). Aus der höher stehenden Retorte stieg die Flüssigkeit an den in den Retortenschnäbeln liegenden Filzstreifen in die untere Retorte klar hinab.

Zu den eigentlichen Destilliergeräten ältester Form gehört unzweifelhaft der Alembik oder Alambik, ursprünglich wohl, wie schon der Name sagt (ἄμβιξ, Deckel, mit dem arabischen Artikel al), ein einfacher Deckel, welcher mit einem Ausflußrohre versehen war. Ein solcher Alembik wurde auf einen metallenen Kessel, thönernen Topf oder auch wol auf einen Glaskolben (Fig. 67) gesetzt, beides miteinander verkittet, und, nachdem ein anderes Gefäß, das sogenannte „Rezeptakulum“, unter den Schnabel des Alembiks gesetzt war, konnte das Destillieren vor sich gehen. Auf Abbildung Fig. 68 sieht man ein derartiges Destilliergerät mit Alembik auf einem einfachen Destillierofen vollständig zusammengesetzt. Obgleich derselbe auf der Abbildung im Kräutergarten aufgestellt erscheint, so ist doch nicht

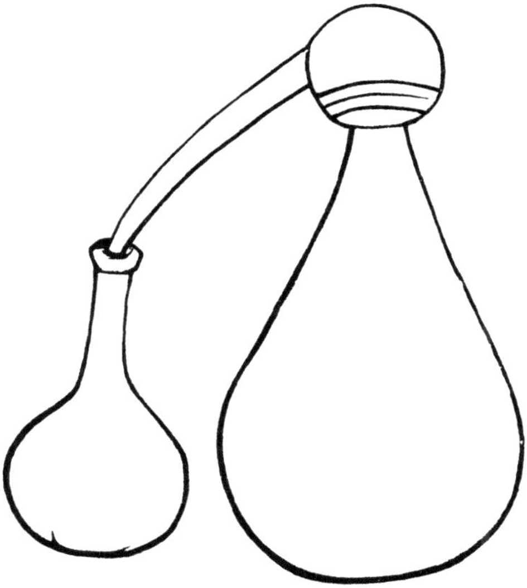

Fig. 67. Destilliergerät mit Alembik nach einem Holzschnitte aus dem Anfange des 16. Jahrhunderts.

wahrscheinlich, daß das Destillieren im Mittelalter unter freiem Himmel, dem Wind und Wetter ausgesetzt, vorgenommen wurde. Die mittelalterlichen Zeichner stellten sich bekanntlich nicht immer nur die Aufgabe, die naturgetreue Abbildung des zu zeichnenden Gegenstandes zu geben, sondern sie wollten häufig durch Beifügung anderer Gegenstände, welche sich in der Natur nicht immer in der gezeichneten Örtlichkeit befanden, die Beziehung dieser zu dem Hauptgegenstande ihres Bildes andeuten. Das Destillieren der medizinischen Wasser, zu denen hauptsächlich das Kräuterreich die wirksamen Stoffe lieferte, besorgten außer den Apothekern vielfach

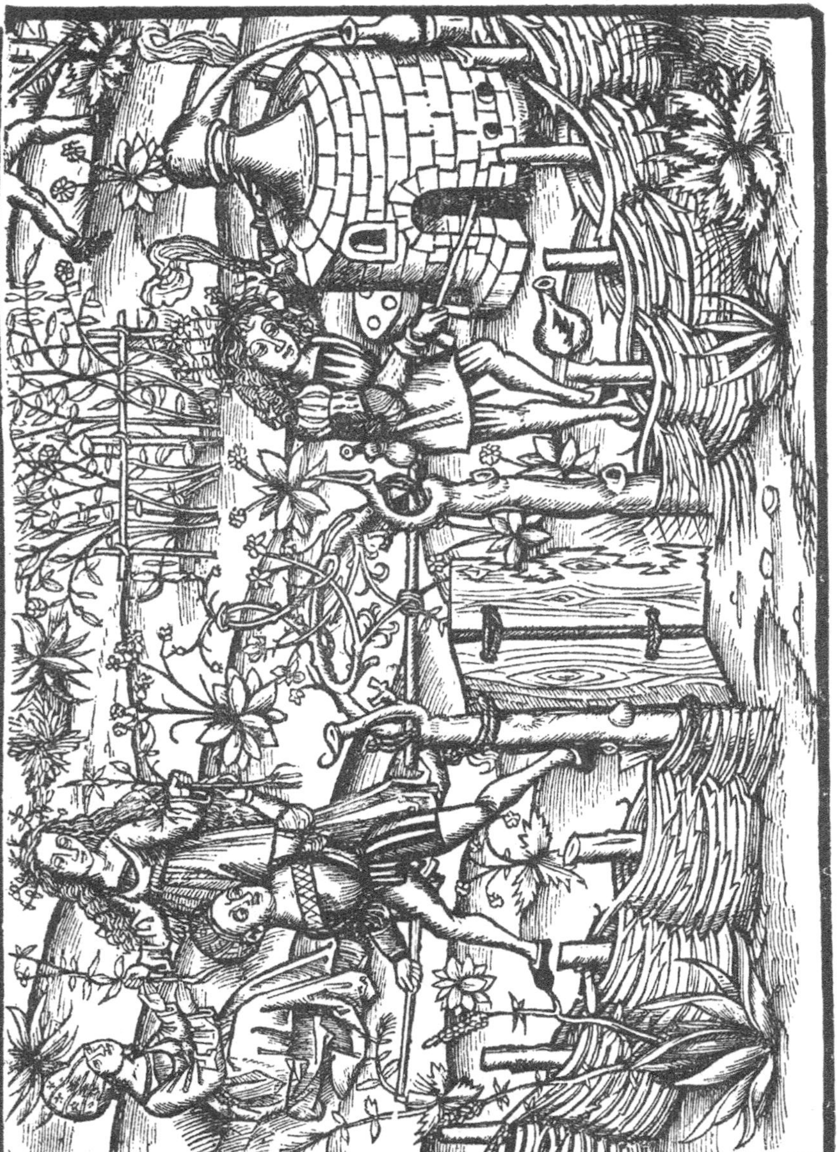

Fig. 68. Destillierofen nach einem Holzschnitte aus dem Anfange des 16. Jahrhunderts.

auch Frauen, die sogenannten „Wasserbrennerinnen“. Die beiden weiblichen Figuren in dem Kräutergarten sollen jedenfalls solche, und die männlichen Figuren zwei Apotheker vorstellen, um durch diese und die für die Aufstellung des Destilliergerätes gewählte Örtlichkeit, dieses als zu medizinischen Zwecken dienend, zu kennzeichnen. Die Form der Alembik genannten gläsernen Helme war nicht immer dieselbe. Der einfache Alembik (Fig. 69) hatte den großen Fehler, daß die an der Oberfläche desselben von der Luft abgekühlten Dämpfe wieder als Flüssigkeit in den Kessel zurückflossen, wodurch das ganze Destillieren natürlich sehr verlangsamt wurde.

Man verbesserte daher die Form des Alembiks (Fig. 70) und brachte rund um den Hals herum eine Vertiefung an, aus welcher das Ableitungsrohr ausging. Hierdurch erreichte man, daß alle im Alembik zur Flüssigkeit verdichteten Dämpfe

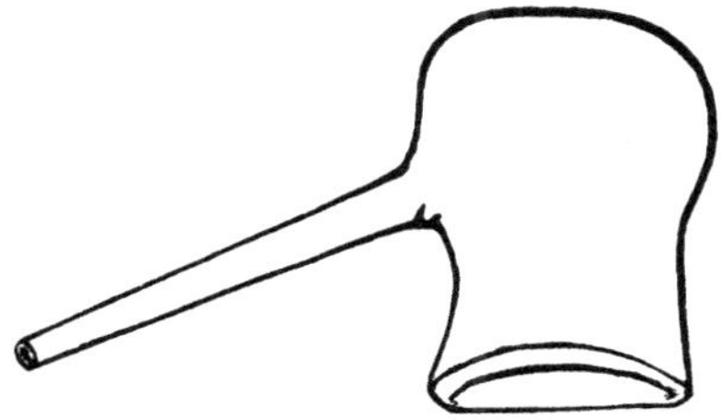

Fig. 69. Einfacher Alembik nach einem Holzschnitte aus dem Anfange des 16. Jahrhunderts.

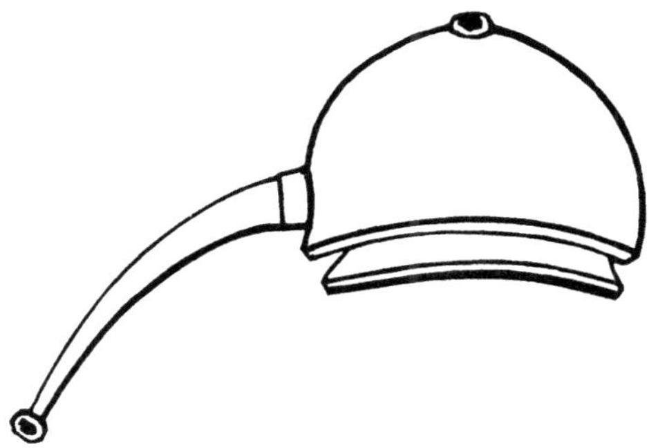

Fig. 70. Verbesserter Alembik nach einem Holzschnitte aus dem Anfange des 16. Jahrhunderts.

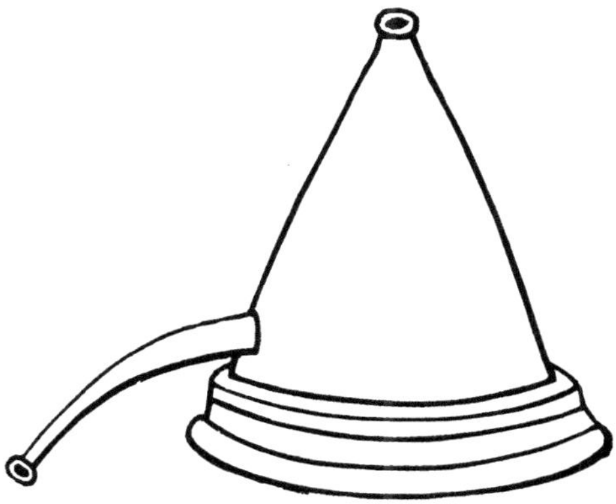

Fig. 71. „Rosenhut“ nach einem Holzschnitte aus dem Anfange des 16. Jahrhunderts.

in diese Rinne hinabliefen, und da diese etwas gegen das Ableitungsrohr geneigt war, aus demselben herausflossen. Sehr störend war bei dem Destillieren aus dem Alembik der Mangel eines Kühlgerätes, da wegen ungenügender Abkühlung jedenfalls viele, nicht verdichtete Dämpfe durch das Abflußrohr verdunsteten. Um dies wenigstens etwas zu verhüten, suchte man der den Alembik kühlenden Luft eine möglichst große Oberfläche zu bieten, indem man den Helm möglichst hoch machte. Diese Bedingung erfüllte am meisten die Form des „Rosenhutes" (Fig. 71), welcher aus verglastem Thon, Kupfer, Zinn oder Blei gefertigt war und zum Destillieren auf eine flache Pfanne von demselben Stoffe gesetzt wurde. Er war zur Bereitung von destillierten Wassern das am meisten benutzte „Brenngerät". Die

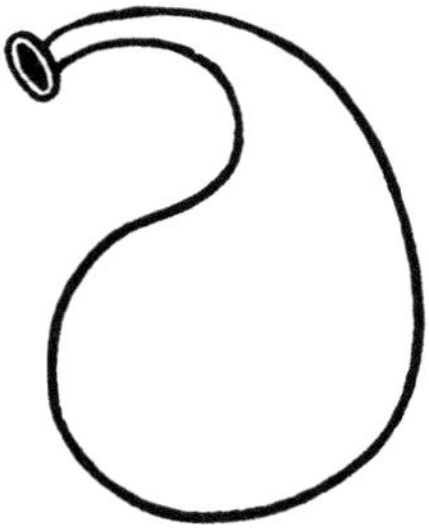

Fig. 72.

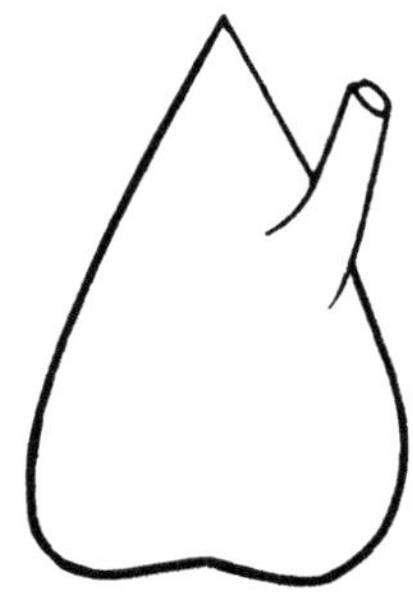

Fig. 73.

Retorte und Vorlage nach einem Holzschnitte aus dem Anfange des 16. Jahrhunderts.

mittelalterlichen Retorten (Fig. 72) eigneten sich wegen ihrer ungeschickten Form nur zum Destillieren von Flüssigkeiten, welche beim Kochen wenig hoch aufschäumten, da bei anderen zu leicht ein Überspritzen der Flüssigkeit in den Retortenschnabel vorkommen mußte. Die Anwendung der Retorten, welche auch Storchenschnäbel genannt wurden, zum Destillieren war daher sehr beschränkt, und es dienten dieselben mehr zum Destillieren »per filtrum« und Erweichen. Um die gläsernen Kolben, welche häufig aus leicht schmelzbarem Glase gefertigt waren, beim Destillieren auf freiem Feuer widerstandsfähiger gegen höhere Wärmegrade zu machen und vor einem Verbiegen zu schützen, wurden dieselben mit einem sogenannten Beschlag umgeben. Die Masse, welche hierzu diente, war eine Mischung von Lehm, Flachshechel, Pferdedünger und Wein. Dieselbe ward entweder einen Centimeter dick auf das betreffende Glasgefäß aufgetragen und dasselbe vor dem Gebrauche an der Luft völlig ausgetrocknet. Kam trotzdem beim Destillieren ein Springen des Glasgefäßes vor, so ward ein Tuch mit einem Kitt von Mennige, Kalk, Mehl und Eiweiß bestrichen und dieses über den Riß gelegt. Die Tücher, die hierzu dienten, wurden, um sie feuerbeständiger und unentflammbar zu machen, zuvor mit Salzwasser und Eiweiß getränkt und getrocknet. Zur Verkittung des Kolbens an den Alembik und der Vorlage an diesen wurden verschiedene Kitte benutzt. Bei Destillierungen, zu denen höhere Wärmegrade erforderlich waren, war das Lutum sapientiae gebräuchlich. Dieser Kitt bestand aus einer Mischung von Lehm, Roßdünger, Ziegelsteinmehl, Eisenpulver, Salzwasser und Eiweiß. Eine andere Mischung zu gleichem Zwecke war die aus Lehm, Roßdünger, Kuhhaaren und Salzwasser. Bei niederen Wärmegraden bediente man sich eines Breies, welcher aus aufgeweichtem Papier und Stärkekleister hergestellt war. Als Vorlagen oder „Rezeptakel" kamen meistens gewöhnliche Kolben, und bei Destillierungen sehr flüchtiger Stoffe Glasgefäße mit seitlichem Einflußrohr (Fig. 73) zur Verwendung. Da der Weingeist oder Branntwein als Genußmittel in größeren Mengen hergestellt ward, so genügten die räumlich beschränkten gläsernen Geräte, denen ohnehin die Kühlvorrichtungen fehlten, zum Destillieren desselben nicht lange. Man benutzte daher dazu schon im Mittelalter kupferne Destillierblasen, welche derartigen Geräten unserer Zeit nicht sehr unähnlich waren (Fig. 74). Zur Abkühlung der Dämpfe war der Helm in Gestalt eines sogenannten Mohrenkopfes hergestellt, d. h. er war mit einem kupfernen Mantel umgeben, in welchen kaltes Wasser zur Kühlung gethan ward. Um aus dem Spiritus das „Phlegma" oder Wasser zu entfernen, destillierte man denselben bei sehr schwachem Feuer wiederholt durch einen Helm ohne Falz, welcher an der unteren Öffnung mit einem mit Baumöl durchfetteten Schwamm verstopft war. An dem Schwamme verdichteten sich die Wasserdämpfe, welche mit dem Spiritus zugleich verdampft waren, während die leichtflüchtigeren Alkoholdämpfe durch die Zwischenräumchen des Schwammes drangen und, nachdem sie in dem Kühlgeräte verdichtet waren, in die Vorlage übertropften. Um einen noch wasserfreieren Alkohol zu erzielen, beschreibt

Brunschwyck bereits ein Gerät (Fig. 75), welches als Vorgänger der jetzt zu diesem Endzwecke benützten „Dephlegmatoren“ gelten kann. Der Destillierkolben ward hierzu mit einem Schlangenrohr verbunden, welches wiederholt ein größeres, mit kaltem Wasser

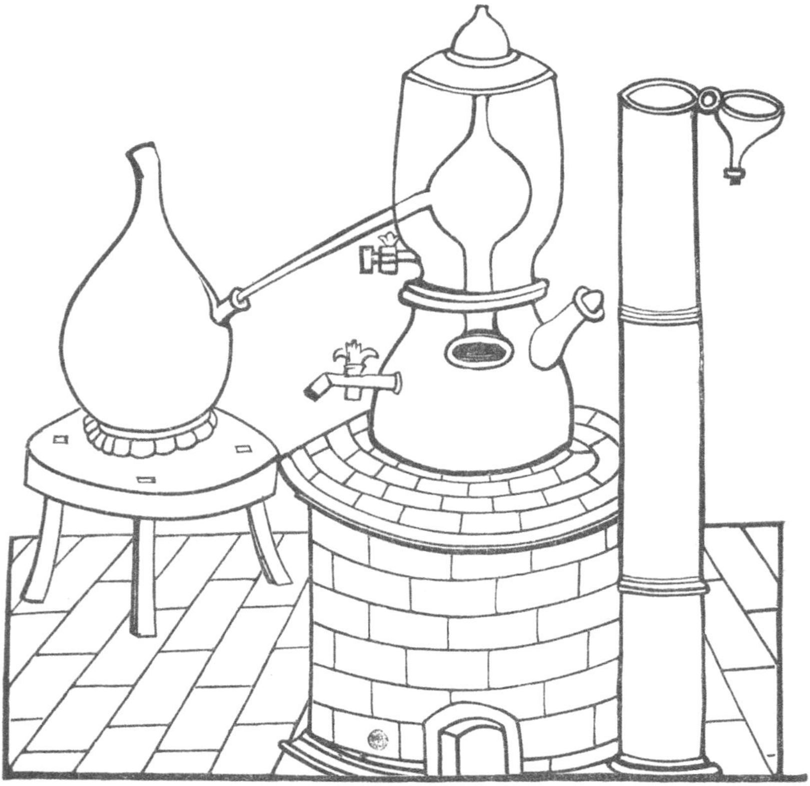

Fig. 74. Destilliergerät mit „Mohrenkopf“ nach einem Holzschnitte aus dem Anfange des 16. Jahrhunderts.

gefülltes Rohr zu durchlaufen hatte. Die aus dem Destillierkolben aufsteigenden Dämpfe erfuhren hierbei eine ungenügende Abkühlung. Der bei niederer Wärme siedende Weingeist gelangte oben in die Vorlage, während das schwerer flüchtige Wasser durch das Schlangenrohr zurück in den Destillierkolben floß. Daß Basilius Valentinus im 15. Jahrhundert bereits zur Entwässerung des Weingeistes die Verwendung des geglühten Weinsteins (Pottasche) erwähnt, ist bekannt und sei nur beiläufig angeführt. Da die Bestimmung des

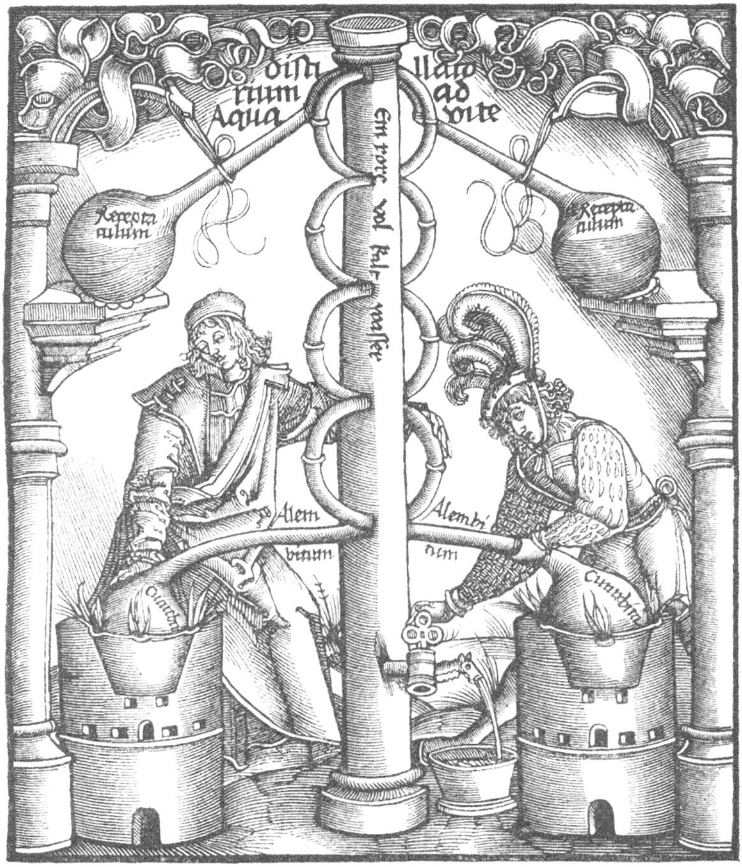

Fig. 75. Destilliergerät mit aufsteigendem Kühlrohr nach einem Holzschnitte aus dem Anfange des 16. Jahrhunderts.

Weingeistgehaltes mittelst des spezifischen Gewichts durch Alkoholometer erst nach Entdeckung des wasserfreien Weingeistes, am Schlusse des vorigen Jahrhunderts, aufkam, so war die Prüfung des Weingeistes auf seine Stärke vor jener Zeit keine genaue. Den höchsten Punkt bei der Reinigung des Weingeistes glaubte Brunschwyck erreicht zu haben, wenn ein mit dem zu untersuchenden Weingeist durchtränktes Leinwandtuch nach dem Anzünden und Abbrennen desselben selbst mit verbrannte. Bei einem sehr wasserhaltigen Weingeist schützte das nach dem Verbrennen zurückbleibende Wasser natürlich vor dem Feuer. Außerdem diente zur Beurteilung des Weingeistes das Baumöl, welches, darauf getropft, leicht darin untergehen sollte. Da das spezifische Gewicht des Baumöles etwa 0,915 beträgt, so entsprach ein 60prozentiger Weingeist schon dieser Anforderung. An Stelle der erwähnten Leinwandprobe trat später die noch im vorigen Jahrhunderte benutzte Pulverprobe. Mit Weingeist übergossenes Schießpulver mußte nach dem Abbrennen des Weingeistes verpuffen.

Schon Albertus Magnus macht darauf aufmerksam, daß die Destilliererzeugnisse, welche aus metallenen Brennzeugen gewonnen würden, oft durch Metalle verunreinigt wären; Brunschwyck warnt, auf diesen Gewährsmann gestützt, daher ebenfalls vor denselben, und die Nürnberger Apothekerordnung vom 7. Juni 1555 geht soweit, metallene Destilliergeräte in den Apotheken durch folgende Verordnung gänzlich zu verbieten: „Und nachdem niemandts widersprechen kann, daß die gebrannten wasser, so mans in Metallischen geschirren oder gefeßen, Als in Zihn, Kupfer oder Messing brennt, den Menschen in leib sehr schädlich sein, ist bey einem E. Rath bevohlen, den Apothekern ernstlich anzuzaigen, daß sie nun hinfüro bey ihren Pflichten kein wasser mehr in solchen Zihn, Kupffer oder Meßenen Prennzeugen prennen, sondern solche Prennzeuge als schädlich gar hinweg thun und sich allein der gläser zum prennen des Wassers gebrauchen sollen". Dies Verbot, welches in seiner Ausdehnung auf alle pharmazeutischen Destilliererzeugnisse entschieden zu weit geht, ließ sich auf die Dauer nicht aufrecht erhalten und ist daher schon in der erneuerten Nürnberger Apothekerordnung von 1592 nicht mehr zu finden.

Als in den pharmazeutischen Arbeitsstätten, in denen im Mittelalter hauptsächlich wol nur die verschiedenen medizinischen Wasser gebrannt waren, im 16. Jahrhunderte auch leicht flüchtigere Flüssigkeiten destilliert wurden, machte sich das Bedürfnis nach besseren

Kühlvorrichtungen an den Destilliergeräten in den Arbeitsräumen der Apotheken jedenfalls auch sehr bemerkbar, und man hielt es daher für notwendig, die in den Branntweinbrennereien bereits üblichen Kühlgeräte auch zu pharmazeutischen Zwecken zu verwerten. Die Destillierbücher aus der zweiten Hälfte des 16. Jahrhunderts zeigen daher an den Destilliergeräten, gerade in Bezug auf die Kühlvorrichtungen, gegen das Mittelalter einen bedeutenden Fort-

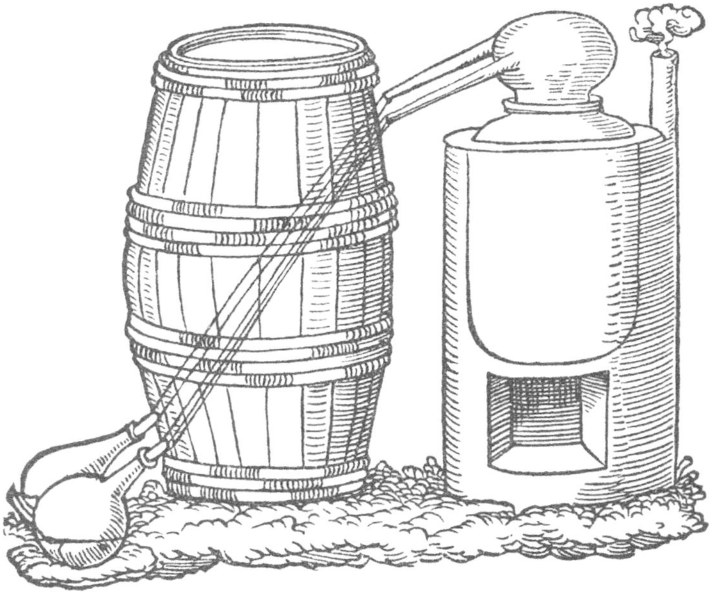

Fig. 76. Destilliergerät mit Kühlfaß nach einem Holzschnitte vom Jahre 1567.

schritt. Die Figuren, welche dem Destillierbuche von Gualther Ryff, gedruckt „zu Franckfort am Meyn, bei Christian Egenolffs seligen Erben im Jar 1567", entnommen sind, zeigen derartige Destilliergeräte mit verschieden geformten Kühlröhren. Der Helm des Destilliergerätes auf Figur 76 hat zwei Ausflußröhren, welche in zwei gerade nach unten durch ein Faß mit Wasser gehende Röhren einmünden. Wie Ryff schon bemerkt, war der Kühlerfolg dieser Einrichtung verhältnismäßig schwach und bei Destillierungen größerer Flüssigkeitsmengen völlig ungenügend. Für Wasserdestillierungen flüchtiger Flüssigkeiten empfiehlt er daher eine andere Kühleinrichtung. Er sagt, sie sollen „durch sonderliche Instrument recht digeriert oder gekült, und von der unmessigen hitz unnd verbrennung solcher geyster abgezogen werden, als nemlich mit den rören so mit vilen krümmen durch ein Wasser geht, von irer seltzamen krümmen wegen Serpentina genant, das ist die Schlangenrör. Solche rören empfahen die

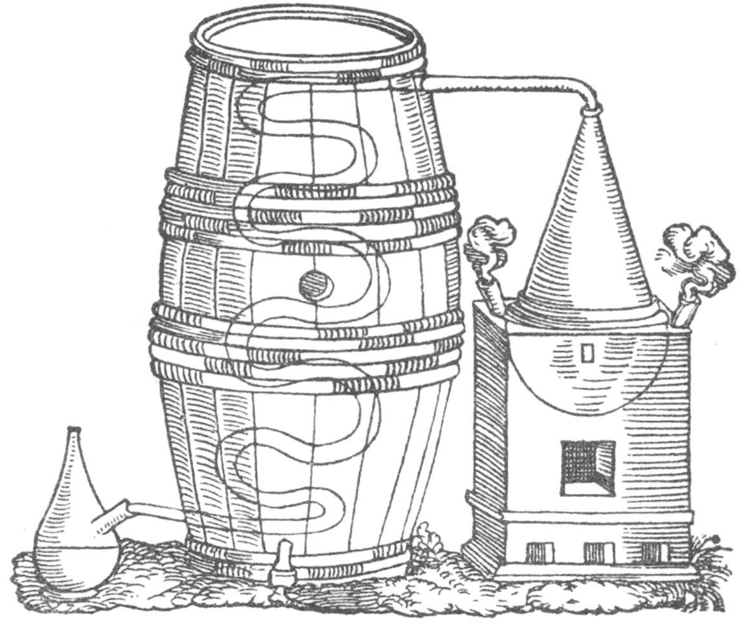

Fig. 77. Destilliergerät nach einem Holzschnitte vom Jahre 1567.

erhitzigten geyster des weins, so von der werme auffgetrieben werden, und füren sie durch die vilen krumb lini, und wider durch das Wasser, damit sie genügsamlicher gekület werden." Zu einem Destillationsgeräte, „nit allein in der Abstraction der spiritus oder geyster, sonder auch zu mancherley destillation, als nemlich der Emacerierten oder wohl erhitzigten, Putreficierten oder digerierten Weckholterbeer, Stöchasblumen, Spic, Lavandel, und andere dergleichen öliger, hitziger und feyßter gewechs und wurzeln, von welchen wir das öl abziehen wollen", giebt Ryff folgende Beschreibung: „Schaff dir ein kupfferin oder irdin Kessel .... Auff diesen kessel laß dir bei einem Hafner einen Helm, ... bereyten von guter erden, innerhalb und ausserhalb wol verglasiert. Dieser Helm sol sich auff den obgemeltem Kessel wolschliessen in den absatz, also daß es nit möge außriechen, den solt du in aller maß einmauern, wie von anderen gemeynen öfen gesagt, darein nur ein Kessel gestellt wirt, diser Helm sol oben ein loch haben, darein du die rören oder Serpentina stecken, unnd auch auf das best vermachen mögest, welche Serpentin durch ein wasser gericht sol werden, das alle zeit kalt sei, damit die geyster, so fast rein und subtil, und ganz

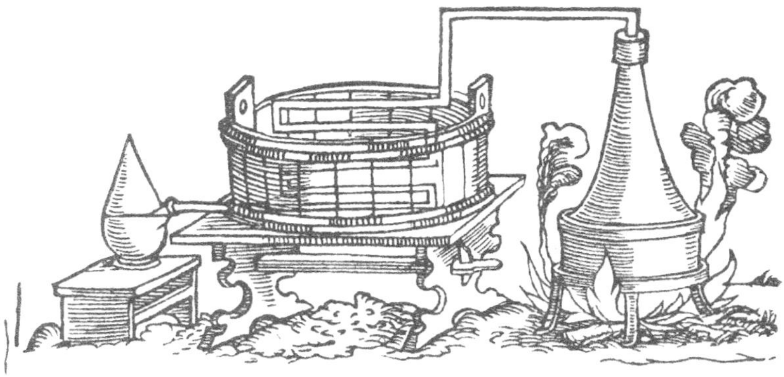

Fig. 78. Destilliergerät nach einem Holzschnitte vom Jahre 1567.

leichtlich und verhitzigt und verbrant werden, on underlaß külung und erquickung empfahen. Solche Serpentin magstu nach mancherley art und manier bereyten, also daß die geyster undersich oder übersich getrieben werden, Aber diese hiernach gesetzte form und proportion bedunckt mich die bequemste in aller obgemelter Operation, die magstu also zurichten, wie sie steht" auf der Fig. 77.

„Die Welschen brauchen ihre Serpentin nach der seit, bereytten einen gemeynen irdin oder kupfferin Distillierkessel, den stellen sie on allen ofen auff eine gemeynen dreyfuß, under ein camin, stellen einen uberlengten hültzin zuber, wie mann hie zu land die kinder pflegt darinn zu baden, darzu, in welchen die Serpentina eingefaßt, allein von blechen rörlin gemacht, wie du solches" Fig. 78 „verzeichnet siehst." Zum Destillieren des Weingeistes beschreibt Ryff, wie Brunschwyck, ein Kühlgerät wie Fig. 75, in welchem das Schlangenrohr aufwärts gerichtet durch ein Rohr mit Wasser geht, denn die Geister, „so uber sich getrieben werden, seind vil reiner und subtiler, denn in solchem auffsteigen alles, so schwer, irdisch, oder Flegmatisch ist, nit hinauf kommen mag. Darumb die Geyster des weins am füglichsten über sich, aber anderer materi, so mehr mit Flegmatischer feucht behafft, undersich getrieben werden." Bei den Kühlvorrichtungen der Destilliergeräte des 16. Jahrhunderts scheint die Thatsache, daß das heiße Wasser infolge seines geringeren spezifischen Gewichtes sich stets oben, das spezifisch schwerere kalte Wasser hingegen stets unten im Kühlfasse befindet, bei Erneuerung des Kühlwassers noch nicht zweckmäßig verwertet zu sein. Bei einem Vergleiche der hier abgebildeten Kühlgeräte mit unseren heutigen vermissen wir daher in den älteren die Einflußröhre, welche das frische, kalte Wasser an den Boden des Kühlfasses führen, und oben im Fasse die Öffnung, aus der das durch das zugeflossene kalte Wasser verdrängte heiße Wasser abfließen konnte.

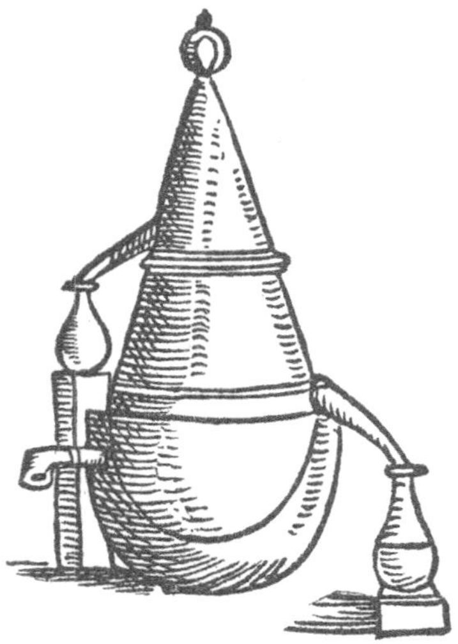

Fig. 79. Destilliergerät mit 2 Abflußröhren nach einem Holzschnitte vom Jahre 1567.

Um mit einem Feuer und einem Helm die geistigeren und schwerflüchtigeren Destillirerzeugnisse in einer einzigen Arbeit gewinnen zu können, benutzte man im 16. Jahrhunderte ein Destilliergerät, das Fig. 79 zeigt. Über die Herstellung desselben schreibt Ryff wie folgt: „Sie füren den spitzigen helm in obgemelter proportion höher hinauf, solcher höhe verordnen sie einen sonderlichen absatz, der die subtilen geyst, so etwas höher hinauffsteigen, um sich daselbst Resolvieren, empfahn, und durch einen sonderlichen außgang hinweg fürn zu der versammlung, welches wasser vil subtiler und krefftiger wann das underst, so vom undern schnabel gesamlet." Der Helm hatte also ein höheres und ein niederes Abflußrohr.

Die Abbildung Fig. 80 zeigt den Durchschnitt eines Ofens und Gerätes zur Gewinnung brenzlicher Öle mittelst trockener Destillierung per descensum. Der Ofen enthielt in der Mitte in wagerechter Richtung eine Scheidewand, in welche von unten ein Topf, welcher mit einem seitlichen Abflußrohre versehen war, eingemauert wurde, so daß das im oberen Raume des Ofens befindliche Feuer diesen nicht berühren konnte. Auf die in den oberen Raum des Ofens mündende Öffnung des unteren Topfes ward ein passendes durchlöchertes Blech gelegt und hierauf ein zweiter Topf mit seiner Öffnung, nachdem er zuvor mit dem einer trockenen Destillierung zu unterwerfenden Holze oder etwaigem anderen Körper gefüllt war, genau passend aufgesetzt. Alsdann ward der obere Topf mit Feuer umgeben, so daß aus dem Holze die schweren Teeröle durch das Blechsieb in den unteren Topf abtropften und dort am Ausflußrohre aufgefangen werden konnten. In Ermangelung eines derartigen Ofens setzte man übrigens auch in derselben Weise zwei einfache Töpfe, durch eine durchlöcherte Blechscheidewand getrennt, aufeinander, grub den unteren Topf in die Erde und umgab den oberen Topf, in dem sich der zu destillierende Gegenstand befand, mit Feuer. Die Teeröle tropften alsdann in den in der Erde befindlichen Topf ab. Zu den auf diese Weise dargestellten Ölen gehört das brenzliche Wacholderöl, Oleum juniperi empyreumaticum. Ryff schreibt von diesem: „es dienet nit allein zu den frostigen glidern, so erfroren seind, dermaßen daß mann gäntzliche verstörung und verlierung solcher glider besorgen muß, vihe und leuten wider zu erwermen, sonder allen folgenden schaden, als die reudigkeit, grind und schebigkeyt derselben, zu heylen und vertreiben."

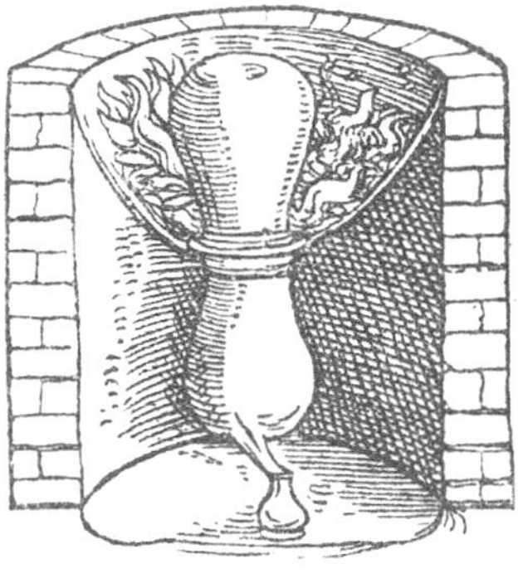

Fig 80. Destillierung brenzlicher Öle nach einem Holzschnitte vom Jahre 1567.

Die Darstellung der brenzlichen und flüchtigen Spiritusarten, wie Spiritus e tartaro, cornu cervi, sale armoniaco, sowie auch die mit Säuren oder Mineralien hergestellten Geister, welche namentlich im 17. Jahrhunderte aufkamen, wurde mit Retorten von Eisen oder Steingut, welche oben mit einem gut schließenden Deckel versehen waren, vorgenommen. J. R. Glauber beschreibt die Destilliergeräte in seinem Werke »Furni novi philosophici« wie folgt: „Und ist das Gefäß also gestaltet, gleichwie beigefügte Figur 81 zeigen wird, nemblich unten etwas weiter als oben, und zweimal so hoch als weit, oben mit einem Faltz, darein der Deckel schleust, eines guten

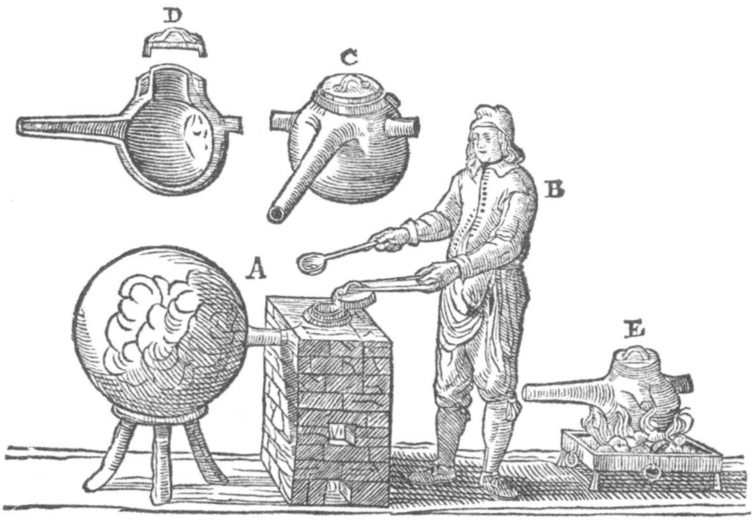

Fig. 81. Eisen-Retorte mit Vorlage nach einem Holzschnitte vom Jahre 1650.

Zwergfingers tieff; der Deckel muß ein Ohr haben, welches man mit einer Zangen fassen, und also damit abnehmen und wiederumb drauff decken kan, wann man will und muß ein solcher Deckel auch ein Zarg haben, damit er in den Faltz des untern Theils schließe, der unter Theil muß drei Zapffen an der Seiten haben, damit er auff der Mauren des Ofens liegen kan, welcher Ofen nicht anderst als einander gemeiner Destillierofen gestaltet darinnen das Destilliergefäß liegt, gleich als ein Sandkapell wie im Abriß zu sehen ist. Will man aber solchen nicht einmauren, sondern nur hinstellen und Kolen darum legen, so darff es der Zapffen nicht, sondern muß zu unterst glatt sein oder Füsse haben, auff daß es stehen könne: und gehet unter dem Faltz ein Röhr herauß einer Spannen lang, und ein oder zwei Zwerchfinger weit, fornen etwas spitziger als hinten dadurch die Spiritus gehen können.

Wann man nun distilliren will, so macht man Feur in Ofen, auff daß das Distilliergeschirr woll heiß werde; Ist es aber nicht eingemauret, so setzt man solches auf einen Rost und leget Stein darumb, dann Kohlen darzwischen und läßt es warm werden und leget geflossen Blei in den Faltz, auff daß, wann der Deckel darauff wird gesetzet, er darein dicht schliesse, und keine Spiritus daneben ausgehen können; wann solches geschehen, so trägt man von der Materi, welche man distilliren will, ein wenig auff einmal hinein, setzt den Deckel drauff, so ist anderst kein Außgang als durch die Röhren, an welcher ein grosser Recipient muß lutiret sein. So nun die eingetragnen species warm werden, lassen sie ihren Spiritum von sich, welcher dann in den vorgelegten Recipienten gehet ..... Wann solches geschehen, so trag wiederumb ein wenig von deiner Materi hinein, decke wieder zu und laß also gehen, biß sich die Spiritus gesetzt haben: solches continuire mit eintragen so lang, biß du Spiritus genug hast. Aber siehe zu, daß du nicht mehr auff einmal einträgst, als der Recipient vertragen könne, sonst würde er zerbrochen. Und wann dein Gefäß voll ist von der eingetragenen Materi, und mehr Spiritus haben wilt, so hebe den Deckel ab, nim das Caput mortuum mit einem eisernen Löffel herauß, und fang wiederumb an einzutragen, allezeit nur ein wenig auff einmal und solches thue so lang du wilt."

Glauber betont ausdrücklich, daß das eiserne Destilliergefäß nur zu solchen Spiritus, welche nicht sehr scharf oder ätzend sind, gebraucht wird. Neben dem eisernen müsse man noch ein irdenes Gefäß haben, „das erdene kan gebraucht werden zu solchen Dingen, welche das Eisen angreiffen und schmeltzend machen, als Sulphur, Antimonium und dergleichen, darumb man von solchen Gefäßen zwei haben muß, nemblich ein eisernes und erdenes, auff daß man zu einer jedern arth materialien zu distillirn, sie sein corrosivisch oder nicht, seinen behörlichen Ofen haben und nicht durch widerwertige und schädliche dinge verderbt werde."

In dem etwa um 1540 geschriebenen, im Jahre 1561 von

C. Gesner herausgegebenen Werke des Valerius Cordus »De arteficiosis extractionibus« findet sich ein besonderes Kapitel »De destillatione oleorum«. In demselben wird zur Darstellung der ätherischen Öle ein Kolben, welcher mit einem Alembik, dessen Schnabel in ein durch ein Kühlfaß führendes Zinn- oder Eisenrohr mündet, versehen ist, vorgeschrieben. Bei der Destillierung der ätherisches Öl führenden Stoffe mit Wasser finde sich das ätherische Öl meistens oben auf dem wässerigen Destillate schwimmend, oder, wie bei Zimmt-, Nelken- oder Macisöl, unten am Boden der Vorlage. Wenn letztere Angabe für Zimmt- und Nelkenöl auch stimmt, so hat sich Cordus beim Macisöle doch wol geirrt, da dasselbe spezifisch ziemlich bedeutend leichter als Wasser ist.

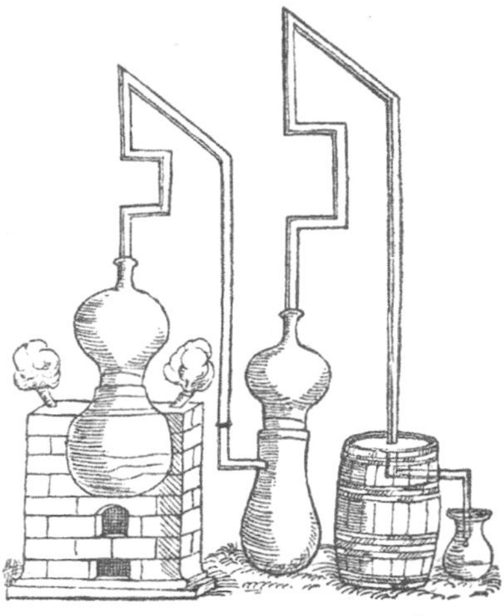

Fig. 82. Destilliergerät für ätherische Öle nach einem Holzschnitte vom Jahre 1573.

Die Abbildung 82 zeigt ein Destilliergerät für ätherische Öle, wie es Adam Lonicer in seinem Kräuterbuche von 1573 als sehr zweckmäßig bezeichnet. Er schreibt dazu:

„Man bereitet einen gemeinen Destillierofen, wie zu einem einfachen balneo Mariae pflegt gemacht werden, darin setze man ein kupffern Blase so ziemlich groß ist, daß sie ein gemeine Maß oder sechs haltet. Solcher Blasen Hals oder Mund sol oben handbreit weit sein, und über den Ofen herausgehen. Darauff stürtzet oder decket man ein kupffern Hut, so wol darin einschliesset. Solcher Hut soll oben ein Rörlin haben so eines Fingers dick weit ist und eines halben Fingers lang über sich gehet. Daran steckt man die blechen Rören, so uff die art, wie folgende Figur 82 außweiset, bereitet sein, daß sie gehet in ein andern kupffern Kolben, so auch einen Hut mit einem Rörlin oben hat. Darauff setzet man ein andere auch dergleichen blechen Rören oder Serpena in welche durch ein Vaß, in ein Fürlegerglaß, darin die destillirte

Materie fliesset, ausgehet. So man nun von Gewürtze oder von Samen die Olea distillirn will, sol man die kupffern Blase so in dem Brennofen stehet halb vol Brunnenwasser füllen, und darnach die Gewürtze oder Samen, darvon man die Olea abziehen will, wol zerstoßen, derselben ein Pfund oder zwei darin thun. Die Instrument oder Rören an allen Orten, da sie zusammen gesteckt werden, wol gehab mit Ochsenblasen und Meel verwaren, und das Feuer undermachen. Erstlich sanfft und darnach je lenger je hefftiger regieren. Solche Distillation gehet geschwind naher, in drei oder vier Stunden. Wann nun die beste Spiritus also herauß gefließen und abgelauffen sein, sol man das Oleum so oben in dem Glaß schwimmet, sauber darvon in ein besonder Gläßlin geschicklich absondern." J. J. Becher bringt in seinem „Unterricht künstliche Distillier- und Brennöfen mit zugehörender Bereitschaft zu machen" ebenfalls die Abbildung dieses Gerätes, indessen gleichfalls mit ungenauer, unklarer Beschreibung. Wahrscheinlich befand sich der Arzt Dr. Lonicer bei der Beschreibung des von ihm selbst wohl nie benutzten Destilliergerätes in derselben Lage des Halbwissens, wie so manche moderne Allerweltsschriftsteller bei ihren besprochenen Gegenständen. Ihm war die Einrichtung des Gerätes selbst nicht ganz klar. Jedenfalls gehörten die Gewürze oder Samen, von welchen das Öl abzusondern war, nicht in den kupfernen Kessel, unter dem sich das Feuer befand, sondern in den zweiten kupfernen Kessel, in welchen aus ersterem nur die heißen Wasserdämpfe eingeleitet wurden. Der zweite Kessel ist daher als unser moderner Blaseneinsatzkessel zu betrachten und das Ganze als Destillierung mit heißen Dämpfen. Das Weitere ergiebt sich alsdann für den Fachmann aus der Abbildung von selbst.

Die Figur 83 zeigt ein Destilliergerät, wie es sich bei der ältesten bekannten Vorschrift zur Ätherdarstellung abgebildet findet. Meistens wird Valerius Cordus als der Entdecker des Äthers genannt. Seine Vorschrift findet sich in dem im Jahre 1561 von Gesner ausgegebenen Werke: »Valerii Cordi de arteficiosis extractionibus« und zwar im dritten Teile desselben: De oleo ê chalcantho duplici, uno austero (vel acido) altero dulci. Wir wissen, daß die Destillierung der sogen. Nordhäuser Schwefelsäure aus Eisenvitriol schon Basilius Valentinus bekannt war; ob die Vorschrift zum

Oleum vitrioli dulce von Cordus herrührt, scheint ebenfalls zweifelhaft. Crato von Kraftheim schreibt 1559 in einem Briefe an Conrad Gesner in Zürich: „Der Kunst des Cordus von den destillierten Ölen und den Extracten habe ich beigefügt die Vorschrift des Olei vitrioli. Für den Urheber derselben wird Cordus richtig oder fälschlich gehalten; ich widerrufe es nach meiner Meinung indessen nicht, da ich selbst von ihm etwas davon begehrte. Früher hatte ich nur eine verworren geschriebene Vorschrift, neulich hat mir jedoch Joachim Camerarius dieselbe viel richtiger geschickt, die ich dir beifüge. Ich glaube, Joachim Camerarius hat sie von Johann Ralla, Apotheker in Leipzig, erhalten, bestimmt weiß ich es indessen nicht.“ Johann Ralla war der Oheim des Valerius Cordus, auf dessen Bitten letzterer die Sammlung und Herausgabe von Arzneivorschriften überhaupt vornahm. Daß er hierzu viel Material von seinem Oheim erhielt, ist nicht zu bezweifeln, und so ist es denn sehr wahrscheinlich, daß die älteste Vorschrift zum Äther aus der Rallaschen Apotheke zu Leipzig stammt.

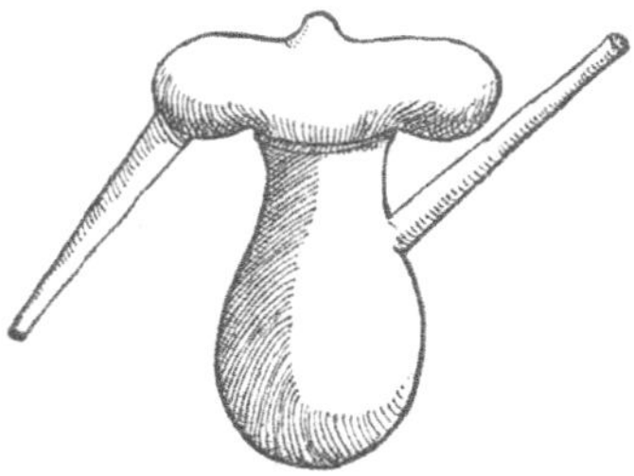

Fig. 83. Destillierkolben mit angeschmolzenem Helme zur Äthergewinnung nach einem Holzschnitte vom Jahre 1561.

Nach dieser wurden gleiche Teile stärkester Weingeist und Vitriolöl gemischt und in einem gut verschlossenen Glase ein bis zwei Monate lang bei Seite gestellt. Alsdann wurde die Flüssigkeit in einen Kolben mit angeschmolzenem Helme (Fig. 83) gegossen und aus diesem im Aschen- oder sicherer aus dem Wasserbade der überflüssige, nicht an Schwefelsäure gebundene Weingeist wieder abgezogen. Nun stellte man den Kolben in ein Sandbad, legte vor die Schnauze eine andere Vorlage, verkittete die Fuge und destillierte, da die Ätherschwefelsäure erst bei 130 Grad zerfällt, bei allmählich stärkerem Feuer den Äther und das Wasser von der sich durch Zerfallen wiedergebildeten Schwefelsäure ab. „Die fette, ölige Flüssigkeit“, welche sich mit einer wässerigen in der Vorlage vorfand, wurde sofort von letzterer abgehoben und zum Gebrauche aufbewahrt. Dieses Oleum vitrioli dulce sollte eine ähnliche Wirkung wie der Schwefel haben, indessen alles erfolgreicher leisten, weil es wegen der Flüssigkeit leichter eindringen könnte, woran der Schwefel durch seine Festigkeit und Dicke verhindert würde. Besonders heilkräftig sollte es bei Krankheiten sein, welche durch Fäulnisse entstehen, insbesondere gegen die Pest. Es wurden davon ein bis drei Tropfen in Wein oder mit Zuckerplätzchen abgeschüttelt gegeben. Der Preis war ein sehr hoher. Nach der Magdeburger Taxe von 1577 kostete ein Quentin 8 Groschen.

Sehr abweichend von der heutigen Ätherbildungstheorie ist die des Cordus. Er sagt: „Das saure Vitriolöl besteht, wie es scheint, aus vielem erdigen Stoffe und wenig Schwefel (multo alumine et pauco sulphure). Weswegen, wenn aus dem sauren Öle das Süße ausgezogen wird, nichts anderes geschieht, als daß von dem Erdigen der Schwefel abgesondert wird. So ist das süße Vitriolöl (Äther) nichts anderes, als Schwefelöl oder Schwefel selbst in flüssige Form gebracht, und kann das diesem eigentümliche Öl genannt werden, denn es ist fett und salbenartig, ebenso wie der Schwefel selbst, welcher in Öl und nicht in Wasser flüssig wird." Unter diesem Schwefel des süßen Vitriolöles dürfte Cordus nicht den gewöhnlichen, sondern den philosophischen Schwefel gemeint haben. Letzterer hatte fast eine ganz geistige Natur. Er war das Licht und das Feuer und auch die brennbare Masse, welche man in jedem Körper annahm. Es wäre sicher ein Irrtum, wollte man glauben, Cordus habe — wie es hier leicht scheinen könnte — bereits die wirkliche Zusammensetzung des Vitriolöles gekannt.

Chemisch-pharmazeutische Feuerherde und Öfen der Vorzeit.

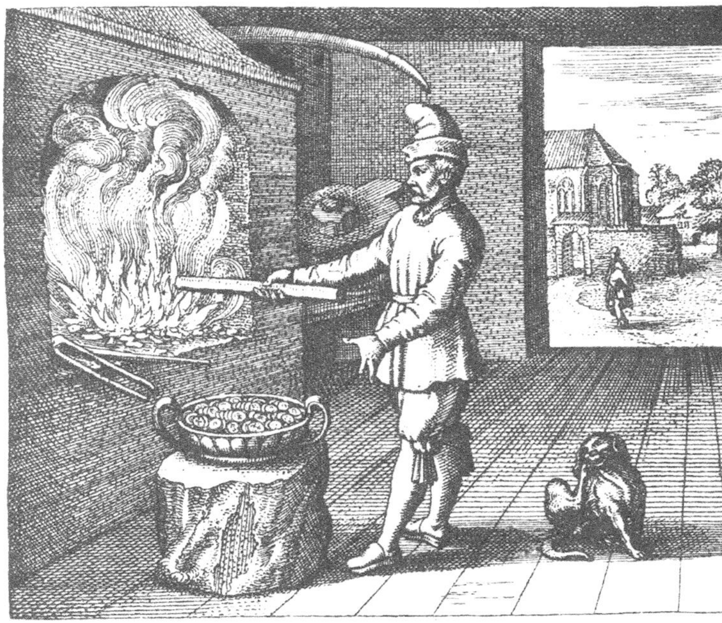

Fig. 84. Alchemistische Feueresse nach einem Kupferstiche vom Jahre 1618.

„Wohlthätig ist des Feuers Macht,
Wenn sie der Mensch bezähmt, bewacht,
Und was er bildet, was er schafft,
Das dankt er dieser Himmelskraft."

Schiller. (Lied von der Glocke.)

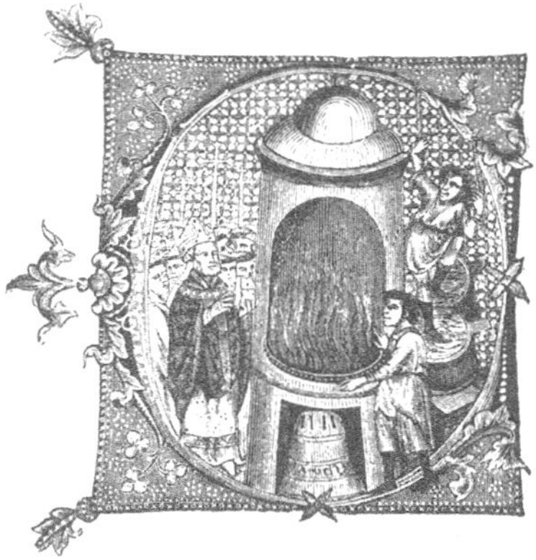

Fig. 85. Zierbuchstabe mit Ofen zum Glockenguß nach einer Miniatur des 14. Jahrhunderts.

Ohne Zweifel waren Öfen und Herde, mittelst deren die in der hermetischen Kunst notwendigen Wärmezufuhren in geeigneter und bequemer Weise vorgenommen werden konnten, für die Arbeiten der Alchemisten oder Feuerphilosophen — den Ahnen unserer heutigen Chemiker — von jeher von größter Wichtigkeit. Schon der Araber Dschafar oder Geber, welcher im 9. Jahrhunderte — wahrscheinlich in Sevilla — gelebt hat, schrieb ein eigenes, uns in lateinischer Sprache überliefertes Werk: »De fornacibus construendis«, in welchem Öfen zum Glühen, Schmelzen und Destillieren aufgeführt sind. Diese Feuergeräte erfuhren vom 12. Jahrhunderte ab im Abendlande durch das Entstehen und Aufblühen der Pharmazie, welche zu ihren Arbeiten und Künsten des Feuers in ähnlicher Weise wie die Feuerphilosophie bedurfte, weitere Verbesserungen. Die hauptsächlichsten der im Mittelalter zur Arzneibereitung und namentlich zum Destillieren benutzten Öfen findet man in den beiden Werken über Destillierkunst von Hieronymus Brunschwyck, welche in den ersten Jahren des 16. Jahrhunderts bei Grüninger in Straßburg im Druck erschienen, abgebildet und beschrieben. Die nachfolgenden Angaben und Abbildungen wurden, soweit keine anderen Quellen namhaft gemacht sind, diesen Werken entnommen.

Ein Ofen einfachster Einrichtung war der gemeine Brennofen, wie wir einen solchen auf der dem Aufsatze über Destilliergeräte beigegebenen Fig. 68 abgebildet sehen. Derselbe ward aus Backsteinen oder verglasten Kacheln in leicht versetzbarer Weise aufgebaut. Er hatte zum Einlegen des Brennstoffs und zum Herausnehmen der Asche unten eine Thüre und neben dieser, um Zug zu erzeugen, oben, seitlich, ein größeres und an der anderen Seite, unten neben der Thüre, zwei kleinere Luftlöcher. An der der Heizthüre entgegengesetzten Seite des Ofens befanden sich oben, seitlich, zwei kurze Abzugsröhren für den Rauch. Bei der Destillierung aus einem

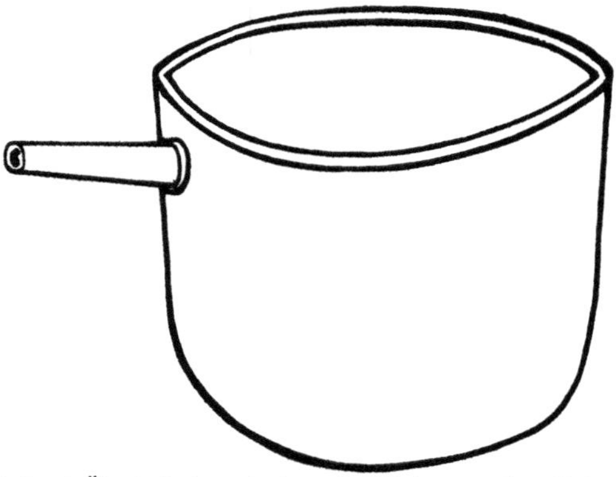

Fig. 86. Wasserbad mit Überlaufrohr nach einem Holzschnitte aus dem Anfange des 16. Jahrhunderts.

feuerfesten, metallenen Destillierkessel ward dieser unmittelbar auf eine oben gelassene Öffnung über das freie Feuer gesetzt. Kamen indessen gläserne, irdene oder bleierne Destilliergeräte zur Anwendung, so empfahlen sich Destillierungen »per cinerem« oder »per arenam«. Zu dem Zwecke ward der Ofen oben mit einer Eisen- oder Steinplatte bedeckt, diese drei bis vier Finger hoch mit Asche oder Sand bestreut und hierauf die Brennpfanne oder ein etwaiges anderes Destilliergefäß gestellt. Um Destillirungen aus dem Wasserbade = »per balneum mariae« vornehmen zu können, wurde der einfache Brennofen dadurch in einen sogenannten Kapellenofen abgeändert, daß statt der oberen Platte ein kupferner Kessel eingemauert ward. Dieser, Kapelle genannt, ward mit Wasser gefüllt, und in dieses das Destilliergefäß eingesetzt. Um das Schwimmen und Umfallen der Destillierkolben zu verhindern, beschwerte man dieselben vor dem Einsetzen unten und oben mit durch Schnüre verbundenen Bleiringen. Da bei einem Überkochen das herauswallende Wasser die heißen Steine des Ofens leicht zersprengte, so ward zur Vorsicht die kupferne Kapelle meistens oben mit einem seitlichen Ausflußrohre versehen (Fig. 86), aus welchem das kochende Wasser beim Hochwallen herausfließen konnte, ohne dem Ofen durch Benetzen gefährlich zu werden.

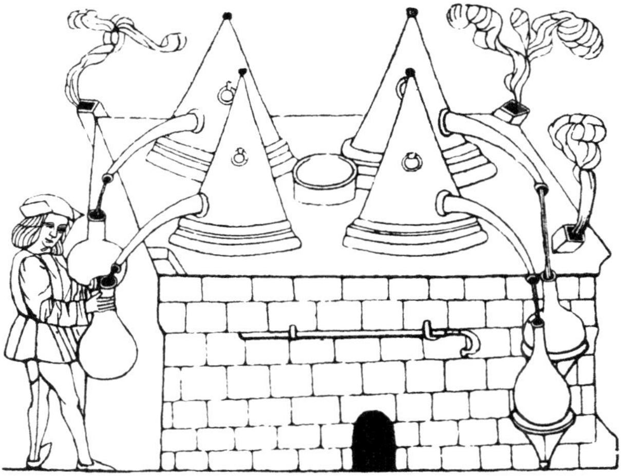

Fig. 87. Destillierherd mit „Rosenhüten" nach einem Holzschnitte aus dem Anfange des 16. Jahrhunderts.

Um gleichzeitig über einem Feuer mehrere Destillierungen vornehmen zu können, bediente man sich der Destillierherde (Fig. 87), welche aus ungebrannten oder gebrannten Steinen aufgebaut wurden. Dieselben waren im Innern durch eine Röste in zwei Räume abgeteilt. Oben befand sich der Platz für das Feuer und unter der Röste der Aschenraum, welcher durch eine unten seitlich angebrachte Öffnung, welche zugleich zum Zuzuge der zum Brennen notwendigen Luft diente, geräumt werden konnte. Der Heizstoff ward durch eine, in der Mitte der den Herd bedeckenden Eisenplatte gelassene Öffnung eingelegt. Für den Rauch waren an dem Herde an den vier Ecken

Abzugslöcher gelassen. Zur Regelung des Feuers hatte man für die Rauchlöcher thönerne Zapfen, mit denen einzelne der Öffnungen, um den Luftzug zu verringern, bei Bedarf verschlossen wurden. Die eiserne Platte war fast ganz mit Backsteinen belegt; nur an denjenigen Stellen, auf welche die Destilliergefäße gesetzt werden sollten, waren durch Freilassen der Platte von Steinen Vertiefungen gebildet,

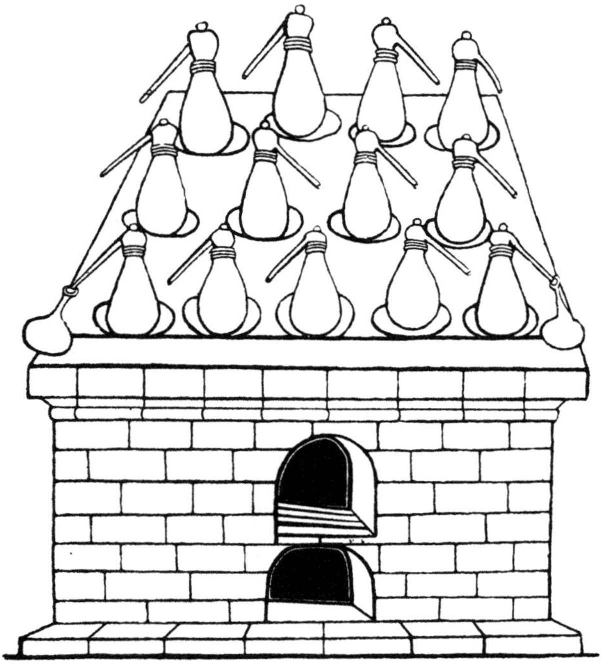

Fig. 88. Kapellenherd nach einem Holzschnitte aus dem Anfange des 16. Jahrhunderts.

die einige Centimeter hoch mit Asche oder Sand beschüttet waren. Auf der Abbildung Fig. 87 sehen wir in den so hergestellten Aschen- oder Sandbädern als Destilliergefäße Brennpfannen, welche mit sogenannten Rosenhüten bedeckt sind, eingebettet.

Um in derselben Weise durch ein einziges Feuer gleichzeitig noch größere Massendestillierungen vornehmen zu können, benutzte man große Kapellenherde, in denen zehn bis dreißig Kapellen eingemauert waren. Letztere waren nicht, wie bei den Destillierungen, aus dem Wasserbade, aus Kupfer, sondern wegen größerer Feuerbeständigkeit und billigeren Preises meistens aus Thon gefertigt. Die Fig. 88 zeigt uns einen derartigen Kapellenherd, welcher mit dreizehn Kolben, die mit Alembik bedeckt sind, versehen ist. Wie bei zweien dieser Destilliergefäße zu sehen ist, sind natürlich bei Beginn der Destillierung unter sämtliche Schnäbel der Alembike erst noch Vorlagen zu stellen. Diese Kapellenherde gleichen also fast den in unseren chemischen Fabriken gebräuchlichen, mit zwei Reihen Kapellen versehenen „Galeerenöfen". Wie letzterer Name andeuten

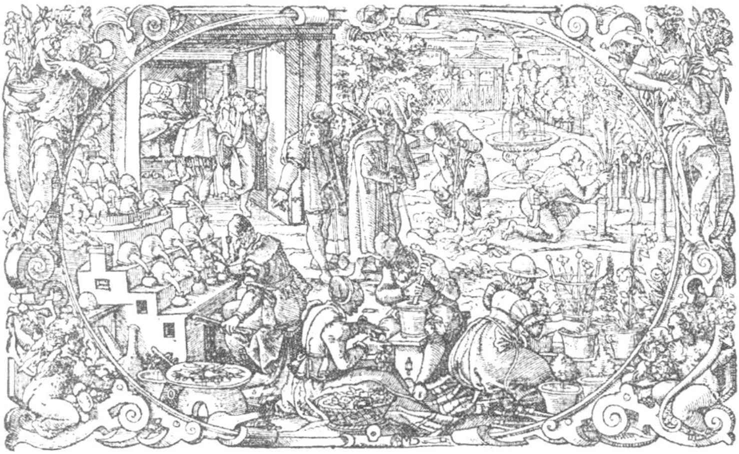

Fig. 89. Staffelförmiger Destillierherd nach einem Holzschnitte vom Jahre 1592.

soll, ähneln dieselben bekanntlich, wenn sie mit Retorten versehen sind, durch die seitlich stehenden Retortenschnäbel etwas den Rudergaleeren der Alten.

Auf der Fig. 89, welche dem „New Artzney-Buch" von Jacob. Theodor. Tabernaemontanus, gedruckt zu Neustadt a. d. Hardt von Mattheus Harnisch 1592, entnommen ist, sieht man ein Destilliergerät im Kräutergarten aufgestellt. Bei demselben ist der Herd staffelförmig aufgebaut. „Unter jederm Hutt, auf dem absatz oder vmff des Ofens stehet ein küpffern oder irrden Gefäß oder Tigel, darein legt man die frischen Kreutter, klein zerhackt, oder mit

Wasser, auch bißweilen mit Wein gebeytzt. Auff das Gefäß oder Tigel stürtzt man den geschnäuzten Hut, geheb über einander. In die kleinen Nebengläser, darein die Schnabel gehen, rinnt das Wasser. Unten durch das Zündloch legt man Fewer in Ofen."

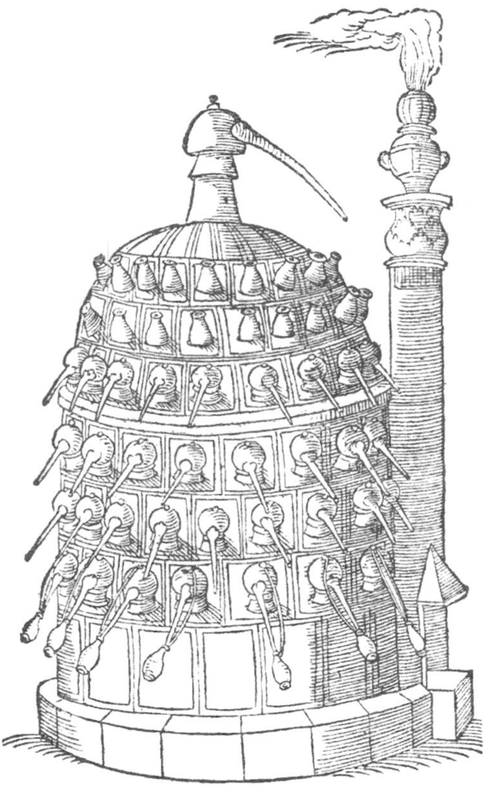

Fig. 90. Venetianischer Destillierofen nach einem Holzschnitte vom Jahre 1586.

In dem Kräuterbuche des Matthiolus, herausgegeben durch Joachim Camerarius 1586, ist noch ein ähnlicher Ofen abgebildet und beschrieben (Fig. 90), bei welchem die bei vorigem Ofen zur Destillierung aufgesetzten Gefäße oder Tiegel durch die krugartige Form der Kacheln völlig überflüssig werden. Die Beschreibung dieses Ofens lautet bei Matthiolus: „Dieser Ofen ist zu Venedig und Neapel sehr gebreuchlich, denn daselbst hat man viel Gleser, und geschicht diese destillirung geschwindt und behendt, dann man kan in 24 stunden mehr dann hundert Seidel oder Pfund Wassers außbrennen. Der Ofen ist rund, den macht ein Töpffer oder Haffner, wie man sonst gemeine Kachelöfen in die Stuben pflegt zu machen. Die Kachlen stehen zu rings herumb an dem Ofen, sind verglasirt und formiret fast wie die Harnglaß. Uber diese Kachlen stürzt man gleserne Destillirhelme. Unter die Schnäbel dieser Helmen hengt man die recipienten, das sindt die fürsetzgläser, an langen schnürlen oder dicken fäden, diese schnürle bindet man oben an die Knauffen der Distillirhelme. Wenn man nun distillirn wil, legt man ein Fewer in den Ofen, gleicherweise wie man andere Öfen pflegt einzuheitzen, doch thut man die Kreutter oder Blumen nicht alsbaldt in die Kachelkolben, sondern man verzeucht, biß die erste gehlinge hitz für über ist, dann solte mans in dieser geschwinden hitz einlegen, würden sie ohn zweiffel anbrennen. Derhalben wenn die erste hitz etwas milter, und der Ofen ziemlich warm worden, ist das gesind, welches zu diesem handel verordnet, baldt vorhanden, stopffen das Ofenloch zu, damit die wärme darinne bleibe, darnach legen sie die zerhackte Kreutter und Blumen in die Kachelkolben, setzen die glesern Helme darauff, und bringen also viel gebrandt Wasser zuwegen, und ist diß Wasser viel köstlicher, dann dasjenige, welches man in Kolben und Brennhelmen, so von Zin gemacht, destillirt."

Zu lang dauernden Feuerarbeiten war der „faule Heintz" oder „Athanor" (von ἀϑάνατος, immerwährend, unsterblich) das beliebteste und zweckmäßigste Heizgerät. Das Eigentümliche dieses Ofens (Fig. 91) war eine hohe, oben durch einen Deckel verschlossene Röhre, welche den Brennstoff enthielt, und aus der es von selbst in den Feuerraum, ähnlich wie bei den jetzigen sogenannten amerikanischen Öfen, auf die Röste nachfiel, um das Verbrannte zu ersetzen. Der Herd hatte meistens drei oder vier Kapellen, unter welchen sich je ein eigener Feuerraum befand, von dem jeder durch einen Zug mit dem den Brennstoff enthaltenden Rohre in Verbindung stand. In jedem Feuerraume war eine mit einer Regelungsvorrichtung versehene Öffnung zum Abzuge des

Rauches. Durch Schließen der Züge und der Aschenlöcher ward das Feuer geregelt.

Zur Destillierung mancher pharmazeutischer Erzeugnisse war es nötig, höhere Wärmegrade anzuwenden und auch hierbei die Hitze

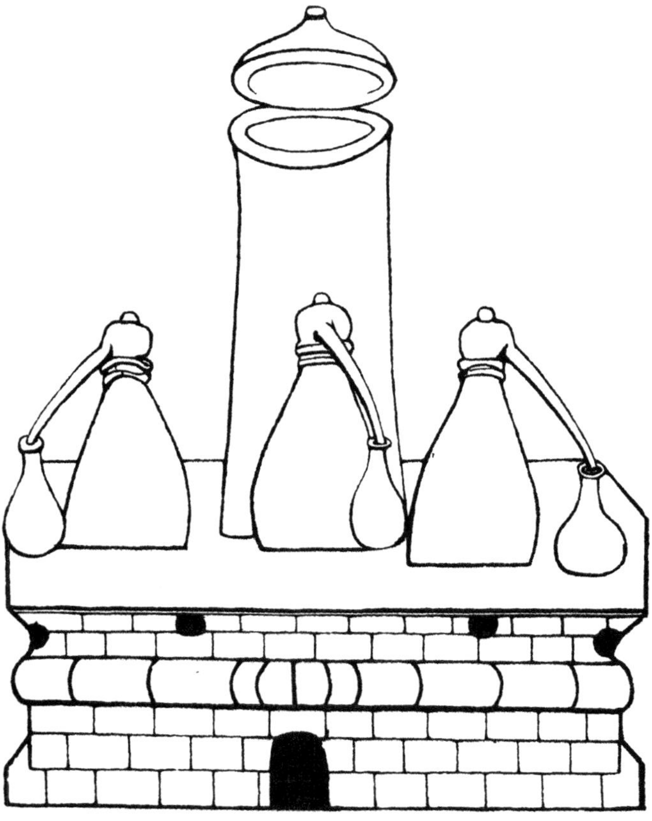

Fig. 91. Der „faule Heintz" nach einem Holzschnitte aus dem Anfange des 16. Jahrhunderts.

willkürlich verstärken und vermindern zu können. Um dies zu erreichen, war es erforderlich, daß man es völlig in seiner Gewalt hatte, das Zuströmen der Luft in den Ofen zu regeln. Diesen Anforderungen entsprach der dazu eingerichtete Windherd (Fig. 92) am besten. Der Zug ward in demselben, wie noch jetzt üblich, durch einen Dom, das ist ein Schornsteinrohr, welches gleichzeitig zum Einwurfe des Brennstoffes und zum Abzuge des Rauches diente, hervorgebracht. Der eigentliche Herd enthielt auf einem eisernen Roste den Feuerraum und darunter ein Aschenloch, welches durch passenden Einsatz verschließbar war. Der Feuerraum konnte durch drei verschiebbare Züge ganz oder teilweise von dem Schornsteine abgesperrt werden, und auch der Schornstein selbst ließ sich

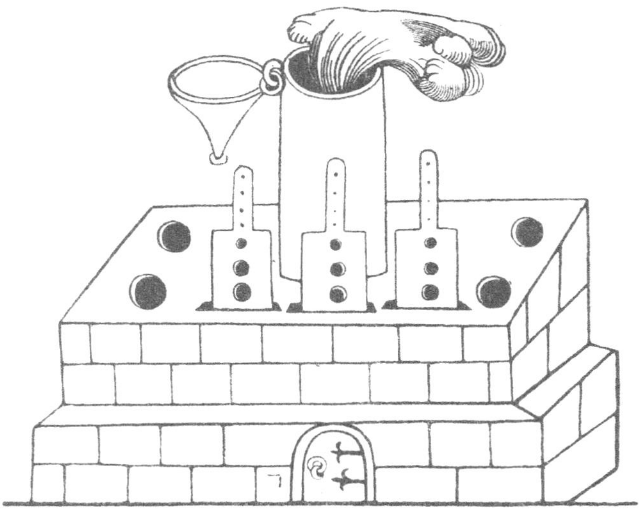

Fig. 92. Windherd nach einem Holzschnitte aus dem Anfange des 16. Jahrhunderts.

zur Unterdrückung des Zuges durch einen Deckel abschließen, so daß eine genaue Regelung des Feuers ermöglicht war.

Um die dem Schornsteinrohre entströmenden großen Wärmemengen weiter zu verwerten, beschreibt Brunschwyck eine Einrichtung (Fig. 93), welche indessen, wahrscheinlich wegen ihrer sehr zusammengesetzten Bauart, wol wenig Anwendung in der Wirklichkeit gefunden haben wird und mehr als mittelalterliche Spielerei zu betrachten sein dürfte. Man machte das kupferne oder irdene Schornsteinrohr eines Windofens so lang, daß es durch den Boden in ein höheres Stockwerk des Hauses ging, und ließ es dort durch einen hölzernen Bottich mit Wasser gehen. Durch das heiße Rohr ward das Wasser in dem Bottich alsdann soweit erwärmt, um es für Erwärmungen und zu Destillierungen leicht flüchtiger Flüssigkeiten als Wasserbad verwerten zu können.

Um ohne Gebläse, vermittelst eines sehr starken Zuges, ein heftiges, zum Glühen und Schmelzen von Metallen geeignetes Feuer hervorzubringen, beschreibt Brunschwyck einen Ofen, welcher in seiner Einrichtung den jetzt zu diesem Zwecke benutzten Windöfen völlig gleicht. Während die jetzigen Windöfen meistens aus einem

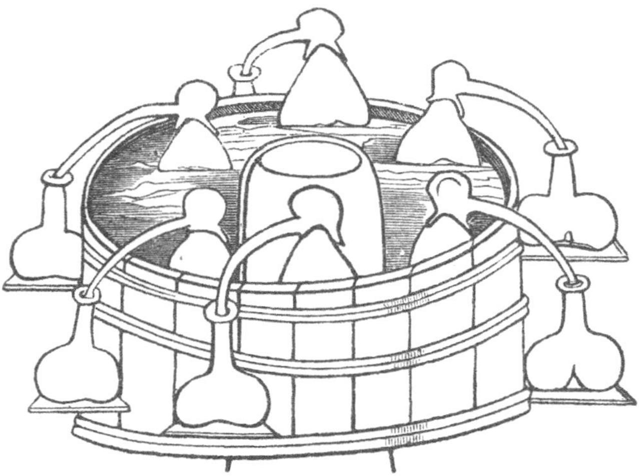

Fig. 93. Wasserbaddestillierung nach einem Holzschnitte aus dem Anfange des 16 Jahrhunderts.

Mantel von Eisenblech, welcher innen mit feuerfestem Thone ausgefüttert ist, hergestellt werden, ist der mittelalterliche Windofen, wie ihn die Fig. 94 zeigt, ganz von keilförmigen Ziegelsteinen, wie sie heutigestags zu Brunnen- und Schornsteinbauten benützt werden, aufgemauert. Der runde Innenraum, in welchem der Heizstoff — Holz oder Holzkohlen — entzündet ward, enthielt, wie bei derartigen Öfen der Jetztzeit, in der Mitte einen wagerecht liegenden Rost und unter diesem seitlich zahlreiche Luftlöcher. Die zu glühenden oder zu schmelzenden Gegenstände wurden in Tiegeln, welche den noch heutigestags dazu benützten ziemlich gleichen, in das Feuer gesetzt.

Da das Einäschern, Glühen und Schmelzen unter so fast unmittelbarer Berührung des Feuers, wie es der Gebrauch des Windofens mit sich bringt, bei manchen Erzeugnissen Unzuträglichkeiten veranlaßt, so fertigte man schon im Mittelalter Flammenöfen, in welchen in gleicher Weise hohe Hitzgrade zugeführt werden konnten, ohne daß das Feuer unmittelbar mit dem zu erhitzenden Gegenstande in Berührung kam. Ein solcher Ofen ist der „Reverberierofen“,

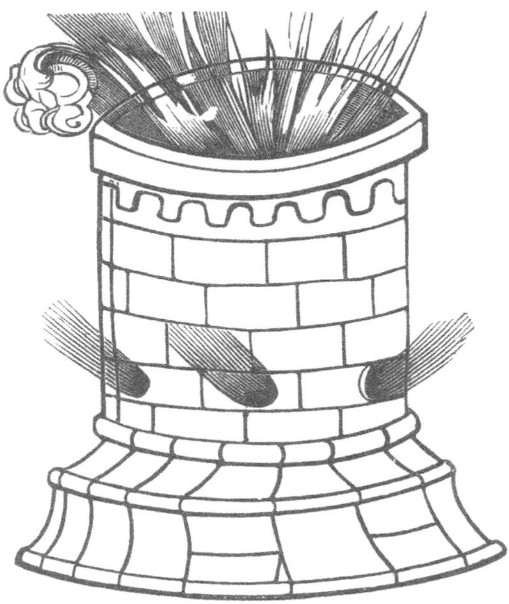

Fig. 94. Windofen nach einem Holzschnitte aus dem Anfange des 16. Jahrhunderts.

welchen uns Fig. 95 vorführt. In demselben befindet sich ein abgesonderter, vom Flammenfeuer umgebener Raum, in welchem die Stoffe geglüht werden. Unten ist der mit einem Rost versehene Raum für den Brennstoff, in der Mitte der Raum, welcher erhitzt werden soll, und darüber wieder ein Flammenzug. Brunschwyck empfiehlt diesen Ofen gelegentlich der Angabe der Vorschrift zur Bereitung des Goldpulvers, welches nach seinem Verfahren durch Zusammenschmelzen des Goldes mit Quecksilber, Verreibung des

Amalgams und nachherige Abtreibung des Quecksilbers durch Erhitzung im Reverberierofen dargestellt wird. Auch in der Jetztzeit finden derartige Flammenöfen weniger im pharmazeutischen Laboratorium als zu Zwecken bei der Metallgewinnung, zum Schmelzen und Gießen großer Metallmassen, hauptsächlich Verwendung.

Außer den schon von Brunschwyck um das Jahr 1500 erwähnten Heizstoffen, wie Lohekuchen, Holz und Holzkohlen, führt Ryff im Jahre 1567 schon die Steinkohlen mit auf. „Die steinkolen seind von wegen irer hefftigen hitz, allein den Alchemisten nütz in starcker

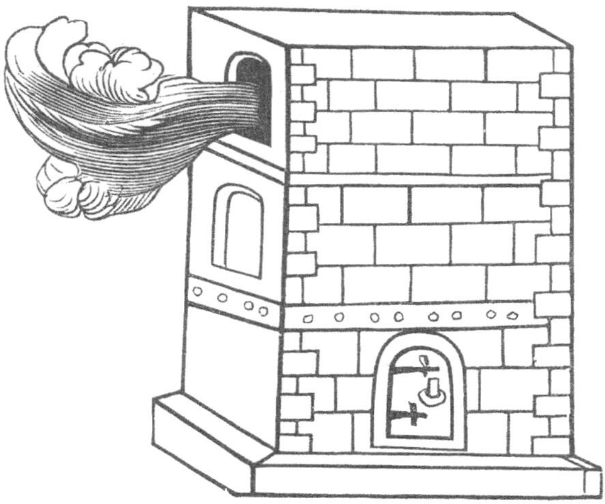

Fig. 95. Reverberierofen nach einem Holzschnitte aus dem Anfange des 16. Jahrhunderts.

resolution." Der lebendigen Hitze, welche mit diesen Brennstoffen erzeugt wird, stellt Ryff die künstliche Hitze zur Seite, „in welcher die wirckung der natur in sonderheyt Imitiert wirt, welche inn der tieffe des erdtrichs, das wasser solcher massen erhitzigt, zu den krefftigen natürlichen bädern, so also ermermet, von der natur auß dem erdtrich iren ursprung haben, in vilfeltige hülff und nutzbarkeyt des menschen. Solche hitz recht zu proponiren, soltu ungeleschten Kalck haben, der jetzund nemlich auß dem Kalkofen genommen, noch ziemlich warm ist, daß du in kaum magst halten. Dises Kalcks nimm ein theyl, Schwebel ein halb theyl, Salpeter ein vierdt theyl, schönen saubern Alaun ein acht theyl, stoß jedes stück fur sich selbst rein zu pulver, dann vermisch es eilends zusamen, und thu es in die obgemelte Kugel (Messingkugel mit einer Öffnung zum Füllen), welche dermassen bereyt sein sol, daß weder lufft noch wasser hinein möge. So du si dann also gantz geheb und wol vermacht hast, und in das wasser . . . legest, erhebt sich von der hitz ein Dampff vom warmen Kalck, der henckt sich an, an die wand der kugeln, daselbst wirt er von der kelte des eusserlichen wassers von stund an resolviert in kleine tröpflin, welche tröpflin der Alaun bald an sich zeucht, und mit hülff der innern und eusserlichen Feuchten resolviert er sich bald, auß welcher Resolution der kalck hefftig erbrennet. Damit er aber in solcher brunst erhalten werden mag, ist ihm der Salpeter zugeeygnet, welcher im lufft gibt, aber der Schwebel, welches ölige oder fette materi im narung und erhaltung gibt, on welche beide Stück kein Feuer erhalten werden mag." „So du dise selbst hitzende Kugel obgemelter maß mit fleiß bereytest, kannst du auch andere nutzbarkeit darvon haben, dann so du solche kugel in rechter größe machest, kannst du ein gantze butt mit wasser damit wunderbarlichen erhitzigen, und empfahet solchs wasserbad ein sonderlich art der natürlichen bäder." In dem aus dem 14. Jahrhunderte stammenden Zierbuchstaben Fig. 85 sieht man einen Ofen zum Glockengusse abgebildet. Da die Beschreibung desselben zu sehr in die Geschichte der Metalltechnik hinübergreifen würde, so ist es wol gestattet, statt dieser hier einfach auf die ausführlichen Mitteilungen „Vom Glockenguß", welche im 12. Jahrhunderte Theophilus Presbyter[1]) giebt, zu verweisen. Diese Beschreibung wird wol dem im späteren Mittelalter beim Glockengusse geübten Verfahren noch entsprechen.

An den verschiedenen Feuergeräten, welcher sich die Apotheker, Chemiker und Alchemisten schon im Mittelalter bedienten, sieht man, daß diese das vom Prometheus der Menschheit gespendete Geschenk auch für ihre Künste sehr vielfach auszunutzen wußten. Die wohlthätige Macht des Feuers war ihnen klar zum Bewußtsein gelangt, und aus voller Überzeugung werden sie daher gern dem Plinius[2])

---

[1]) Theophilus Presbyter, Schedula diversarum artium. Übersetzt von Albert Jlg. Wien 1874.

[2]) Plinius, Naturgeschichte B. 36, Kap. 68.

zugestimmt haben, welcher schreibt: „Wir können nicht umhin, uns zu wundern, daß fast nichts ohne das Feuer zustande gebracht wird. Es empfängt den Sand, aus welchem es bald Glas, bald Silber, bald Mennig, bald Bleiarten, bald Farbstoffe und bald Heilmittel schmilzt. Durch das Feuer werden Steine in Erz aufgelöst, durch das Feuer wird das Eisen erzeugt und bewältigt, durch das Feuer wird das Gold vervollkommnet, und durch das Feuer wird der Stein gebrannt, welcher die Bruchsteine an den Wohnungen verbindet. Bei anderem ist es vorteilhaft, wenn es öfter gebrannt wird, und derselbe Stoff erzeugt etwas anderes im ersten Feuer, etwas anderes im zweiten und etwas anderes im dritten, sowie auch die Kohle selbst, wenn sie erloschen ist, Kraft zu bekommen anfängt, und wenn man sie erstorben glaubt, eine größere Wirkung zeigt. Ja, das Feuer ist ein unermeßlicher, gewaltiger Teil der Natur der Dinge, bei welchen es zweifelhaft bleibt, ob er mehr verzehrt oder erzeugt. Auch selbst in dem Feuer liegt eine heilende Kraft. Daß gegen die Seuche, welche durch die Verdunkelung der Sonne entsteht, angezündete Feuer vielfache Hülfe gewähren, ist gewiß; Empedokles und Hippokrates haben dieses an vielen Orten gezeigt. „Für erschütterte oder gequetschte innere Eingeweide diene", sagt Varro, dessen eigene Worte ich hier gebrauchen will, „der Herd als Arzneibüchse, denn die daher gewonnene ausgelaugte Asche bewirkt als Trank Heilung; man kann dieses an den Fechtern sehen, welche sich, wenn sie zu spielen aufhören, durch einen solchen Trank erquicken." Ja, sogar die Brandborken, eine Krankheitsart . . ., heilt mit Honig geriebene Eichenkohle. So bringen auch verworfene und schon zu nichts gewordene Dinge einige Vorteile, wie man an der Kohle und an der Asche sieht."

Die älteste Pharmakopöe in Deutschland.

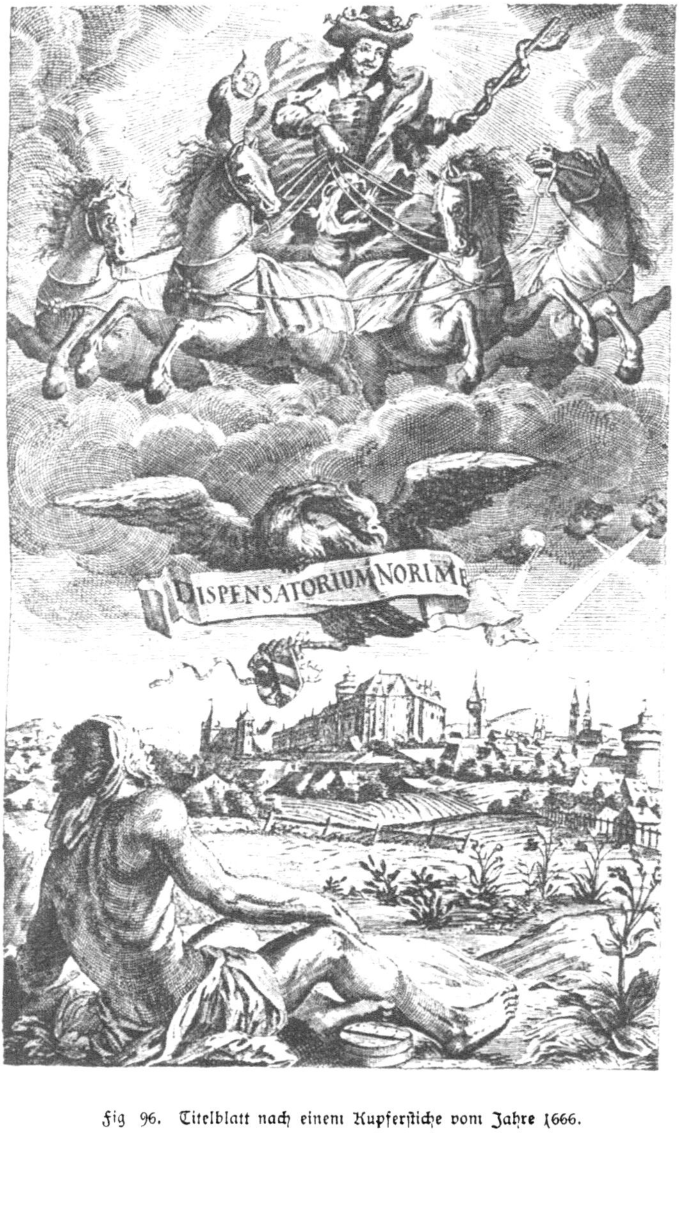

Fig 96. Titelblatt nach einem Kupferstiche vom Jahre 1666.

„Gar große Kräfte sind's, weiß man sie recht zu pflegen,
Die Pflanzen, Kräuter, Stein' in ihrem Innern hegen."

Shakespeare. (Romeo und Julia.)

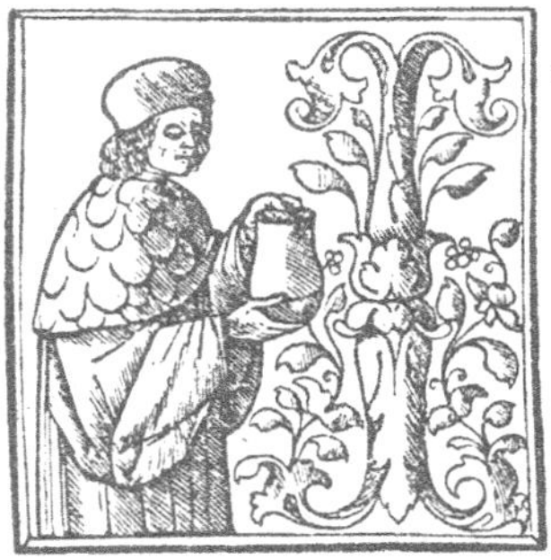

Fig. 97. Zierbuchstabe nach einem Holzschnitte des 16. Jahrhunderts. Arzt mit Harnglas.

Im Altertume scheint von einer Medizinalpolizei wenig die Rede gewesen zu sein, und man hatte daher damals noch keine gesetzlich eingeführten Arzneibücher. Während sich die Araber vom 7. bis 12. Jahrhunderte die Pflege der Medizin und deren Hilfswissenschaften sehr angelegen sein ließen, sah es in Europa zu jener Zeit mit diesen noch immer traurig aus. Die ganze Medizin bestand aus abergläubischen Träumereien und Gaukeleien. Im 10. Jahrhunderte gründeten die Araber zu Salerno in Unteritalien eine medizinische Schule, und diese, sowie auch die etwas später zu Neapel errichtete derartige Anstalt, erfreute sich lange Zeit eines großen Rufes. Auf Veranlassung dieser Schulen wurden im 12. Jahrhunderte durch ganz Italien Apotheken angelegt, welche Stationes genannt wurden. In der ersten Medizinalordnung für Neapel und Sizilien unter Friedrich II. wurden die Apotheker bereits auf das Antidotarium von Nicolaus, dem Vorsteher der Schule zu Salerno, verwiesen. Dies Dispensatorium enthält in alphabetischer Ordnung ungefähr 150 sehr zusammengesetzte Arzneivorschriften mit Angabe ihrer medizinischen Kräfte und Gebrauchsweise.

Dies Werk wurde in den nächstfolgenden Jahrhunderten, hauptsächlich unter Hinzuziehung der medizinischen Schriften der Araber, als Grundlage benutzt, um ähnliche, erweiterte, ebenfalls nur für zünftige Heilkünstler berechnete Arzneibücher zu verfassen. Von diesen waren namentlich das griechische Antidotarium des Nicolaus Myrepsus aus dem 13. Jahrhunderte und das Antidotarium magnum seu Dispensatorium ad aromatorios aus dem 15. Jahrhunderte in Italien sehr verbreitet.

Die Entwickelung des Medizinalwesens in Italien gab auch Anstoß zur Einführung gleicher Einrichtungen in Deutschland, und Ulm, Köln, Augsburg und Nürnberg scheinen darin den anderen deutschen Städten vorangegangen zu sein. In den Jahrhunderten vor der Reformationszeit gab es in Deutschland noch kein in unserem Vaterlande verfaßtes, gesetzlich eingeführtes Dispensatorium, und es waren bei uns in den Apotheken die verschiedenen derartigen italienischen Werke in Gebrauch.

Als jedoch im 16. Jahrhunderte das alte Nürnberg, den meisten deutschen Städten voraus, sein goldenes Zeitalter feierte und Künste und Wissenschaften unter der Pflege von Männern wie Dürer, Vischer, Krafft, Pirkheimer, Behaim &c. im schönsten Glanze blühten, machte sich der reformatorische Geist jenes Jahrhunderts auch an der Entwickelung des Nürnberger Medizinalwesens durch eine Menge vernünftiger Einrichtungen und weiser Medizinalgesetze bemerkbar. In der „Besserung zur Apotheker-Ordnung", welche im Jahre 1529 zu der bereits im Anfange des 16. Jahrhunderts vorhandenen Apothekerordnung durch einen Verlaß des Nürnberger Senats gegeben ward, wird unter anderem auch schon zu der Bereitung einiger Arzneimittel durch folgende Anordnung eine feste Richtschnur gegeben:

„Erstlich sollen alle Laxativa als Electuaria und Pillulae durch einen jeden Apotheker, anderst nicht denn nach dem Buch Luminare majus genannt, dispensirt und gemacht werden und nachdem solche Laxativa der Jngredientien halben etwas ungleich sein, und darin geirrt möcht werden; damit aber einige negligenz oder Verwahrlosung dadurch nicht beschehen, sondern die Apotheker alle zugleich hierinnen übereinkommen, und nit einer dis der ander jenes mache, so sind dieselben Laxativa aus dem Luminare majus durch die doctoren der Arznei mit vleiß gezogen und auf einem sondern Zettel verzeichnet, deren jeder Apotheker einen bei seinen Händen und nach demselben und keinen anderen dispensiren soll."

Dies Luminare majus ist eine Sammlung von Vorschriften aus

den Werken der medizinischen Schriftsteller der späteren Griechen, Römer und Araber. Der Verfasser desselben, der Alexandriner Joh. Jac. Manlius de Bosco, hat jede einzelne Vorschrift mit einer langen belehrenden Erklärung versehen, so daß das Werk mehr einem heutigen Lehrbuch der Pharmazie, als einer Pharmakopöe ähnelt.

Das erste in Deutschland verfaßte und auch behördlich eingeführte Buch, welches unseren Begriffen von einer Pharmakopöe ganz entspricht, ist das Werk des Valerius Cordus: »Pharmacorum conficiendorum ratio, vulgo vocant dispensatorium«. Dasselbe ist zuerst bei Johann Petrejus in Nürnberg ohne Angabe des Druckjahres erschienen. Der Verfasser desselben, der Sohn des Euricius Cordus, ward am 18. Februar 1515 in Simtshausen in Oberhessen, wo seine Eltern von Erfurt ab zu Besuch waren, geboren. Da der Vater von Valerius Cordus im Jahre 1527 Professor der Medizin in Marburg ward, so wurde Valerius dort mit seinem Bruder Philippus unter die akademischen Bürger aufgenommen, um die Arzneikunst zu erlernen. Schon 1531 erhielten beide an der neuen Hochschule die Würde des Baccalaureats. Darauf ging Valerius nach Wittenberg, wo er bald selbst als Lehrer auftrat. Im Jahre 1543 unternahm er eine wissenschaftliche Reise nach Italien, auf welcher er am 25. September 1544 zu Rom verstarb.

Da sich über sein Dispensatorium in den büchergeschichtlichen Werken nur recht ungenaue Nachrichten finden, so ist es wohl am Platze, auf die Entstehung dieser ältesten Pharmakopöe in Deutschland etwas näher einzugehen. Die Vorrede der ersten Ausgabe giebt darüber folgende Auskunft:

Valerius Cordus, der Sohn des Eurich Cordus, kam auf einer Reise, welche er, durch seinen Wissensdrang getrieben, nach Italien machte, nach Nürnberg und verkehrte daselbst im Kreise der derzeitigen berühmten Gelehrten und besonders auch mit den dortigen Ärzten. Es wurde bekannt, daß er mit vielem Fleiß und eigenen Verbesserungen aus den besten Schriftstellern ein die neueren und älteren Arzneimittel enthaltendes Werk zusammengeschrieben hatte, welches bereits in einigen Städten Sachsens in den Apotheken handschriftlich eingeführt war. Man ersuchte ihn daher um eine Abschrift für die Nürnberger Apotheken. Valerius Cordus glaubte indessen, daß die Apotheker diese ohne behördliche Genehmigung derselben doch nicht allgemein anerkennen würden, und übergab daher seine Handschrift dem Rate zur Prüfung und gesetzlichen Einführung. Dieser nahm dieselbe mit größtem Dank an und übergab sie sofort einer Anzahl von Ärzten zur Durchsicht, damit, wenn noch etwas zu ändern oder zuzusetzen wäre, dies nicht ohne Vorwissen des Verfassers geschehe. Die mit der Prüfung betrauten Ärzte erklärten das Werk für das vollkommenste und beste, was in der Art vorhanden sei. Der Rat beschloß daher, dasselbe drucken zu lassen, und befahl seinen Apothekern, in Zukunft ihre Arzneimittel nur nach den Vorschriften dieses Buches anzufertigen. Noch ehe das Buch im Druck erschienen war, starb der Verfasser in Italien, und nach dem Tode desselben ward das Werk, wie die Vorrede sagt, als ein Denkmal für den sehr glänzenden und sehr fleißigen Jüngling Valerius Cordus von dem hohen Nürnberger Rate herausgegeben. Das Buch ist also entschieden nach der italienischen Reise des Valerius Cordus erschienen, obgleich vielfach 1535 als Druckjahr für dasselbe angegeben wird. Der ausführliche Lebensbeschreiber des Valerius Cordus, Thilo Irmisch, stellt in seiner Schrift: „Über einige Botaniker des 16. Jahrhunderts, welche sich um die Erforschung der Flora Thüringens, des Harzes und der angrenzenden Gegenden verdient gemacht haben“ [1]), auf Seite 19 bestimmende Untersuchungen über das Jahr, in welchem Cordus nach Italien gereist ist, an. Er sagt über diesen „kritischen Ausflug“: „Ich würde ihn, da er, was ich gleich von vornherein bemerke, keine absolute Gewißheit gewährt, sondern nur Zweifel erregt, doch solche, aus denen sich wol noch einmal die Gewißheit entwickeln könnte, gern unterlassen, wenn es sich, ohne der Wahrheitsliebe untreu zu werden, thun ließe.“

Irmisch führt alsdann an, daß es sich in dem Lebenslauf des Valerius Cordus, welchen dessen Freund Crato von Kraftheim 1559 in einem Briefe an Conrad Gesner in Zürich giebt [2]), heißt, „Valerius Cordus sei 1542 nach Italien gereist“. Dieser Angabe gegenüber teilt er weiter mit, daß in einem ungedruckten Manuskripte mit der Aufschrift: Itinerarium terrae sanctae Wolfg. Holzawirthii 1546,

[1]) Programm zu der öffentlichen Prüfung des Fürstlich Schwarzburgischen Gymnasiums zu Sondershausen, April 1862.

[2]) Abgedruckt vor der von Gesner 1561 besorgten Ausgabe: »Valerii Cordi Simesusii annotationes in Pedacii Dioscorides Anazarbei« etc.

welches sich in Sondershausen befindet, zu lesen sei: „Anno 1543 als ich ausdisciplinirt hatte, zoeg Ich ken Wiettenberg" ...., „dasselbige Jahr zoeg Valerius Cordus, welcher diesselbige Zeit zu wiettenberg den Dioscoridem lass, und ein gewaltiger Simplicist war, derselbig zoeg in Welschland" u. s. w. Auf Grund weiterer Erwägungen sagt Irmisch dann auf Seite 22: „So bleibt mir für jetzt nichts übrig, als mich für das Jahr 1543, als das Jahr der Abreise nach Italien zu entscheiden. Das bestreite ich freilich nicht, daß dennoch der Nachweis möglich sei ..., daß bei Holzwirdt ein Irrtum obwalte. Ich selbst werde die Frage nicht aus den Augen verlieren."

Verschiedene Einträge in den Nürnberger Ratsbüchern beweisen, daß Cordus erst 1543 durch Nürnberg kam, um nach Italien weiter zu reisen. Die Vermutung des verstorbenen Irmisch ist also zur Gewißheit bestätigt.

Valerius Cordus muß sich indessen schon vor seiner Reise nach Italien in Nürnberg einmal aufgehalten haben; denn in dem Nürnberger Ratsbuche findet sich folgende Angabe unter dem 14. Juni 1542: „Nachdem ein Rath angelangt wie Dr. Cordus, ein hoch berühmter medicus, der eine Zeit lang hier gelept, der Apotecken halben ein sonderer Erfarenheit habe, wie auch hievor durch ime zu Wittenberg und anderen mehr ort die Apoteck reformirt und justificirt wird, hat ein Rath Auftrag gegeben ime zuzusprechen ein Dispensatorium den hieigen Apoteckern zu begreifen, volgends dasselbige mit rath der hieigen Aerzt justificiren und verfertigen zu lassen. Alsdann mit ime und den medicis auch zu rathschlagen, wie weg für zu nemen, damit die Apotecker und ire gesellen nit des lateins also gar unverständig, sonder so etwa neue ankommen sollten, Besserung under Inen fürgenommen werden möcht, solches alles alsdann wieder anzupringen. p. Hr. Hyronimussen Baumgärtnern." Daß Valerius Cordus in diesem Jahre wirklich in Nürnberg gewesen ist, geht auch aus der Sylva observationum variarum Valerii Cordi (unverarbeitete Notizen aus einem Tagebuche des Cordus, welche 1559 von Conrad Gesner in Druck gegeben wurden) deutlich hervor. Darin heißt es in der Überschrift des zweiten Kapitels: »Omnia quae sequuntur vidi et cognovi primum in peregrinatione Anni 1542«, und es folgen alsdann eine Menge Naturalien aufgeführt, bei denen vielfach Nürnberg als Fundort angegeben ist.

Aus einem Eintrage in dem Nürnberger Ratsbuche vom 4. Mai 1543 geht hervor, daß Cordus in diesem Jahre wieder nach Nürnberg gekommen ist. Es heißt darin: „Nachdem der jüngst bevelh eine Apotheckerordnung durch Doktor Cordum den medicum verfertigt und einem Rath zugestellt, ist zu erlassen dieselbige den hieigen medicis allen fürzutragen und inen zu bevehlen, dieselbige mit vleiß zu besichtigen und samptlich darüber zu rathschlagen, obs also ins werk zu pringen oder ob und was darzu zu pesserung von nöten. Im Fall dann das sie darob einhellig erfunden, sollen davon bis zu 100 Exemplaria getruckt und zu jeder Apotheck eins gegeben, die übrigen aber zu der Cantzlei behalten werden. per Hr. Hyronimus Baumgärtnern."

Am 13. und 30. Oktober kam der Gegenstand in den Ratssitzungen wieder zur Behandlung, und nach den Protokollen ward in das Ratsbuch folgender Eintrag gemacht:

„Dieweil Doctor Cordus, der berümpt medicus jetzt hieher gelangt, ist verlassen die hieigen medicos alle zusammen und ine darzu zu fordern, alsdann Inen sein hiervor gefertigte Apoteck-Reformation fürzutragen, zu bevohlen, sich darauf mit einander zu bereden und zu vergleichen. Darneben aber soll Ime gesagt werden von der sachen nit zu eilen, dann man wöll Ine aufhalten und darzu der gepür nach bedenken. Als nun volgends wird angepracht, daß die medici alle sich solchs puchs hetten verglichen, also das es sich zum truck gefertigt, hat ein Rath Ime mit 100 goldgulden verehren, darzu auch aus der herberge lösen lassen. p. Hr. Hyronimus Baumgärtnern."

Mit diesen Goldgulden in der Tasche wird Valerius Cordus sogleich im Oktober 1543 von Nürnberg ab seine in der Vorrede des Dispensatoriums erwähnte Reise nach Italien angetreten haben.

Der Nürnberger Magistrat kam indessen seinem Entschlusse, „von der sachen nit zu eilen", mit Gewissenhaftigkeit nach. In den Jahrgängen 1544 und 1545 schweigt das Ratsbuch daher ganz über das Dispensatorium, und erst am 28. Juni 1546 wird dessen wieder gedacht. „Nachdem die durch Doctor Cordum hiervor im 43. Jar verfertigt Apotheck Reformation, bisher etlich ehrhafter verhinderungshalben ins werck zu pringen verblieben, ist verlassen, dieweil dieselbigen hiervor durch die hieigen medicos besichtigt, approbirt und etlich ort gepessert, das sie dann jetzt im truck gegeben und volgens so sie fertig wäre, den medicis auch Apoteckern bevolhen werden soll, die füran für handt zu nemen und daran nachzukommen. Sonderlich aber das die Apotecker in Zurichtung Irer Conservation allemal einen medicus zu sich beruffen sollen, der zusehen mög, das sie und die Iren verständig damit umgehen, dieweil viel daran gelegen ist. p. Hr. Hieronimus Baumgärtner."

„Nota. Diese Ausfertigung ist wieder mal beim Rath bevohlen und sonderlich, daß Dr. Magenbuch und Hr. Osiander sich zum corrigiren gebrauchen zu lassen, angesprochen werden sollen. p. Hyronimus Baumgärtner. 28. Juni 1546."

Einem Johann Magenpuchius, Doktor der Artznei, ward nach Ratsverlaß vom 20. Juni 1524 vergönnt, in Nürnberg als Arzt thätig zu sein; derselbe war im Jahre 1500 geboren und starb im Jahre 1546 im Lager Karl V. zu Eichstädt und wird der hier Genannte sein. Herr Osiander ist wahrscheinlich der aus der Nürnberger Reformationsgeschichte bekannte Pfarrer von St. Lorenzen, welcher, nachdem ihm zwei Frauen verstorben waren, die Tochter des Doctor Magenbuch heiratete. Das Wissen Osianders ging über das theologische Gebiet weit hinaus. Unter anderen stand derselbe z. B. mit Nicol. Copernikus in näheren Beziehungen, so daß, als 1543 in Nürnberg die Drucklegung des Werkes dieses berühmten Astronomen erfolgte, Osiander die Beaufsichtigung des Druckes übernahm und die Vorrede zu diesem Buche schrieb[1]). Ähnlich wie bei diesem Werke dürfte seine Mitarbeit bei der Herausgabe des Nürnberger medizinischen Gesetzbuches gewesen sein.

Der Druck des Dispensatoriums ging nun schnell weiter; denn schon am 7. September 1546 war das ganze Werk fertig gestellt. „Als die hiervor durch Dr. Cordum zugerichtete Apotheker-Ordnung, dem hierob fol. 208 aufgezeichneten Bevehl gemeß im truck verfertigt ist, Erlaß jedem Medico hier eine und jedem Apothecker auch eine davon zuzustellen und zu bevehlen sich daran allenthalben gemeß zu halten und dieweil der Albrecht Apotheker

---

[1]) Alex. von Humboldt, Kosmos.

erstlich abgeschrieben, ist er mit 10 Fl. verehrt. p. Hr. Hyronimus Baumgärtnern 7. Sept. 1546." Damit schließen im Ratsbuche die Nachrichten über das Dispensatorium. Mit „Albrecht Apotheker" dürfte Albrecht Pfister gemeint sein, welcher in dem Aufsatze „Apotheken des 16. Jahrhunderts" schon erwähnt wurde.

Crato von Kraftheim, Leibarzt des Kaisers Ferdinand, welcher 1539 mit Cordus zusammen auf der Universität zu Wittenberg die Vorlesungen des Philipp Melanchthon über die Alexipharmaca des Nikander hörte, macht in der vorhin schon erwähnten Lebensbeschreibung des Cordus noch einige Bemerkungen, welche für die Kenntnis der Entstehung dieser ältesten Pharmakopöe in Deutschland von Bedeutung sind. Cordus hatte in Leipzig einen Oheim, den Apotheker Johann Ralla, von dem er sehr viel hielt. Auf dessen Bitte sammelte er nun die Vorschriften zu dem Dispensatorium. Nachher gab Kasparus Pfruend, der Schwiegersohn von Lukas Kranach, welcher dessen Apotheke in Wittenberg verwaltete, da er aus den Gärten zu Torgau sehr viel Kenntnisse von seltenen Pflanzen hatte, die kleinen Anmerkungen, welche sich in dem Dispensatorium finden, hinzu und brachte das Werk überhaupt in die Ordnung, in welcher es von dem Nürnberger Rate in Druck gegeben wurde. Cordus habe hierzu aber indessen nur ungern seine Einwilligung gegeben, da dadurch mancher Fehler hineingekommen sei, den er selbst nicht würde gemacht haben.

Das Dispensatorium scheint bei seinem Erscheinen wirklich Aufsehen gemacht zu haben; denn es erlebte auch außerhalb Nürnbergs bald eine Menge Auflagen und Nachdrucke, von denen mir bekannt sind: eine Pariser Ausgabe von 1548, drei Lyoner Ausgaben von 1552, 1559 und 1599, zwei Venediger Ausgaben von 1556 und 1563, eine Antwerpener Ausgabe von 1580. Bei Johann Petrejus zu Nürnberg erschienen zwei Ausgaben ohne Angabe des Druckjahres, und zwar eine in Duodezformat, die andere in klein Folioformat. Beide stimmen im wesentlichen überein, nur ist in der ersteren das Rezept zu Lohoch ad asthma von der Empfehlung begleitet: »ad asthma et tussim antiquam valet, humorem enim crassum tennat.« In der Folioausgabe fehlt diese Angabe, während sie sich in der Pariser Ausgabe von 1548 findet. Da diese voraussichtlich von der ersten Ausgabe nachgedruckt ist, so dürfte, nach Flückigers Ansicht, die Ausgabe in Duodezformat als älteste zu betrachten sein[1]). In Nürnberg erschienen noch weitere Ausgaben von dem Dispensatorium 1592, 1598, 1612 und 1666, welche, den Anforderungen der Zeit entsprechend, vermehrt und verbessert wurden.

Wie fast alle wissenschaftlichen Werke des Mittelalters ist auch das Dispensatorium des Cordus in lateinischer Sprache abgefaßt worden. Die Namen der zusammengesetzten Arzneimittel sind teils nach einem oder auch nach mehreren Bestandteilen desselben, teils nach dessen Eigenschaften, teils nach dem Namen des Verfassers der Vorschrift, teils nach der wirklichen oder vermeintlichen Wirkung des Arzneimittels gewählt worden.

Nach zuerst genanntem Taufverfahren hieß z. B. ein Pflaster, welches als Bestandteile Saft von Bockshornsamen, Leinsamen und Eibischwurzel hatte, Emplastrum diachylon = Pflaster mit Saft. Ein anderes Pflaster, welches Essig und Safran enthielt: Emplastrum oxycroceum = saures Safranpflaster. Im Laufe der Zeit erfuhren, wie andere Arzneimittel, auch diese sogenannte Verbesserungen und Abänderungen. Hierbei geschah es verschiedentlich, daß gerade die Stoffe fortgelassen wurden, welche dem Heilmittel den Namen gegeben hatten. Das Emplastr. diachylon der Jetztzeit z. B. enthält keinen Saft, und das Emplastr. oxycroceum von heute keinen Essig und häufig auch keinen Safran. Die alten Namen, auf diese jetzigen Arzneimittel angewandt, machen daher den Eindruck, als wenn sie ebenso abgeleitet wären, wie etwa lucus a non lucendo. Manche Namen sind durch derartige Abänderungen in den Vorschriften derselben für die Wortableitung geradezu zu Rätseln geworden, welche der Scharfsinn der Sprachforscher zuweilen in seltsamer Weise gelöst hat. Ich erinnere nur an die Ableitungen des Wortes Opodeldok. Nach meiner Meinung ist eine Aufklärung über die Bildung dieses Namens, dessen Wortabstammung durch seine Dunkelheit sprichwörtlich geworden ist, in der Vorschrift zum alten Opodeldokpflaster, welches in der letzten Nürnberger Ausgabe des Dispensatoriums des Valerius Cordus steht, zu finden. Dasselbe enthält nämlich gar keine von den Bestandteilen des modernen Opodeldoks, und drei Hauptbestandteile desselben sind: Opoponax, Bedellium und Aristoloch-Wurzel.

[1]) Beilage zu Nr. 43 der Pharmaz. Zeitung. 1883.

Von ersterem die Anfangssilbe Opo-, vom zweiten die Mittelsilbe -del-, vom dritten die Endsilbe -loch giebt Opodelloch, wie Paracelsus noch schreibt, was später in Opodeltoch und Opodeldoc abgeändert ist.

Die einfachen Arzneistoffe hat Cordus nur soweit mit angeführt, als eine besondere Zubereitung derselben zum Arzneigebrauch erforderlich schien. Der wesentlichste Teil seines Buches enthält eine Sammlung von Vorschriften früherer griechischer, römischer und arabischer Ärzte, von denen die hauptsächlichsten Dioskorides aus Anazarba in Cilicien, Galenus von Pergamus, der Leibarzt des Nero Andromachus, der „arabische Galen" Rhazes von Bagdad, der „Scheich el Reis" (Fürst der Ärzte) Avicenna, Mesuë der Jüngere und Nikolaus Präpositus von Salerno sind. Die von Cordus angegebenen Formeln enthalten fast nur Stoffe aus dem Pflanzen- und Tierreiche, und die Mischungen danach gehören sämtlich zu denen, welche man nach dem berühmten römischen Arzte Claudius Galenus von Pergamus, welcher einen hohen Wert auf recht zusammengesetzte Mischungsvorschriften legte, noch jetzt als galenische Arzneimittel zu bezeichnen pflegt. Die Unzahl der Bestandteile in manchen Vorschriften sind oft so verschiedener Natur, daß nach den heutigen medizinischen Ansichten manche dieser Mischungen eher wie eine gegen das Wohlbefinden der Menschheit gerichtete Verschwörung als wie ein Heilmittel erscheint. Leicht kommt man durch dieselben in Verführung, zu glauben, Shakespeare, welcher es ja so meisterhaft verstand, dichterische Schöpfungsfreiheit mit Treue gegen Quellen zu vereinigen, habe wol gar das Werk des Valerius Cordus gekannt; denn viele Vorschriften darin erinnern stark an das Hexenrezept in Macbeth:

„Um den Kessel schlingt den Reihn,
Werft die Eingeweid' hinein.
Kröte du, die Nacht und Tag
Unterm kalten Steine lag,
Monatlanges Gift sog ein,
In den Topf zuerst hinein.
Schlangen, die der Sumpf genährt,
Kocht und zieht auf unserm Herd.
Froschzehn thun wir auch daran,
Fledermaushaar, Hundezahn.

Otterzungen, Stacheligel,
Eidechspfoten, Eulenflügel,
Zaubers halber, wert der Müh',
Sied' und koch wie Höllenbrüh'.
Thut auch Drachenschuppen dran,
Hexenmumien, Wolfeszahn,
Des gefräß'gen Seehunds Schlund,
Schierlingswurz, zur finstern Stund'
Ausgegraben überall!
Judenleder, Ziegengall,
Eibenzweige, abgerissen
Bei des Mondes Finsternissen,
Türkennasen thut hinein,
Tatarlippen, Fingerlein
In Geburt erwürgter Knaben,
Abgelegt in einem Graben!
Mischt und rührt es, daß der Brei
Tüchtig, dick und schleimicht sei.
Werft auch, dann wird's fertig sein,
Ein Gekrös vom Tiger drein.
Kühlt's mit eines Säuglings Blut,
Dann ist der Zauber fest und gut."

Sämtliche Arzneimittel im Dispensatorium des Cordus sind eingeteilt in die Kapitel: Aromatische Mittel, Opiate, Konfekte, Konserven, Abführmittel, Pillen, Sirupe, Lecksäfte, Küchelchen, Pflaster, Cerate, Salben, Öle und Zubereitungen einiger einfacher Arzneimittel. Die wichtigste Rolle scheinen zur Zeit des Cordus die in der Abteilung der Opiate angeführten gift- und fäulniswidrigen Mittel gespielt zu haben. Die Hauptvertreter derselben waren zwei Latwergen, der Mithridat und Theriak. Beide waren ursprünglich nur als Gegengifte berühmt, bekamen später indessen bedeutenden Ruf als Arzneien gegen alle ansteckenden Krankheiten. Die erstgenannte Latwerge war eine Mischung, welche Mithridates Eupator, König von Pontus, erfunden hatte. Bekanntlich hatte derselbe eine große Furcht vor Vergiftung, beschäftigte sich daher viel mit Giftkunde und stellte an Verbrechern und an sich selbst allerlei Versuche mit den verschiedensten Giften an und nahm täglich ein zugemessenes Teil Gift und Gegengift zu sich. Hierdurch gewöhnte sich seine Natur so sehr an die Gifte, daß das Gift, welches er stets bei sich trug und welches er, als er durch Pompejus völlig geschlagen war, einnahm, nicht wirkte und er sich daher, um seinem Sieger nicht lebend in die Hände zu fallen, von einem seiner Soldaten töten ließ. Unter den hinterlassenen Papieren des besiegten Königs fand Pompejus neben anderen medizinischen Abhandlungen auch die Vorschrift zu der damals schon berühmten Latwerge. Er ließ diese, wie überhaupt die erbeuteten medizinischen Abhandlungen des besiegten Königs, durch seinen Freigelassenen, den Sprachkenner Lenaeus, in die Sprache der Römer übersetzen und nützte dadurch, wie Plinius schreibt, der Gesellschaft nicht weniger als dem Staate durch seinen Sieg[1]).

Ursprünglich war die Vorschrift zum Mithridat nicht sehr zusammengesetzt; dieselbe wurde später indessen von Damokrates, einem Leibarzte des Kaisers Nero, abgeändert, und diese verbesserte Vorschrift, welche 55 Bestandteile enthält, ist von Valerius Cordus in das Nürnberger Dispensatorium aufgenommen worden.

Auch Andromachus, ein anderer Leibarzt des Nero, unterzog die Vorschrift des Mithridat einer Verbesserung und vermehrte die Anzahl der Mischteile desselben noch bedeutend. Als Hauptsache fügte er Schlangenfleisch hinzu und gab angeblich nach der Schlange (Tyrus) seiner Latwerge den Namen Tyriak[2]) oder Theriak, welchen er mit einem Gedichte, das die ganzen Bestandteile der Latwerge aufzählt, seinem kaiserlichen Schützling widmete. Dies Gedicht ist uns von Galen überliefert worden. Der Theriak des Andromachus ging in alle Dispensatorien über; selbst in der 1882 außer Gebrauch gekommenen ersten Auflage der Pharmacopoea germanica war er noch zu finden. Seine 64 Bestandteile, mit welchen er in dem Dispensatorium des Cordus noch stolz auftrat, waren in der Verordnung der letzten Pharmakopöe allerdings auf 12 zusammengeschrumpft. Neben dem Ruf, welchen der Theriak sich schon bei den Römern erworben hatte, übernahm es auch die christliche Sage, noch mit das Ansehen dieser Latwerge zu erhöhen. Konrad Megenberg schreibt in der Mitte des 14. Jahrhunderts in seinem Buche der Natur im Kapitel: „Von der Tierslangen": „Wenn man der slangen flaisch beraitt mit andern dingen, diu dar zuo gehoerent, da

---

[1]) C. Plinius, Naturgeschichte, Bd. 25, Kap. 3.

[2]) Theriak, richtiger abgeleitet von θηρ (wildes Tier), d. h. ein Mittel gegen giftige Tiere.

wirt ain electuarium auz oder ain confect, daz ist ain auzwal und ain beraitung so edel, daz sie die vergift auzwürlt und austreibt von dem menschen. daz confect haizt tiriaca, daz ist triaker, und nimt den namen von der slangen. ez sprechent etleich, daz diu slang vor unsers herren gepurt Jesu Christi so gar übel waer u. so gar vergiftig, daz man kein erznei dawider fünd, also schedleich was si den läuten. aber an dem tag, do unser herr an daz cräuz gehangen wart, sprechent si, daz derlai slangen ain gar übelen gevangen würd pei Jerusalem und würd gehangen an daz cräuz neben unsern herrn, u. daz von der stund allez daz gesläht derlei slangen ain kraft an sich zug ze helfen vesticleich wider all vergifft von dem pluot unsers herrn Jesu Christi, wie aber daz sei, daz der triaker helf wider all ander vergift, jedoch hilft er nicht wider die vergift derlei slangen, diu tirus haizt und ier vergift haizt tichycon."

Ähnliches erzählt Hans Sachs in seinem Gedichte: „Vergleichung thiro, der schlangen, eim gottlosen untreuen man":

„Auch ist sie so gifftig fürwar,
So bald sie einen menschen sticht,
So ist bei dem kein hoffnung nicht
Seins lebens, sonder er muß sterben,
Von dem gifftigen biß verderben,
Und hilfft ihm gentzlich kein artznei,
Wie köstlich und heilsam sie sei.
Wenn aber die schlang wird umbbracht,
So wird auß irem fleisch gemacht
Auff appodeckerisch behendt
Conficirt ein köstlich unguent
Sampt ander species zusatz,
Die ist für gifft der edelst schatz
Ob ander artznei allensamen
Und hat tyriacus den namen,
Darmit man alles gifft vertreibt,
Wo er gantz ungefelschet bleibt."

Der Theriak spielte infolge dieser Sagen noch bis in unser Jahrhundert hinein eine sehr wichtige Rolle in der Medizin.

„Darumb ist gewonheit u. geburt — so schreibt Hieronimus Brunschwick im Anfange des 16. Jahrhunderts — so man machen u. componieren wil Tyriaca, so sol ordenlich ein jedes composita und die simplicia nach sein Gewicht uff ein viereckichten tisch gesetzet werden, als zu Venedig unnd anderswo, offentlich woll besehen und also zu dem minsten wol zu zween monat gestanden, ob yeinem ein doctor oder gelerter artzet, darvon disputieren oder reden wolt von den umbligenden stetten und sich darzu fiegten, zu besehen unn erkennen dz sie zu solcher vermischung gut unn gerecht weren. Dan so sollen sie genummen werden."

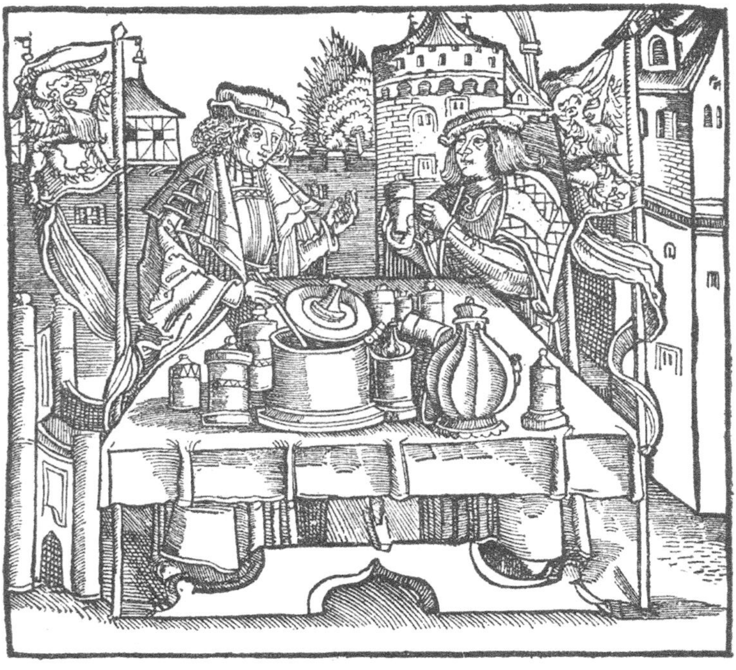

Fig. 98. Theriakbereitung nach einem Holzschnitte aus dem Anfange des 16. Jahrhunderts.

Die Abbildung Fig. 98, welche Brunschwicks „Buch zu destillieren die zusamen gethonen Ding" entnommen ist, zeigt eine derartige öffentliche Ausstellung von verschieden geformten Standgefäßen, in denen sich die Bestandteile zum Theriak befinden. Die beiden Figuren an den Seiten des Tisches stellen Arzt und Apotheker vor, die beiden Fähnlein an den Ecken des Tisches sind mit dem venezianischen Löwen verziert, da der venezianische Theriak sich einer besonderen Berühmtheit erfreute. Da die Ausstellung der Theriakbestandteile zur Besichtigung mehrere Monate dauerte, so geschah dieselbe sicher nicht unter freiem Himmel, sondern im Hause. Der Zeichner des Bildes setzte daher, wol nicht, um eine naturgetreue Abbildung zu geben, als Hintergrund des Bildes einen städtischen Platz, sondern er wollte wol mehr dadurch andeuten, daß die Ausstellung eine öffentliche sei.

Auch in Deutschland geschah die Zubereitung des Theriaks unter amtlicher öffentlicher Beaufsichtigung. In der Nürnberger Apotheker-Ordnung von 1529 heißt es: „Zum Vierten, so soll hinfüro kein Theriak mit dieser Statt Nürnberg Zaichen gebrannt, gemerkht, noch darunder verkauft werden, er sey denn vorhin durch die doctores der Arzeney besichtiget und zu zeichen erlaubt worden." „Zum Fünfften soll ein jeder Apotheker so den Theriak verkaufft, wissen wie alt der sey, denn dieweil derselb vielerley würkung seinem Alter nach hat, und sich keine mit der andern vergleicht, wie er dann einem Kindt, Jüngling, Vollkommenen und alten menschen vergleicht wird, so sey von nöthen dem, der ihn gebrauchen solle, sein Alter zu wissen, derwegen soll der Verkäufer desselben schuldig sein, dem Käuffer solches anzuzeigen, damit die leut nicht verführt werden." In der Nürnberger Apotheker-Ordnung von 1555 wird für alle gemischten Arzneimittel, wie etwa Theriak, bestimmt, daß die Apotheker „alle Simplicia, die darzu gehören, ganz und unzerstoßen, ungeverlich vier oder fünf tag uf einer großen tafel behalten, biß sie von zweyen oder mehr eines Erbarn Rhats geschworenen Doctorn beschaut und probirt worden sein, hernach aber sollen sys allererst im Mörser der gebühr nach zerstoßen und ordentlich mischen." Die Anfertigung des Theriaks war danach in Nürnberg eine feierliche Staatshandlung. Im Jahre 1690 den 25. April veranstaltete z. B. Mathias Röser in der Apotheke zum goldenen Stern in Nürnberg eine festliche Zubereitung des Theriaks, wobei zwei auserwählte Herren des Rates, der Dekan, die Senioren des medizinischen Kollegiums und die Visitatoren der Apotheken zugegen waren. Zu einer richtigen Theriakbereitung mußte nach dem Vorbilde des Andromachus eine Widmungsschrift geliefert werden. Dieselben waren, wie das alte römische Muster, häufig in Versen geschrieben, doch erinnerten diese pharmakopoetischen Machwerke meistens sehr an den pharmazeutischen Trockenofen, in dessen Nähe sie entstanden waren. Bei den Akten des Nürnberger Kollegiums der Apotheker befindet sich z. B. eine derartige Druckschrift, betitelt: „Theriaca Coelestis, das ist der wegen seiner göttlichen Tugenden also gerühmte himmlische Theriak“. Von neuem aufgelegt und zugerichtet durch Georg Basilius Wittig, Bürgern und Apothekern zur guldenen Kugel in Nürnberg 1675. Der Schluß derselben, welcher von „Joh. Ludwig Faber, kaiserl. gekrönten Poëten verfaßt“ und „dem vielberühmten Urheber dieses aller köstlichsten Mittel“ gewidmet ist, lautet:

„Deß Gifftes Gift, die Cur,
so für die Ungesunden,
Der Meister der Natur,
Damokrates erfunden:
Und was Matthiolus
der Arzt, an Tag gegeben,
Der Atropos Verdruß,
der Schwachbelebten Leben,
die köstliche Latwerg,
des Todes Tod zu heisen,
so ganze Seuchen Berg
hat können niederreisen:
Ja gar des Himmels Krafft
von mehr als Erdentugend,
ein wahrer Lebenssaft
dem Alter und der Jugend.
Der Himmel-Theriak,
Und was die Scharlach-Beere
an Würkung, durch Geschmack
erlangen mehr für Ehre,
sind dieses Werkes Ziel,
Herr Wittig bleibt gepriesen
Der uns nunmehr so viel
als einer hat erwiesen.“

Die letzte feierliche öffentliche Anfertigung von Theriak geschah in Nürnberg 1754 in der Kugelapotheke. Das hohe Ansehen, welches der Mithridat und Theriak in der alten Arzneikunst genoß, spiegelte sich auch in der Eleganz der Standgefäße, in welchen diese beiden Latwergen in den Apotheken vorrätig gehalten wurden, ab. Otto Brunfels meint in seiner 1536 in Druck erschienenen „Reformation der Apotheken“: „der Theriaks, so er gerecht, were auch wol einer guldinen büchßen werdt, aber yezund so mag er in einer zyninen oder bleyen büchsen, auch woll bleyben." Für größere Vorräte waren Majolikastandgefäße in Gebrauch. In der pharmazeutischen Abteilung des germanischen Museums befinden sich zwei derartige Majolikaständer für Mithridat und Theriak, von welchen wir den ersteren unter Fig. 99 wiedergeben. Dieselben sind durch Malerei reich verziert und scheinen italienisches Fabrikat aus dem Beginne des 16. Jahrhunderts zu sein. Die Bildnisse auf den Gefäßen sollen jedenfalls die Erfinder der beiden Latwergen — auf dem einen also den König von Pontus, Mithridates Eupator, auf dem anderen den Leibarzt des Nero, Andromachus — vorstellen. In der medizinischen Wissenschaft ist diese alte berühmte Latwerge des Andromachus jetzt ganz vergessen und nur bei einigen mit Treue am Althergebrachten hangenden Bäuerlein steht der „Dryakel" zur Zeit noch in Ansehen und Gebrauch. So führt denn der Theriak, dieser Nestor der Arzneimittel, oft tief verhüllt unter einem Trauerschleier, welchen ihm eine mitleidige Spinne gewebt hat, jetzt nur noch ein bescheidenes Dasein in einem dumpfen Winkelchen der Kammer für die veralteten Mittel. Sic transit gloria mundi!

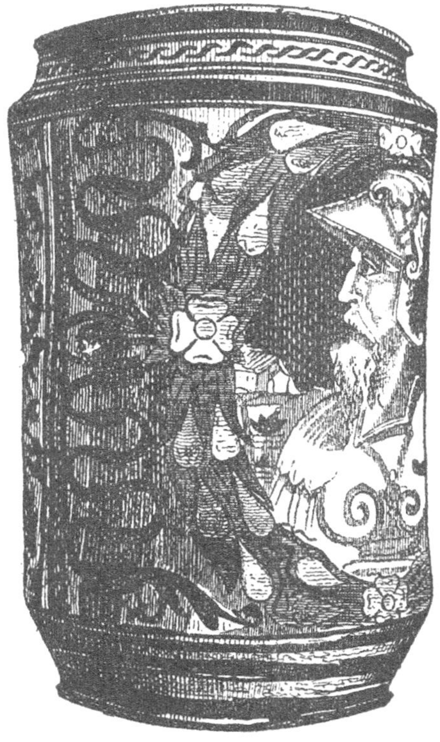

Fig. 99 Mithridattopf nach dem im germanischen Museum befindlichen Originale.

Auch schon die Gewinnung der einfachen Arzneimittel war

nach den Vorschriften des Valerius Cordus mit recht unerquicklichen Beschäftigungen verknüpft. Um z. B. das früher gebräuchliche Bocksblut zu gewinnen, mußte der Apotheker einen Ziegenbock mittleren Alters einen Monat lang mit Bibernelle, Sellerie, Petersilie, Liebesstock und anderen Umbelliferen füttern, ihn alsdann im Anfange des Sommers, wenn die Sonne in den Wendekreis des Krebses getreten war, schlachten und von dem aufgefangenen Blute nach der Gerinnung die Blutkuchen sammeln und in einem Ofen trocknen.

Da das Dispensatorium des Cordus noch ganz auf der Grundlage der alten galenisch-arabischen Schule steht, so fehlen darin noch ganz die Quintessenzen oder Tinkturen, die Extrakte und Chemikalien. Die Destillierung läßt Cordus allerdings schon zur Darstellung einiger ätherischer Öle verwenden, von destillierten Wassern ist indessen in seinem Dispensatorium nicht die Rede. Letztere sind indessen wol nicht fortgelassen, weil deren Anwendung in der Medizin zu jener Zeit in Nürnberg noch nicht bekannt war, sondern weil sie schon zu bekannt und deshalb, wie die einfachen Arzneistoffe, nicht erwähnenswert waren.

Da die Arzneimittel aus allen Weltteilen zusammengeholt werden müssen, so lag zu einer Zeit, wo die Verkehrsverhältnisse noch sehr wenig geregelt waren, die Versuchung oft sehr nahe, einzelne fehlende Arzneistoffe durch andere, ähnliche zu ersetzen. Dies Ersatzverfahren, welches schon von Galenus herstammt, war in der mittelalterlichen Medizin ganz allgemein üblich geworden, so daß man es damals für nötig hielt, diese Ersatzmittel gesetzlich zu bestimmen. Auch hinter dem alten Nürnberger Dispensatorium findet sich unter dem Titel: de succedaneis quid pro quo eine Liste derartiger Aushilfsmittel, welche indessen nicht Cordus, sondern einen Pariser Arzt, Sylvius, zum Verfasser hat. Dann wird z. B. als Ersatzmittel für die Judenkirsche der giftige schwarze Nachtschatten, für Koloquinten Ricinussamen, für Lorbeeröl Teer, für Styrax Biebergeil, für Ricinusöl Rapsöl, für Sagapenharz Fichtenharz, für Ingwer Bertramwurzel vorgeschrieben. Die gewählten Ersatzmittel sind keineswegs immer von derselben Wirkung, wie die Droguen, welche sie vertreten, und es mag früher Unglück genug durch dies Ersatzverfahren geschehen sein.

Im ganzen ist der Arzneischatz der wissenschaftlichen, zünftigen Arzneikunst des 16. Jahrhunderts, wie er sich nach der ersten Auflage des Cordischen Dispensatoriums zeigt, ziemlich frei von plumpem Aberglauben und enthält, verglichen mit den Arzneimitteln des 17. und 18. Jahrhunderts, verhältnismäßig nur wenige jener widerwärtigen Arzneimittel, welche schon durch das Denken an sie eine unangenehme Nebenwirkung auf die Nerven des heutigen Kulturmenschen hervorzubringen pflegen.

Im Jahre 1592 erschien unter Schriftleitung des Nürnberger Kollegiums der Ärzte eine neue, vermehrte und verbesserte Auflage des Cordischen Dispensatoriums, welche bei Christoph Lochner und Joh. Hoffmann in Blattgröße gedruckt wurde. In derselben finden sich schon einige amerikanische Droguen aufgenommen. Unter diesen z. B. das gegen langdauernde Hautleiden als Blutreinigungsmittel früher viel angewandte Sassafrasholz und die als Heilmittel gegen syphilitische Leiden sehr gerühmte Sarsaparille-Wurzel. Das Guajakholz, welches schon von Ulrich von Hutten, welcher bekanntlich 1523 auf der Insel Ufenau im Zürchersee an den Folgen der Syphilis verstarb, angewendet wurde, fehlt merkwürdigerweise noch in dieser Ausgabe des Dispensatoriums. Ein drittes amerikanisches Arzneimittel in dieser ist ferner der Tabak, welcher zuerst, namentlich gegen Hautleiden, medizinische Verwendung fand. Die älteste deutsche Nachricht über denselben stammt bekanntlich aus dem Jahre 1565, in welchem Stadtphysikus Adolf Occo in Augsburg von einem Freunde in Frankreich getrocknete Tabaksblätter erhielt. Nach Nürnberg scheint der Tabak erst etwa 1572 gelangt zu sein; denn in dem Dispensatorium von 1592 heißt es in einer Notiz unter Unguentum ex tabaco sive peto simplex ausdrücklich: diese ausländische sehr wundwidrige Pflanze sei vor 20 Jahren noch unbekannt gewesen, damals indessen hier schon in Gebrauch gekommen. Das Laster des Rauchens scheinen sich die Nürnberger schon früher als die anderen Deutschen angewöhnt zu haben. In Tiedemanns Geschichte des Tabaks wird nämlich berichtet, daß sich das Tabakrauchen während des dreißigjährigen Krieges in Deutschland verbreitete. Ein Brief des Nürnberger Arztes Leonhard Dold an den bischöflichen Leibarzt Sigismund Schnitzer in Bamberg vom April

1601 [1]) meldet jedoch, daß eine persische Gesandtschaft an den Kaiser Rudolf, welche Engländer als Begleiter und Führer bei sich hatte, kaum in Nürnbergs Mauern eingetreten, nach Tabak fragte, und sehr erfreut und beglückt war, als sich solcher reichlicher als an anderen Orten vorfand. Er bemerkt weiter, daß er nicht erfahren konnte, wozu ihn dieselben gebrauchten, vermutet aber, daß sie ihn benützten, um Rauch in Röhrchen zu blasen, denn „dieser Brauch hat schon so überhand genommen, daß man ihn auch bei uns fast täglich sehen kann.“

An Chemikalien finden sich in dieser Ausgabe des Dispensatoriums hauptsächlich die natürlich vorkommenden Salze, wie Alaun, Borax, Salpeter ꝛc., und außerdem eine ganze Reihe Sales arteficiosi aufgenommen. Letztere, von denen ich als Beispiel Sal absinthii, Sal alkekengi, Sal tartari nenne, wurden in gleicher Weise aus der Asche verschiedener Pflanzen und anderer Gegenstände durch Auslaugen und Abdampfen gewonnen und bestanden, wie die Pottasche, sämtlich hauptsächlich aus kohlensaurem Kalium, wenn sie nach ihrer Abstammung auch die verschiedensten Namen führten. Die von Paracelsus in den Arzneischatz eingeführten künstlichen Metallsalze fehlen in dieser Ausgabe des Dispensatoriums noch ganz. In der hinter dem Dispensatorium angefügten Medizinalordnung von 1592 wird den Chirurgen und Barbieren die Anwendung dieser paracelsistischen Metallsalze, wie Turpethum minerale, Mercurius praecipitatus und Aurum vitae ausdrücklich verboten. Hinzugekommen ist gegen die erste Auflage des Dispensatoriums noch eine Abteilung für Extrakte und destillierte Wasser. Zu letzteren werden alle möglichen Pflanzen und Getiere verwendet. Aqua caponis und Aqua pullorum, Destillate von Kapaunen und Kücken, werden als stärkende Tränke gegen fiebrige Brustleiden gerühmt.

Schon das Jahr 1598 brachte eine neue, gleichfalls vom Kollegium der Ärzte durchgesehene und vermehrte Auflage des Dispensatoriums des Cordus, welche bei Paul Kaufmann gedruckt wurde. Von amerikanischen Droguen findet man darin nur das Brasilienholz, Guajakholz und die jetzt fast ganz in Vergessenheit gekommene weiße Jalappenwurzel (Radix mechoacannae) neu hinzugekommen. Sehr

[1]) Abgedruckt in Iva Hornungs Cista medica, Norimb. 1627, p. 432.

erhöht gegen früher ward am Ende des 16. Jahrhunderts der Zins, welchen das Tierreich dem Reiche Äskulaps zu zahlen hatte. Um die damals nötigen Arzneimittel zu beschaffen, gerieten die Apotheker jener Zeit mit vielem Getier in Fehde; denn es galt abzujagen: dem Wolf die Leber = Epar lupi, dem Fuchs die Lunge = Pulmo vulpis, dem Hirsch die Rute = Cervi genitale und das Hirschkreuz = Cervi os de corde, den Hühnern das innere Häutlein ihres Magens = Gallinarum stomachorum interiores pelliculae, dem Schaf die fettige Wolle = Lana succida, dem Hecht den gezähnten Kiefer = Lucii mandibula, dem Hasen die Haare und die schnelle Ferse = Pili leporis und Talus leporis, dem Hunde den weißen Kot = Graecum album, dem Ochsen die Gallensteine = Lapis fellis bovini. Die Schwalben, Zaunkönige und Skorpione hatten, ehe sie würdig waren, im Reiche des Äskulap zu dienen, einen Röstprozeß durchzumachen und traten auf unter den Namen: Hirundines ustae, Passeres troglodytides und Scorpiones. Das Fett war von allen möglichen Land- und Seegetieren zu beschaffen. Ja, selbst seine Mitmenschen sah wahrscheinlich der Apotheker vom Ende des 16. Jahrhunderts nur mit Neid in ihrem Fette sitzen; denn nach der Vorschrift seines Dispensatoriums hatte er dafür zu sorgen, daß in seiner Apotheke zwischen anderen Fetten auch ein Topf mit armen Sünder Fett = Adeps hominis nicht fehlte. Sehr gesichert waren die Apotheker jener Zeit vor dem Vorwurfe, bei Ausübung ihres Berufes den Schädel nicht gebraucht zu haben; denn die damals gebräuchliche menschliche Hirnschale = Cranium humanum war ein hochgeschätztes Arzneimittel und war zu manchem Medikament zu verarbeiten. Aus den menschlichen Gebeinen ward ein Oleum ossium humanorum destilliert. Auch die ägyptische Mumie mußte zum Wohle der Kranken ihre tausendjährige Ruhe aufgeben. An stark wirkenden Metallverbindungen werden durch das Dispensatorium von 1598 in den Nürnberger Arzneischatz gesetzlich eingeführt: der weiße Arsenik, das gelbe und rote Schwefelarsen, das Quecksilbersublimat und Quecksilberpräcipitat. Über die Darstellung des letztgenannten Quecksilberpräparates hüllt sich diese Ausgabe des Dispensatoriums indessen noch in Schweigen. Von den mineralischen Säuren wird nur die Schwefelsäure aufgeführt.

Durch Ratserlaß vom 27. Mai 1612 ward eine, wiederum bei

Paul Kaufmann gedruckte, sog. verbesserte Auflage des Dispensatoriums des Cordus eingeführt, in der indessen Neuerungen und Fortschritte in dem Arzneischatze nicht recht zu entdecken sind.

Infolge des 30jährigen Krieges blieb diese vierte Auflage weit länger in Gebrauch, als die vorhergehenden. Sobald indessen der Frieden in die deutschen Lande wieder eingezogen war, ward am 17. August 1650 vom Rate beschlossen: „Das Collegium medicum soll man ernstlich ermahnen, das Dispensatorium zu befördern, ohne welches mit der Apotheker-Tax nicht fort zu kommen, derwegen an solchem sehr viel gelegen.“ Das Kollegium der Ärzte übereilte sich indessen nicht, diesen Auftrag zu erfüllen. Obgleich in dem Apothekenbeschauungsberichte vom 1. November 1661 die Revisoren nochmals darauf hinwiesen, wie hochnötig eine neue Ausgabe des Dispensatoriums sei, erschien die fünfte und letzte vermehrte und verbesserte Auflage des Dispensatoriums des Cordus in Nürnberg doch erst 1666 in Folioformat in Druck. Vor dem Titelblatte findet sich ein von C. N. Schurtz gestochener Kupferstich, von welchem das diesem Aufsatze vorangesetzte Titelblatt (Fig. 96) eine Nachbildung ist. Unten zeigt sich Nürnberg, gegen Westen gesehen, also im Vordergrunde die Burg, das Tiergärtner und neue Thor. Darüber in den Wolken schwebt ein Viergespann, vor einen Drachen gespannt, auf welchem als Lenker ein mit einem Schlangenstabe versehener Jünger des Äskulap sitzt. Die wesentlichsten Verdienste um die Herausgabe dieser fünften Auflage scheint der Dr. Johann Volckammer gehabt zu haben. Nach einer im Archive des alten Nürnberger Apothekervereins noch vorliegenden Goldschmiedsrechnung vom 18. März des Jahres 1667 ward demselben für diese seine Bemühungen von den damaligen Nürnberger Apothekern ein vergoldeter silberner Becher, welcher 17 Lot 2 Quentchen wog und mit 18 Gulden 20 Kreutzern bezahlt war, verehrt. Der Arzneischatz hat gegen die der vorhergehenden Ausgabe von 1612 eine sehr große Veränderung erfahren. Die vielen widerwärtigen und ekelerregenden Stoffe, welche während dieser Zeit in den Arzneischatz der wissenschaftlichen Arzneikunst aufgenommen wurden, geben Zeugnis davon, daß die allgemeine Verwilderung der Sitten, welche der 30jährige Krieg herbeiführte, auch für die Medizin nicht ohne Einfluß war. Das Verzeichnis der aus dem Tierreiche entnommenen

Arzneistoffe ist sehr verlängert und namentlich finden sich hierzwischen sehr viele Stercusarten. Auch der medizinische Kannibalismus hat gegen das 16. Jahrhundert in unheimlicher Weise zugenommen. Außer den früher schon genannten Droguen, welche vom menschlichen Körper stammen, finden sich neu aufgenommen: Riemen von Menschenhaut, Frauenbutter, Knabenharn rc. Letzterer, mit ungarischem Vitriol aus irdener Retorte bei starkem Feuer abdestilliert, gab ein brenzligsaures Destillat, welches als Spiritus antepilepticus gegen Epilepsie Anwendung fand. Nach derselben Vorschrift ward der Spiritus calvariae humanae = Menschenschädelspiritus und Spiritus ossium humanorum = Menschenknochenspiritus bereitet.

Neben diesen ekelhaften Arzneistoffen, deren Einführung und Gebrauch der Medizin des 17. Jahrhunderts nicht zum Ruhme gereichen kann, ward der Arzneischatz in jener Zeit auch um manches noch jetzt hochwichtige Mittel vermehrt. Die Chinarinde, welche 1640 zuerst von Peru nach Spanien gebracht wurde, wird bereits in dem Dispensatorium von 1666 mitangeführt. Da sie in der Nürnberger Arzneitaxe von 1652 noch nicht genannt ist, so wird sie erst im Anfange der zweiten Hälfte des 17. Jahrhunderts in Nürnberg bekannt geworden sein. Von den noch jetzt gebräuchlichen amerikanischen Droguen sind ferner neu aufgenommen: die Jalappenwurzel, der weiße und schwarze Perubalsam und der Tolubalsam. Als neue Arzneiformen des Dispensatoriums, welche sich in den älteren Ausgaben desselben noch nicht finden, sind die von Paracelsus bereits empfohlenen weingeistigen Auszüge, welche als Tinkturen oder Essenzen in den heutigen Apotheken eine so große Rolle spielen, zu nennen. Sehr bedeutende Vermehrungen gegen früher haben die Abteilungen der Salia und Chymica erfahren. Das kohlensaure Ammoniak, mit verschiedenen brenzligen Stoffen vermischt, kommt vor unter dem Namen: Sal volatile cranii humani, cornu cervi, succini, viperarum und urinae. Durch Auflösen von Zinnasche in Essig wird Sal jovis, durch Auflösen von Mennige in Essig Sal saturni hergestellt. Der Mercurius praecipitatus albus wird durch Auflösen von Quecksilber in Salpetersäure und Vermischen dieser salpetersauren Quecksilberoxydullösung mit Kochsalzlösung hergestellt. Er besteht also aus Quecksilberchlorür und ist daher mit unserem jetzigen Quecksilberpräciptiat nicht gleich. Sehr breit machen sich zwischen den Chemikalien, neben den verschiedensten Quecksilbermitteln, die gebräuchlichen Antimonverbindungen. Auch das metallische Antimon fand im 17. und 18. Jahrhunderte, wenn es auch nicht im Dispensatorium mit aufgeführt war, medizinische Anwendung. Beachtenswert für unsere jetzigen Mäßigkeitsapostel dürften die damals aus diesem Metall hergestellten Becher sein. Dieselben wurden in den Klöstern dazu benutzt, um Mönchen, welche dem Bachus zu sehr ergeben waren, den Geschmack am edlen Rebenblut zu verleiden. Ihnen wurde ihr Wein in solchen Bechern gereicht; stand derselbe mit dem Antimonmetall eine Zeit lang in Berührung, so löste die natürliche Säure des Weins etwas vom Antimon auf, und es entstand ein Brechwein, welcher in dem Trinker eine Übelkeit und Widerwillen gegen jegliches Trinken erzeugte. Probatum est! Von Antimonmetall waren auch die ewigen Pillen (Pilulae perpetuae) unserer Vorfahren, welche als teure Familienerbstücke im wahren Sinne des Wortes durch ganze Geschlechter hindurch zu gehen pflegten; denn, „wenn sie gleich hundertmal eingenommen und wieder ausgegeben, würden sie doch alle Zeit purgieren und man große Not haben zu merken, daß sie etwas verringert worden“. Bei dem Emplastro de ranis, welches aus lebendigen Fröschen und Regenwürmern mit gekocht ward, findet sich bereits als Zusatz eine Abreibung von metallischem Quecksilber beigefügt. Die schon von Arnoldus Villanovanus angewandte graue Quecksilbersalbe ist jedoch noch nicht in dem Dispensatorium mit aufgeführt.

Jedenfalls sind in der letzten gedruckten Ausgabe des Dispensatoriums des Valerius Cordus neben den galenischen Mitteln schon so viele Chemikalien, Extrakte und Tinkturen mit aufgeführt, daß es wegen dieser unbedingt schon ganz als ein Arzneibuch der durch Paracelsus geschaffenen medizinischen Zeitabteilung zu betrachten ist. Abgesehen von dem Fehlen der Alkaloide, welche erst im 19. Jahrhunderte entdeckt wurden, enthält es schon alle Arten von Arzneimitteln, welche in unserer jetzigen Pharmacopoea germanica zu finden sind. Da im 18. Jahrhunderte die Glanzzeit Nürnbergs vorüber war, so erschien im vorigen Jahrhunderte in dieser alten Reichsstadt kein weiteres eigenes, gedrucktes Dispensatorium wieder, sondern es wurde in den Apotheken nach fremden Arzneibüchern gearbeitet. Nach dem Beispiele Nürnbergs waren in den größeren deutschen Städten im 16. Jahrhunderte vielfach eigene Dispensatorien verfaßt und gesetzlich eingeführt worden. So erschien unter anderem 1564 die »Pharmacopoea seu medicamentarium pro Republica Augustana«, deren Verfasser der Augsburger Arzt Adolf Occo ist, und 1565 eine eigene Pharmakopöe der Stadt Köln. Nach dieser Zeit führte eine Regierung nach der anderen eine eigene Pharmakopöe für ihre Lande ein, sodaß das vielstaatliche Deutschland bis zum Ende seiner Zerrissenheit mit derartigen Arzneibüchern mehr als gesegnet war. Nach der Einigung Deutschlands ward indessen diese Zerfahrenheit im deutschen Medizinalwesen bald gebessert. Im Jahre 1872 ward an Stelle der verschiedenen, in den deutschen Landen gültigen Arzneigesetzbücher die erste Auflage der Pharmacopoea germanica für das ganze große deutsche Reich eingeführt. Den alten Überlieferungen gemäß, wurde dieselbe gleichfalls wieder in lateinischer Sprache geschrieben. Schon Plinius klagt darüber, daß bei den Römern die Heilkunst nur in der fremdländischen, griechischen Sprache gelehrt wurde und sagt: „ja man kann sogar nicht einmal anders, als wenn man sie griechisch treibt, zu Ansehen gelangen, selbst nicht bei Unwissenden und der Sprache Unkundigen, und diese schenken den Vorschriften, welche ihre Gesundheit betreffen, weniger Glauben, wenn sie dieselben verstehen“ [1]). Für die römischen Heilkünstler dürfte der Gebrauch des Griechischen als medizinische Kunstsprache noch etwas darin begründet gewesen sein, daß die alten griechischen Ärzte noch ihre Lehrer waren. Die heutige Heilwissenschaft hat sich nunmehr jedoch von der alten Arzneilehre, aus der sie hervorgewachsen ist, völlig losgelöst, und die alten griechischen und römischen Arzneikünstler sind nicht mehr unsere Meister, sondern nur die Gegenstände wissenschaftlicher Forschung. Die Gründe, welche die römischen Heilkünstler bestimmten, ihre Kunst griechisch zu betreiben, konnten wir also für die jetzige Anwendung des Lateins in der medizinischen Wissenschaft nicht mehr als maßgebend anführen. Da die deutsche Pharmakopöe mindestens ebenso klar und deutlich in unserer deutschen Sprache als in der Muttersprache des Plinius abgefaßt werden kann, so war für Beibehaltung des Lateins als Pharmakopöesprache kein schwerwiegender Grund und keine

---

1) C. Plinius secundus, Naturgeschichte, Bd. 29, Kap. 8.

andere Ursache, als das Beharrungsvermögen anzuführen. Dem weltumfassenden Wesen der medizinischen Wissenschaft ist sicher schon genügend Rechnung getragen, wenn in der Pharmakopöe neben den deutschen Namen die lateinischen Benennungen beibehalten werden. Die völlige Verdrängung unserer schönen Muttersprache in unserem deutschen Arzneigesetzbuche durch das alte, aus der Zeit der mittelalterlichen Schulphilosophie stammende Küchenlatein zeugte von einer, noch aus der schwächlichen Zeit des deutschen Reiches herkommenden, ungerechtfertigten Bewunderung und Überschätzung des Ausländischen. Schon aus Rücksicht auf das deutsche Volksgefühl ist es daher höchst erfreulich, daß bei der Herausgabe des neuesten, gesetzlich eingeführten, deutschen Arzneibuches mit der alten lateinischen Gelehrtensprache endlich, wie in anderen deutschen wissenschaftlichen Werken, ein Kehraus gemacht wurde. Das Latein der früheren Pharmakopöe war der Keim zu der Fremdwörterseuche, welche in der Kunstsprache des deutschen Apothekerstandes in erschreckender Weise herrscht. Nachdem andere Gewerbe und Stände schon mit gutem Beispiele vorangegangen sind, um ihre Fach- und Kunstausdrücke von fremdem Unrate zu reinigen, dürfen auch die Apotheker sich nicht länger der vaterländischen Pflicht entziehen, dafür Sorge zu tragen, daß der alte, häßliche fremde Zopf nach und nach aus dem Apothekerstande verschwinde. Durch den früheren täglichen Gebrauch der in lateinischer Sprache geschriebenen Pharmakopöe sind dem deutschen Apotheker — wie der Schreiber dieses an sich selbst genügend Gelegenheit hatte zu beobachten — so manche völlig unnötige Fremdwörter, wie z. B.: colieren = durchseihen, digerieren = warm ausziehen, infundieren = anbrühen, filtrieren = filtern, macerieren = kalt ausziehen, extrahieren = ausziehen u. dgl. m., derartig in Fleisch und Blut übergegangen, daß es für ihn bei der Führung des Federkiels schwierig ist, diese Sprachklippen immer glücklich zu umschiffen. Eine Wandelung zum Besseren hierin dürfte jetzt, nachdem die Quelle des Übels — das Latein der alten Pharmakopöe — versiegt ist, zu erwarten sein. Hoffentlich macht sich die wohlthätige Wirkung dieser Änderung in der Pharmakopöesprache durch eine reinere pharmazeutische Fachsprache in Deutschland bald bemerkbar!

Heutzutage muß im Hinblick auf diese leider noch jedem

deutschen Apotheker die Schamröte ins Gesicht treten, wenn er bei Philander von Sittenwalt liest: „Ihr mehr als unvernünftige Nachkömmlinge! welches unvernünftige Thier ist doch das dem andern zu gefallen seine Sprach oder Stimm nur änderte? hastu je ein Katz, dem Hund zu gefallen bellen? ein Hund der Katzen zu lieb mauchzen hören? Nun sind warhafftig in seiner Natur, Ein Teutsches festes Gemüth, und ein Schlipffriger Wälscher Sinn, anderst nicht, als Hund und Katzen gegen einander geartet: und gleichwohl wollet Ihr unverständiger als die Thiere, Ihnen wider allen dank nacharten? Hastu je einen Vogel blärren, eine Kuh pfeiffen hören? und ihr wollet die edele Sprach, die euch angeboren, so gar nicht in obacht nemmen in ewren Vatterland, Pfui dich der schand!

Fast jeder Schneider will jetzund leyder
Der Sprach erfahren sein und redt Latein:
Wälsch und Französisch, halb Japonesisch,
Wan er ist doll und voll der grobe knoll.

Der Knecht Matthies spricht bona dies,
Wan er gut morgen sagt und grüst die Magd:
Die wend den Kragen, thut ihm danck sagen
Spricht Deo gratias Herr Hippocras.

Ihr böse Teutschen man solt euch peutschen,
Das ihr die Muttersprach so wenig acht.
Ihr liebe Herren das heißt nicht mehren,
Die Sprach verkehren und zerstören.

Ihr thut alles mischen mit faulen fischen,
Und macht ein misch gemäsch: ein wüste wäsch,
Ich muß es sagen, mit unmuth klagen,
Ein faulen Haaffenkäß, ein seltzams gfräß.

Wir hans verstanden mit spott und schanden
Wie man die Sprach verkehrt und ganz zerstört.
Ihr böse Teutschen man solt euch peutschen.
In unserm Vatterland, pfui dich der Schand!“

Medizinischer Aberglaube älterer und neuerer Zeit.

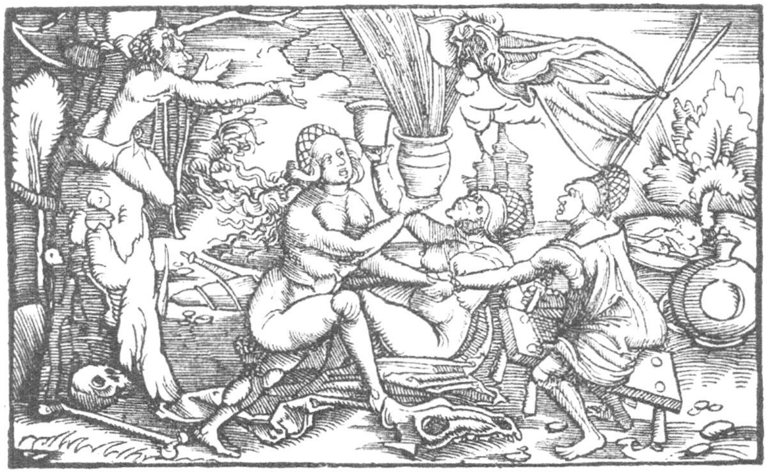

Fig. 100. Krankheitsdämonen und Gespenster nach einem Holzschnitte aus dem Anfange des 16. Jahrhunderts.

„Ein narr iſt, der ein arzet ſucht,
des wort vnd ler er nit gerucht,
vnd volget alter wiber rot,
vnd loſzt ſich ſegen in den dot
mit kracter vnd mit narrenwurz,
des nimt er zu der hell ein ſturz.
des aberglaub iſt jetz ſo vil,
domit man g'ſundheit ſuchen wil;
wan ich das als zuſamen ſuch,
ich macht wol druſz ein ketzerbuch."

Sebaſtian Brant. (Narrenſchiff 1494.)

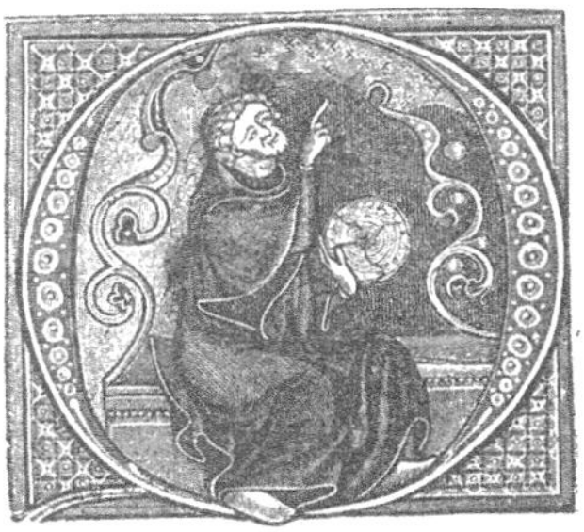

Fig. 101. Zierbuchstabe mit einem der Zauberei angeklagten Naturkundigen. Nach einer Miniatur aus einem juristischen Werke des 13. Jahrhunderts.

Offenbar ist der Aberglaube, dieser Halbbruder des Glaubens, der richtige Sohn der heiligen Einfalt. Er hatte sich in früheren Jahrhunderten derartig in alle Gebiete des menschlichen Wissens einzuschleichen gewußt, daß es kaum eine Wissenschaft giebt, in welcher er nicht sein tolles Wesen getrieben hat. Er verleitete die genau berechnende Astronomie zu den thörichten und betrügerischen Wahrsagereien der Astrologie und erzeugte mit dieser die Sternzeichen-, Vogelflug- und Traumdeuter. Er war der Vater der vielen Thoren, welche die Alchemie zur Welt brachte, die mit dem philosophischen Stein alles in Gold verwandeln und den Menschen unsterblich machen wollten. Er schuf unter treuer Beihilfe der Theologie den Teufelsspuk, die Gespenster- und Geistererscheinungen. Und er war es auch, der die Vertreter der irdischen Gerechtigkeit dazu verleitete, die Welt mit den abscheulichen Ordalien oder Gottesurteilen zu beglücken, welchen schließlich, als Gipfel der abergläubischen Verirrungen der Justiz, die Hexenprozesse, diese ewige Schmach des Menschengeschlechts, nachfolgten.

Bei einer so allgemeinen Verbreitung des Aberglaubens dürfen wir uns denn nicht wundern, denselben auch in der Medizin in früheren Jahrhunderten heimisch und gesetzlich eingeführt zu finden. Bei Durchsicht der mittelalterlichen Fachschriften sehen wir denn auch, daß die Medizin es sehr wohl verstand, mit dem Strome der damaligen abergläubischen Zeit zu schwimmen. Es war der medizinische Aberglaube hauptsächlich in der Anschauungsweise, welche man von dem Wesen der Krankheiten hatte, begründet. Als man überhaupt noch zu wenig gewöhnt war, den Zusammenhang zwischen Ursache und Wirkung bei den Naturerscheinungen zu erkennen, und noch keine Physiologie Aufklärung über die maschinenmäßigen Vorgänge im menschlichen oder tierischen Körper gab, suchte man den Grund der Krankheiten nicht in einer unterdrückten oder verkehrten Thätigkeit oder falschen Stoffbildung der Körperteile, überhaupt nicht in dem kranken Körper selbst, sondern hielt die Krankheit für etwas von außen Herzugekommenes, das man, wie es Naturvölker meistens mit unaufgeklärten Naturerscheinungen zu machen pflegen, verpersönlichte. Man nahm an, daß eine höhere Macht, ein Dämon, sich in der Krankheit des Menschen oder des kranken Gliedes desselben bemächtigt habe. Diese Ansicht war ganz allgemein und beherrschte nicht nur die unwissenderen und ungebildeteren Klassen, sondern hatte sich auch in den Köpfen der gelehrten Ärzte derartig eingebürgert, daß wir noch in den medizinischen Werken vorigen Jahrhunderts Spuren solcher Anschauungen finden. In mittelalterlichen medizinischen Werken werden Geisteskrankheiten, Epilepsie und nächtliches Alpdrücken geradezu für durch Besessenheit mit Gespenstern und Geistern veranlaßt erklärt. In Brunschwyks „Buch zu distilliren die zusammen gethonen ding“ aus den ersten Jahren des 16. Jahrhunderts, findet sich zur Einleitung des Kapitels „Ein gut wasser für gespenst“, auszutreiben und zu verjagen „die teuffel unn teuffelsche gespenst“, sogar eine Abbildung derartiger Krankheitsgeister, wovon Fig. 100 eine Nachbildung ist.

Bei solchen Anschauungen war natürlich die Aufgabe der damaligen Heilkunst eine andere als jetzt: es galt, diese Krankheitsdämonen fernzuhalten oder zu bannen und zu vertreiben. Hierzu wurden die verschiedensten Mittel angewandt; namentlich hielt man Amulette und Talismane dazu sehr geeignet, und daher wurden solche Schutzmittel, welche noch jetzt aus den verschiedensten Stoffen und in den mannigfaltigsten Formen beim Volke in Gebrauch sind, früher auch von den Ärzten sehr viel verordnet. Noch in der zweiten Auflage des Dispensatorium regium electorale Borusso-Brandenburgicum, welches 1731 erschien und als damalige Pharmakopöe bis zum Jahre 1744 gesetzliche Gültigkeit hatte, finden wir eine Vorschrift zur Bereitung eines Amulettes gegen die Pest, diesen Schrecken des Mittelalters, welche eher aus einer Hexenküche, als von dem obersten Medizinalkollegium des damals noch jugendlichen preußischen Königreiches zu stammen scheint. Obgleich zu befürchten ist, daß die zart besaiteten Gemüter unserer modernen Tierschutzvereinler von der Tierquälerei, welche bei der Herstellung dieses Schutzmittels verübt wurde, unangenehm berührt werden, kann ich es doch nicht unterlassen, diese Vorschrift den Lesern in deutscher Übersetzung, als ein Probestückchen einer Pharmakopöe von vor etwa 150 Jahren, im Nachfolgenden mitzuteilen:

„Helmonts Amulett gegen die Pest.

Wenn dies Mittel auch von einigen für nichts wert gehalten wird, so hat es sich doch vielfach, namentlich in dem Kriege, welcher in Ungarn zwischen den Kaiserlichen und den Rebellen geführt wurde, als die Pest fürchterlich wütete, bei vielfachen Versuchen der Ärzte bewährt, so daß es, wie man sagt, den triefäugigen Hexen und Barbieren schon bekannt ist. Man macht es aus großen, alten, an Nachmittagen des Monats Juni gefangenen Kröten, indem man dieselben mit den Hinterbeinen am Herde über einer mit Wachs bedeckten Schüssel, unter der ein Feuer angezündet ist, aufhängt. Nach drei Tagen hauchen die Kröten eine scheußliche Luft und Geifer aus, wodurch allerlei Gewürm, wie Fliegen herzukömmt, das auf dem Wachse kleben bleibt und noch Geifer dazu ausspeiet. Wenn alle Kröten tot sind, röste, zerreibe und mische man sie mit dem sorgfältig zusammengekratzten Geifer und forme etwa einen Zoll lange Rollen davon, denen man, wie einige angeben, die Gestalt einer Kröte geben muß. Diese hänge man, in Nesseltuch eingenäht, an einem seidenen oder leinenen Faden so um den Hals, daß sie auf der Herzgrube liegen. Je länger man sie trägt und gebraucht, desto sicherer bleibt man vor der Pest bewahrt." Eine reichere Auswahl ähnlicher Vorschriften finden wir noch in Johannis Henrici Jünckens Corpus pharmaceutico-chymico-medicum universale, welches 1697 in Frankfurt erschien und im 18. Jahrhunderte in den meisten Apotheken Deutschlands benutzt wurde. Man schien der Ansicht zu sein, die Krankheitsgeister empfänden denselben Abscheu gegen ekelhafte und widerwärtige Stoffe, wie wir Menschen, und die Träger solcher Sachen hätten den Besuch der Krankheitsgeister so leicht nicht zu befürchten. Infolgedessen sind die Bestandteile vieler Amulette gerade nicht sehr leckerer Natur. Gegen Nasenbluten empfiehlt z. B. Jünckens Universalpharmakopöe unter dem Namen: Sacculus pro amuleto in haemorrhagia narium Senneri, ein Beutelchen von roter Seide, welches mit Krötenasche, Blutstein, menschlichem Hirnschädelmoos, Meernabeln, Krötenwurzeln 2c. gefüllt war, an einem seidenen Bande am Halse zu tragen.

Menschenschädelmoos, Usnea cranii humani, war meistens Parmelia saxatilis oder Parmelia omphalodes. Lemery schreibt in seinem 1675 erschienenen Cours de chimie darüber wie folgt: „Haben die Hirnschädel viel Jahr in der Luft gehangen, so findet man eine Art grün Moos darauf, das man Usnee nennt. Man läßt es aus Irland bringen, wo es gäng und gäb ist, weil man der Orten die armen Sünder so lange an Pfählen im Felde hängen läßt, bis sie stückenweise herunterfallen. Wann nun das Fleisch und die Haut diese Zeit über vergangen, so wächst solch Moos auf dem Hirnschädel. Es adstringiret und stillet sonderlich das Blut wohl, wenn es außen aufgelegt wird. Man kann es auch innerlich zur Epilepsie brauchen, als daß es sehr viel höchst volatisches Hirnschädelsalz in sich hält." Meernabel sind die Deckel der Mondschnecke (Turbo cochlus, rugosus etc.); die Muscheln wurden als Amulett gegen Nasenbluten getragen, außerdem gebrauchte man sie als wurm- und harntreibendes Mittel und legte sie gegen Kolik auf den Bauch.

Auch Oswald Croll, Leibarzt des Fürsten Christian von Anhalt-Bernburg, giebt in seiner Basilica chymica, welche 1608 zu Frankfurt erschien, genaue Vorschriften zur Bereitung von Amuletten, die hier in der Übersetzung, welche H. Ludwig davon giebt[1]), folgen mögen: »Zenexton seu Xenzethon Paracelsi. Zuerst lasse man sich ein Instrument von Stahl (Fig. 102) zum Formen von Zeltchen anfertigen, welche letzteren etwa $1^1/_2$ Drachme schwer sind. Dieses Instrument hat 3 Theile; in dem obern Theil, der die Form eines großen Siegels besitzt, ist eine Schlange, in dem unteren, welcher gewissermaßen einen kleinen Amboß darstellt, ein Skorpion eingraviert, der dritte Theil besteht aus einem hohlen, anderthalb Fingerbreit

1) Gesch. d. Apothek. v. A. Phillipe, Jena 1855, Seite 447.

hohen stählernen Ringe, der die eingedrückte Masse enthält, damit sie nicht herausfallen könne, sondern durch Drücken oben und unten geformt werde. Die Skulptur des Instruments geschieht bei einer gewissen Stellung der himmlischen Lichter gegen einander, nämlich dann, wenn die Sonne und der Mond in das Zeichen des Skorpions eintreten. Zu derselben Zeit werden auch jene Zeltchen gezeichnet, oder wenigstens dann, wenn der Mond in das Zeichen des Skorpions tritt; denn so werden die oberen Dinge mit den unteren durch sympathische, unauflösliche Einigung vermählt und verbunden.

Die zur Bildung der Amulette oder der konstellierten Zeltchen nötige Masse: Nimm zwei Unzen an der Luft und durch die Sonnenhitze gut ausgetrocknete und unter freiem Himmel zerstoßene Kröten . . . .

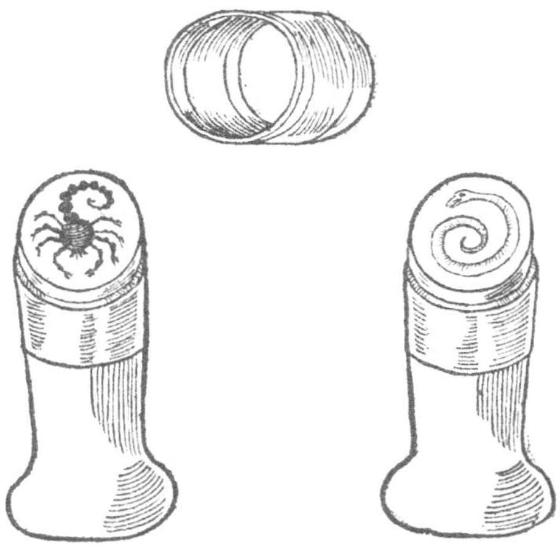

Fig. 102. Prägestempel für Amulette gegen die Pest nach einem Holzschnitte vom Jahre 1622.

Ferner Zenith juvencularum (Sanguinis menstrui primi) soviel du haben kannst;

weißen krystallisierten Arsenik, roten Arsenik oder Auripigment von jedem eine halbe Unze;

Diptam- und Tormentillwurzel, von jeder 3 Drachmen; nicht durchlöcherte Perlen eine Drachme;

Korallen, Fragmente des orientalischen Hyazinths und Smaragds von jedem eine halbe Drachme;

orientalischen Safran zwei Skrupel.

Des Geruchs wegen können einige Gran Moschus oder Ambra zugesetzt werden. Alles wird aufs feinste gepulvert und gemischt, darauf mit Traganth, der durch Rosenwasser zum Schleim gemacht, zu einem Teige geknetet und aus demselben zu der Zeit, wo Sonne und Mond, oder doch wenigstens der letztere, in dem Zeichen des Skorpions stehen, runde Zeltchen (Pentacula) geformt, welche mit dem oben beschriebenen, unter derselben Influenz gravierten Instrument gezeichnet werden; oder, wenn man lieber will, giebt man diesen Schildchen die Form des Herzens. Nach dem Austrocknen werden sie mit rotem Baumwollenzeug bedeckt.

Gebrauch: Diese Pentakeln werden an einer seidenen Schnur zwischen den Kleidern in der Gegend des Herzens aufgehängt; sie schützen nicht allein vor der Pest, sondern verhindern auch, daß der Körper von Giften oder astralischen Krankheiten angegriffen wird; sie ziehen das Gift von innen heraus und verzehren das von außen kommende."

Den Edelsteinen schrieb man ebenfalls schützende Kraft gegen Krankheiten zu, und dieselben wurden daher, in Gold, Silber oder Stahl gefaßt, als Vorbeugungsmittel getragen; denn:

„Talisman in Karneol,
Gläubigen bringt er Glück und Wohl;
Steht er gar auf Onyx Grunde,
Küss' ihn mit geweihtem Munde!
Alles Übel treibt er fort,
Schützet dich und schützt den Ort."

Wie Lonicer in seinem Kräuterbuche erzählt, war der Diamant (Adamas), am linken Arme getragen, gut „wider Unsinnigkeit, ungezähmte Thiere, Krieg, Hader, Gift, Anlauf der Phantasie und bösen Geist". Gerühmt wird zwar die große Härte des Diamants, doch behauptet Lonicer, er werde durch Bocksblut weich und biegsam. Diese Meinung ist eine alte, die schon Plinius [1]) erzählt. Auch in Wolframs von Eschenbach Parzival wird dasselbe behauptet. Gahmuret von Anschau, dem Vater Parzivals, ward durch Anwendung dieses Mittels heimtückisch sein Demanthelm erweicht, und er kam dadurch zu Tode:

„Er zog das Härsenier sich ab;
Die Hitze zwang ihn zu der Frist.
Verfluchte heidnische List
Hat uns geraubt den Ritter gut.
Ein Ritter hatte Bocksblut
Genommen in ein langes Glas,

[1]) C. Plinius, Naturgeschichte. Bd. 20, Kap. 1.

Das schlug er auf den Adamas:
Da ward er weicher als ein Schwamm."

. . . .

„Der Speer durchschnitt ihm Helm und Stirn,
Das Eisen fuhr durch Haupt und Hirn,
Daß man den Splitter drinne fand."

Wahrscheinlich hat Wolfram von Eschenbach seine Wissenschaft von der steinerweichenden Kraft des Bocksblutes aus einem im 10. Jahrhunderte von einem unbekannten, in Rom lebenden Verfasser geschriebenen Werke: „Heraclius, von den Farben und Künsten der Römer" [1]) geschöpft. Jedenfalls beruft er sich bei der Schilderung eines Edelsteinschmuckes an einer anderen Stelle [2]) ausdrücklich auf dieses Buch mit den Worten: „juch hete baz bescheiden des Erâclius" 2c. Über die Benutzung des Bocksblutes werden im Heraclius in dem Kapitel: „Wie die kostbaren Steine geschnitten ... werden" folgende Angaben gemacht: „Nimm einen Bock, der noch nie gezeugt hat, stelle ihn durch drei Tage in eine Kufe, bis alles, was er im Leibe hatte, verdaut ist. Sodann nähre ihn vier Tage lang mit Epheu. Nun reinige den Bottich, um seinen Harn aufzufangen, dann töte den Bock und vermische sein Blut mit dem Harne, lege den Stein eine Nacht über hinein und drücke ihn darauf in die Form, die du wünschest, oder schneide ihn." Noch unheimlicher und schauerlicher klingt eine ähnliche Angabe über die Verwendung des Bocksblutes, welche etwa zwei Jahrhunderte später als der Verfasser des Heraclius, Theophilus Presbyter [3]) macht. „Wenn du den Krystall schneiden willst, so nimm ein Böckchen von zwei oder drei Jahren, binde ihm die Füße, schneide ihm zwischen Brust und Bauch eine Öffnung an der Stelle, wo das Herz ist, und lege den Krystall hinein, so daß er in dem Blute dessen (des Herzens) liege, bis er warm wird. Alsbald nimmst du ihn heraus und schneidest darein was du willst, so lange jene Wärme andauert; wenn er wieder kalt und hart zu werden anfängt, lege ihn abermals in das

---

[1]) Originaltext und Übersetzung von Albert Jlg. Quellenschriften für Kunstgeschichte 2c. von R. Eitelberger von Edelberg. Wien 1873.

[2]) Parzival XV, 1191.

[3]) Theophilus Presbyter schedula diversarum artium. Revid. Text, Übersetzung 2c. von Albert Jlg. Wien 1874.

Blut des Bockes; nachdem er erwärmt ist, nimm ihn heraus und schneide darein, und so treibe es, bis du deine Schnitzerei fertig hast. Wenn er das letzte Mal erwärmt und herausgenommen ist, reibe ihn mit wollenem Tuch, um ihm mit demselben Blute Glanz zu geben."

Wahrscheinlich entstand dieser Aberglaube durch die Verwendung des Bocksblutes zum Härten der beim Steinschneiden benutzten eisernen Geräte. Im Heraclius heißt es in dem Kapitel: „Von der Härtung des Eisens, um damit Steine schneiden zu können": „Wer mit einem tüchtigen Eisen Steine bearbeiten will, beachte die Regel, dessen Spitze zu härten. In der Zeit, da der Bock in der Brunst steht, ist sein Fett allein zu diesem Zwecke brauchbar. Wenn nämlich das heiße Eisen in dieser Flüssigkeit gelöscht wird, bekömmt es sogleich eine gehärtete Spitze." Nach einer Angabe desselben Schriftstellers wurde zu dem gleichen Zwecke außer Bocksblut auch noch Ziegenmilch und der Harn „eines kleinen, rothaarigen Mädchens, den man vor Sonnenaufgang gewonnen hat", benutzt. Beim Ablöschen des glühenden Eisens in diesen Flüssigkeiten nahm dasselbe aus diesen Kohlenstoff auf und verwandelte sich dadurch oberflächlich in Stahl, mit dem sich die Steine bearbeiten ließen. Da man an dem Eisen durch die Kohlenstoffaufnahme bei dieser Verstahlung keinerlei Veränderung im Aussehen wahrnahm, so glaubte man an übernatürliche, aus dem Bocksblute in dasselbe übergegangene Kräfte, welche die Steine erweichten. Welche wichtige Rolle der Kultus des Aberglaubens beim Härten von Waffen und anderen Metallgeräten im Altertume und im germanischen Heidentume spielten, ist ja genugsam bekannt. Mystischer Hokuspokus und Segenssprüche durften dabei ja nie fehlen.

Von der Verwendung der Edelsteine zu Amuletten legt das »Zenexton pro ditioribus Magnatibus«, dessen Anfertigung Oswald Croll gleichfalls beschreibt, Zeugnis gab. Die Vorschrift dazu lautet: „Es wird eine Kapsel aus reinstem Golde verfertigt mit einer allerwärts durchlöcherten goldnen Röhre, welche in der Mitte der Kapsel befestigt ist. Auf der vorderen Außenseite der Kapsel wird ein orientalischer Saphier von der vortrefflichsten Farbe angebracht und um denselben herum vier Krötensteine oder Kreuzspinnensteine; auf der hinteren Außenseite aber wird ein Hyacinth von gehöriger Größe auf dieselbe Weise befestigt. Das Innere der Kapsel wird mit einem Teige aus zerstoßenen Kröten und dem besten Essig angefüllt. Die inmitten der Kapsel und des Teiges befindliche durchlöcherte Röhre wird mit Fetzen von Leinwand erfüllt, »quod primo virginis menstruo, quae annum decimum quintum nondum excesserit, madefactum fuit«, und zwar so, daß die Leinwandstückchen durch die Öffnungen der Röhre hindurch den Krötenessigteig berühren; denn aus der wechselseitigen Berührung entsteht eine gegenseitige Sympathie, welche im umgekehrten Grade durch Antipathie den Giften so widersteht, daß derjenige, welcher dieses Amulett zur Zeit der Pest am Halse hängen hat, nach Gottes Vorsehung gänzlich davon befreit bleibt und für gänzlich gesichert zu halten ist, was auch diejenigen, welche die wahre Zusammensetzung dieser Amulette kennen, hinreichend durch lebende Beispiele erfahren haben."

Auch durch Zauberformeln, Besprechungen und Worte suchte man die Dämonen, welche die Kranken belästigen, zu verjagen. In unserer Volksheilkunde werden noch jetzt sehr viele derartige Behandlungen vorgenommen; denn „Besprechen und Stillen" sind Heilverfahren, welche den Landbewohnern bei Krankheitsfällen in manchen Gegenden Deutschlands noch beliebter sind, als die Hilfe des Arztes. Meistens werden diese Heilgebräuche von alten Frauen, welche sich häufig durch pockennarbige, verwitterte Gesichter und Triefaugen auszeichnen, vorgenommen. Der äußerliche Gebrauch und die Formeln, welche dabei gesprochen werden, sind, da sie sich nur durch mündliche Überlieferung weiter vererben, sehr verschieden. Ich hatte einst Gelegenheit, „der Wissenschaft wegen" als Zeuge bei einer Besprechung eines Fingergeschwüres, eines sogenannten „Adels", zugegen zu sein. Die Worte, welche die Heilung vollbringen sollten, lauteten:

„Adel, ick rad' di, dat du steihst
Un nich witer geihst,
Sonnern wikst un vergeihst,
Eh' de wind weiht,
Un de Hahn kreiht."

Unter Anrufen des Dreieinigen wurde dann mit Feuerstahl und Stein dreimal Feuer angeschlagen. Der gläubige Kranke verläßt natürlich die Heilkünstlerin mit neuer Hoffnung beseelt, und da die

Zeit zuweilen die Heilung des Leidens selbst übernimmt, so schwindet der Glaube an den Gebrauch solcher Dorfsibyllen so leicht nicht.

In ähnlicher Weise bannt man in Hessen fließendes Blut mit folgendem Spruch:

„Ich ging einmal durch ein Gäßchen,
Da sah ich Wasser und Blut fließen.
Das Wasser ließ ich fließen,
Das Blut that ich verschließen.
Im Namen des Vaters ꝛc.“

Neben dem Namen des dreieinigen Gottes spielten die der heiligen drei Könige eine wichtige Rolle bei den Beschwörungen von Krankheiten. Schon Hieronymus Brunschwyck rät, bei Epilepsie ein Bleikreuz um den Hals befestigt zu tragen, auf dem die Namen dieser eingegraben sind. „Desgleichen so ein mensch fellet an sant Veltins siechtagenn, so soll man im sprechen in das link ore zu dreienmalen: Stand uff in dem namen des vatters, des suns und des heiligen geists und in der eer der heiligen drey künig Caspar, Melchior und Balthasar.“ Da letztere bei Christi Geburt Weihrauch und Myrrhen als Geschenke brachten, so spielen Räucherungen mit diesen und ähnlichen Gegenständen bei Beschwörungen häufig eine gewisse Rolle mit. Schon in der ältesten gedruckten Naturgeschichte — Konrad Megenbergs Buch der Natur —, welche um 1350 geschrieben wurde und 1475 bei Hans Bämler zu Augsburg in Druck erschien, wird der Zauberkräfte des Weihrauchs Erwähnung gethan: „Du scholt auch wizzen, daz all die maister, die in der Zauberkunst lernet, daz sprechent, daz die götter und die gaist, die man anruoft mit gilden schrift, die karacteres haizent, und mit in sigel graben, oder daz graben, daz man in ringerlein tuot, die zaubraer dester e erhoeret, wenn sie ihnen weihrauch opfernt. Daz ist ain irrung in der haidenschaft. aber diu ganz wahrheit ist, daz die poesen gaist des weirachs rauch fliehent und daz man gott besunder damit ert.“

Nicht nur gesprochenen, sondern auch geschriebenen Worten wurden früher Heilkräfte zugetraut. Die hierzu ausgewählten Worte waren meistens völlig sinnlos, oder auch orientalischen Sprachen entnommen, denn:

„Gewöhnlich glaubt der Mensch, wenn er nur Worte hört,
Es müsse sich dabei doch auch was denken lassen.“

Je unverständlicher nun dem Kranken die Worte erschienen, einen desto tieferen wunderwirkenden Sinn vermutete er dahinter. Bei Krankheiten, wo jetzt der Arzt dem Fiebernden das teure Chinin verschreibt, schrieben einst seine Vorfahren nur einfach das Wort: „Abracadabra" auf ein Zettelchen und ließen das beschriebene Papierstückchen verschlucken; das Fieber sollte dadurch sicher vertrieben werden. Kleine dreieckige Papierstückchen, auf welche einige Worte aus der Bibel von geweihter Hand geschrieben waren, wurden St. Lukaszettel genannt und von Frauen bei schweren Geburten eingenommen. Die Scharfrichter, als Diener des Todes, hatten nach altem Glauben die Macht, Freischeine auf den Tod auszustellen, und trieben mit Anfertigung von solchen Urkunden ein Gewerbe, welches man Passauer Kunst nannte. Da solche Zettel vom Henker vor Tod und Verwundungen schützen sollten, so war es bei den alten Landsknechten noch zur Zeit des 30jährigen Krieges Sitte, ein solches Schutzmittel auf dem Herzen zu tragen.

Wie schon aus den oben mitgeteilten Vorschriften zu den Amuletten erkennbar, hat die Astrologie, welche im Mittelalter durch unzählige Würzelchen und Fäserchen mit sämtlichen Wissenschaften verwachsen war, einen bedeutenden Einfluß auf die Medizin ausgeübt. Es war Gebrauch, bei Krankheiten das Horoskop des Kranken zu stellen. Da zwischen den sieben damals bekannten Metallen und den sieben sogenannten Planeten eine große Gleichheit bestehen sollte und jedes der Metalle den Namen desjenigen Planeten erhielt, von dem es angeblich abhängig war, so wurde vielfach bei den Kranken dasjenige Metall angewandt, welches zu dem Planeten gehörte, welcher den Lebensweg des Kranken am meisten durchkreuzte. Noch jetzt ist es bei der ländlichen Bevölkerung eine ziemlich allgemeine Meinung, daß Wurmkuren nur bei abnehmendem Monde glücklich gelingen. Im Mittelalter schien man eine gewisse Ahnung von dem Zusammenhange der einzelnen Glieder der ganzen Schöpfung untereinander zu haben. Man suchte diese Verbindung indessen nicht durch die Erforschung der allgemeinen Naturgesetze weiter aufzuklären, sondern man nahm einfach ein geheimes Band, welches alle Geschöpfe unter einander verknüpfe, an und fabelte von einer geheimen Sympathie, welche die Natur durchziehe. Da die ganze Welt nach damaliger Ansicht nur zu Nutz und Frommen des Ebenbildes des Schöpfers geschaffen war, so mußte der ganze Kosmos natürlich auf den Mikrokosmos Bezug haben, und man glaubte, die Beziehung mancher Naturgegenstände zum Menschen an Ähnlichkeiten und verschiedenen anderen geheimen Zeichen erkennen zu können. Durch solche Anschauungen ward die Medizin in wunderbare Bahnen gelenkt. Es entstand die wunderbare Lehre von den „Signaturen" der Arzneimittel, welche namentlich von Paracelsus und seinen Anhängern ausgebildet wurde. Oswald Croll begründet dieselbe in seinem 1623 erschienenen Traktat: „Von den innerlichen Signaturen, oder Zeichen aller Dinge" wie folgt: „Gleichwie die Stumme, denen die Gebärden anstatt der Sprach, und andere sprachlose Thiere ihre affectus und Willen durch die Gebärde und Bewegungen des Leibs zu erkennen geben: also hat auch Gott einem jeden Gewächs seinen Verräther eingepflanzt, damit man die eigenen und sonderbarn Kräffte und Eigenschaften der Kräuter, so heimlich in denselbigen verborgen, durch ihre eusserlichen Signaturn, das ist die Vergleichung der Form und Figur, auß ihrem blosen Anschauen köndte erkennen und errathen: Ja, wie jetzt gesagt worden, so reden sie auf magische Weise und durch ihre Signaturn mit uns. Dann welche einen Schatz in die Erde vergraben, die pflegen denselbigen Orth mit etwas zu zeichnen. Also hat auch Gott der Herr in der Natur viel Dinge, die nicht einem jeden vor Augen, allein gezeichnet, damit wir sie durch fleißige Nachforschung möchten erlernen" . . . „Wer dieses Fundaments keinen Verstandt hat, und dieses philosophisch und medicinisch Alphabets unerfahren ist, der kan kein probierter Medicus sein und genannt werden. Dann die Characterismi und Signaturae naturales der Natur, welche aus der Creation oder Erschaffung nicht mit dinten, sondern mit dem Finger Gottes in allen Creaturen eingegraben oder angeschrieben sind, sind der beste Theil der wahren Literatur, durch welche alle verborgnen Dinge werden gelesen und erforschet . . . . Ohne die Physiognomiam und Chiromantiam wirdt kaum ein eintzig Geheimniß der Medicin erlangt, daß die Probe der Erfahrung köndte außstehen." Auf Grund solcher Erwägungen wählte man die Arzneimittel nicht nach ihren eigentlichen Wirkungen, sondern hauptsächlich nach ihren geheimnisvollen, zauberartigen Beziehungen zu dem Kranken und dessen Krankheit. Weil die Blätter des Leberblümchens (Hepatica triloba) die Gestalt der Leber und auf der unteren Seite auch die braune Farbe derselben haben, so wurden sie gegen Leberkrankheit angewandt. Der Natternkopf (Echium vulgare) mit einer dem Kopfe der Natter ähnlichen Blumenkrone war natürlich ein sicheres Mittel gegen Schlangenbiß. Da der Saft des Drachenbaumes rot wie das menschliche Blut ist, mußte derselbe natürlich Heilkräfte für das Blut besitzen. Adam Lonicer schreibt im 16. Jahrhunderte daher über das Drachenblut: „Das Pulver gemischt mit Eyesweiß und Rosenwasser, die Schläff damit bestrichen, benimpt das Nasenbluten. Wer Blut harnet, der nemme diß Pulver." Der Stein „Sardonyx hat die Gestalt eines Menschennagels", daher heißt es weiter: „sein kraft ist . . . wider die böse Geschwer der Nägel". Das Schöllkraut (Chelidonium majus) hielt man für eine Himmelsgabe (coeli donum); denn an der gelben Blüte und dem ebenso gefärbten Mischsafte sah man ganz deutlich, daß es vom Schöpfer zur Hilfe gegen Gelbsucht dem Menschen geschenkt war. Der Allermannsharnisch oder Siegwurz (Gladiolus communis) hat schwertförmige Blätter, und seine Zwiebel ist äußerlich mit netzartigen Häuten wie mit einem Panzer umgeben. Unsere Vorfahren, welche den sympathetischen Schlüssel benutzten, um im Buche der Natur zu lesen, erkannten an diesen Zeichen, daß die Pflanze von der Vorsehung dazu bestimmt sei, den Menschen stich-, hieb- und schußfest zu machen. Daher trugen die alten Ritter unter ihrem stählernen Panzer vielfach eine solche Wurzel als Amulett mit sich, und glaubten sich dadurch nicht allein gegen Verwundungen und böse Geister geschützt, sondern meinten auch, dadurch den Sieg auf ihre Seite zu ziehen. Noch jetzt werden diese Wurzeln zu abergläubischen Zwecken in manchen Gegenden Deutschlands gebraucht. Zum Weihnachtsfeste pflegt noch mancher Schwarzwälder Bauer sich „ein Heken und ein Seken" Allermannsharnischwurzel (Radix victorialis longa von Allium victorialis und Radix victorialis rotunda von Gladiolus) aus einer Apotheke zu holen, um dies „Päärle" in seinem Hause unter der Thürschwelle einzugraben und dadurch alle bösen Geister, Hexen und Krankheitsdämonen, welche hauptsächlich in der Christnacht umgehen, von Menschen und Vieh im Hause fernzuhalten. Die Milchwirtschaft treibenden Bewohner des Harzgebirges glauben noch immer nicht an die jetzigen allgemeinen Sündenböcke, Pilze genannt, und sind der Ansicht, wenn ihnen ihre Milch blau wird, dies rühre nicht etwa von Bacterium syncyanum, sondern von Hexen her. Um ihre Milch vor diesen zu schützen, ist nach ihrer Ansicht die blauäugige Gundelrebe (Glechoma hederacea) ein ausgezeichnetes Mittel. Sie winden daher von dieser einen Kranz und melken durch denselben in der Walpurgisnacht, wenn aus allen Weltgegenden die Hexen zum Blocksberg hinaufreiten, ihre Kühe aus, und dieselben bleiben dann ein ganzes Jahr von blauer Milch verschont. Oswald Croll lehrt: „Die Welsche Nuß haben die gantze Signatur oder Zaichen deß Haubts: Ihr eusserste Rinde oder Nußlauf vergleichen sich dem Pericraneo oder Häutlein über der Hirnschahl. Dannhero auch das Saltz aus solchen Rinden gemacht, zu den Wunden dieses Häutleins ein sonderbahr Mittel ist. Die harte Schahl vergleicht sich der Hirnschahl. Das inwendige Häutlin, mit welchem der Kern selbst überzogen ist, referiert oder präsentiert die Häutlin des Hirns. Der Kern selbst aber die Substanz des Hirns. Ist derowegen auch zu demselbigen sehr bequem und schwächt die Gifft. Dann wenn er wirdt gestoßen, mit gebrannten Wein befeucht und auff den Hauptwirbel gelegt, stärcket er das Hirn und gantze Haupt gewaltig." „Das langlechte Moos, so sich an den Bäumen hängt, ist gleichfalls wie derselbigen Haar und wird demnach sein gesotten Wasser zum Außfallen der Hauptaar auch gebraucht." „Das Kraut Gottes Gnad (Gratiola) und Storckenschnabel sind wie ein Schienbein formiert und demnach pulverisiert zu den Beinbrüchen ein sonderbahre Artznei." So wußte man durch Ähnlichkeiten überall eingebildete Heilkräfte an Naturgegenständen zu entdecken.

Für sehr leicht hielt man es, eine Krankheit in einen Gegenstand, zu dem sie in geheimer Sympathie stehen sollte, geradezu überzuführen. Gebräuchlich ist noch jetzt bei uns ein derartiges Verfahren zur Vertreibung von Warzen oder Leichdornen. Man bestreicht dieselben einfach einigemal mit einer Totenhand, und sofort fangen die Leichdorne an, abzusterben und zu vergehen; denn ihre Lebenskraft ist in die Totenhand übergegangen und wird mit dieser begraben.

In ähnlicher Weise dachte man sich auch die Wirkung der sogenannten Mumie oder des sympathetischen Eies, welches zur Zeit des Theophrastus Bombastus Paracelsus von Hohenheim, im

16. Jahrhunderte, und später von dessen Anhängern, den sogenannten Paracelsisten, vielfach gebraucht wurde. Zur Herstellung dieser Mumie füllte man ein ausgeblasenes Hühnerei mit dem warmen Blute eines gesunden Menschen, verklebte es wieder sorgfältig und legte es sofort, damit die Lebenskraft nicht durch Erkalten daraus entschlüpfe, mit anderen Hühnereiern einer Henne zum Bebrüten unter. Nach einigen Wochen brachte man das Ei zum Schluß in einen warmen Backofen und ließ es in demselben so lange Zeit liegen, als notwendig ist, ein Brot fertig zu backen. Das so zubereitete Ei heilte jede Krankheit; denn, da man das Blut für den eigentlichen Sitz der Lebenskraft hielt, so hatte natürlich jeder Krankheitsdämon zu diesem Ei, welches das menschliche Blut in so verdichteter Form enthielt, eine natürliche Zuneigung. Man brauchte das warme Ei nur auf die krankhafte Körperstelle zu legen und nachher in die Erde zu vergraben, so war man geheilt; denn die Krankheit war natürlich sofort in das sympathetische Ei geschlüpft. Viele Bäume haben noch jetzt nach dem Glauben des Volkes die Fähigkeit, die menschlichen Krankheiten auf sich zu nehmen. Zur Heilung der Gicht schleppt sich im niedersächsischen Gebiete mancher Kranke nachts um die zwölfte Stunde mit seinen Krücken unter eine Fichte und spricht:

„Fichte, liebe Fichtin,
Ich bring' hier meine Gicht hin!
Der erste Vogel, der über dich fliegt,
Mache du, daß der sie kriegt."

Die Fichte kann natürlich einer so poetischen Bitte nicht widerstehen, nimmt die Gicht auf sich, und der Kranke verläßt sofort ohne Krücken schnellfüßig den Ort und kehrt geheilt zurück.

In Hessen steht an Stelle der Fichte die Birke in dem Rufe, die Gicht heilen und in sich aufnehmen zu können. Zur Zeit des letzten Mondviertels ziehen daher oft ganze Scharen Gichtkranker vor Sonnenaufgang in den Birkenwald, jeder an einen anderen Baum, und sprechen:

„Ich stehe hier vor Gottes Gericht
Und verknüpfe meine Gicht.
Alle Krankheit am Leibe
In dieser Birke bleibe!"

Dabei knüpft der Kranke einen Knoten in einen Birkenzweig und hofft, damit geheilt zu sein.

Da sich nach einer alten Sage Judas Ischarioth an einem Fliederbaume erhängt haben soll, so glaubte man, der Baum besäße geheime Zauberkräfte. Da der Fliederthee Schwitzen und Fiebern bewirkt, so traut man dem Fliederbaume nach dem Grundsatze: Similia similibus curantur, zu, er stehe in geheimer Sympathie zum Fieber und heile dieses, wenn man ihn darum bitte; deswegen gehen Fiebernde auch bei uns, ich meine am unteren Laufe der Elbe, noch unter ihn und sprechen:

„O Fliederbaum, du lieber,
Mich quält das kalte Fieber:
Weil Judas sich an dir erhängt,
Sei das Fieber dir geschenkt!"

Alsdann bricht der Kranke einen Zweig des Fliederbaums ab, steckt denselben in die Erde, und wenn das Heilverfahren nach Wunsch geht, verläßt das Fieber den Leidenden und fährt an dem Fliederzweige, gleichsam wie der Blitz an einem Blitzableiter, hinunter in die Erde. Nach dem Glauben des Volkes hat bei einigen Arzneimitteln auch der Preis Einfluß auf die Wirksamkeit derselben. In Norddeutschland steht die Zahl 7 in besonders günstigem Ruf; in Süddeutschland, besonders in Franken, scheint die Zahl 9 jener vorgezogen zu werden. Wenn sich eine Dorfsibylle ihren Kampfer einkauft, um ihn gegen Gicht in einem Beutelchen bei sich zu tragen, so verlangt sie immer um 9 Pfennige, da der Kampfer sonst nicht hilft.

Nach dem Glauben des Volkes giebt es auch Heilmittel, mit denen man die Kranken in ihrer Abwesenheit heilen kann. Zu diesen gehörte in früheren Jahrhunderten die wunderbare Waffensalbe des Paracelsus, zu der die Vorschrift lautet: „Nimm das Fett oder Schmeer von einem verschnittenen wilden Eber und von einem Beern, jedwedes 8 Loth; je älter die Thiere sind, je besser ist das Schmeer, jedoch daß sie auch nicht über 7 Jahr alt sind; dieses Schmeer wasche zuvor in rothem Wein und lasse es darinnen eine halbe Stunde lang bei einem gelinden Feuer sieden, darnach gieß es in ein kaltes Wasser und sammle mit einem Löffel die obenauf schwimmende Fettigkeit, Dasjenige aber, was auf den Boden gefallen ist, thue hinweg. Darnach nimm ein halb Maß Regenwürmer, solche, in Wasser oder Wein gewaschen, thue in einen vermachten Hafen und lasse sie in einem Bäckers-Ofen dürr werden; siehe aber zu, daß sie nicht verbrennen, zerreibe sie alsdann zu einem Pulver. Nimm von diesem Pulver, wie auch von dem Hirn der wilden Schweine, jedes zwei Loth, das Hirn muß in der Schweinsblase mit Urin eine Zeit lang macerirt, und alsdann getrocknet werden; zu diesem thue gelben Sandel, Mumien und Blutstein jedes 2 Loth, von dem Moos, welches aus der Hirnschale eines gehenkten Menschens gewachsen und im Zunehmen des Mondes, wenn er in dem Planeten Veneris ist, von der Hirnschale abgenommen worden. Alles Dieses miteinander zerstoßen und vermischet, mache mit dem obigen Fett von dem wilden Schwein und Beeren eine Salbe daraus und hebe es in einem verschlossenen Gefäß zum Gebrauch auf. Am Besten ist die Salben, so sie in dem Herbst, wenn die Sonne in dem Zeichen der Waage läufet, bereitet wird. Die Kräfften und Tugenden, welche diese Salben erweiset, sind fast nicht zu glauben, denn es curiret alle Wunden, sie mögen gehauen, geschlagen oder wie sie wollen sein, wenn man nur das Instrument, damit die Verwundung geschehen ist, haben kann, obgleich der Patient viel Meil-Weg davon entfernt ist; gedachtes Instrument muß, wenn die Wunden groß ist, alle Tage einmal damit beschmieret, mit einem saubern leinen Tuch verbunden und an einem reinen und laulichten Orte verwahrt werden; auch muß man sich mit allem Fleiß fürsehen, daß auf das Instrument kein Staub falle, oder daß solches von keinem kalten Wind angeblasen werde, anderst würde der Patient großen Schmerzen empfinden und gleichsam unsinnig darüber werden. Diese Kur, ob sie wohl übernatürlich zu sein scheinet und deßwegen von vielen vor verdächtig gehalten wird, so ist es doch in der That nicht also, sondern es wissen die Naturverständigen aus der Erfahrung und fleißigen Untersuchung, daß es vermittels einer magnetischen und an sich ziehenden Krafft, welche von dem Gestirn kräfftig gewürket wird, geschehe, indem solche magnetische Krafft der Salben von dem Gestirn durch Vermittelung der Luft der Wunden zugeführet wird.“ Die Einflüsse der Astrologie auf die damalige Chirurgie sind auch hier unverkennbar, und:

„Was man sich nicht erklären kann,
Das sieht man als magnetisch an.“

In Hessen heilt man nach einem Volksglauben noch heutzutage in der Abwesenheit des Kranken diesen in ähnlicher Weise aus der Ferne. Bei zerbrochenen Gliedern wird von chirurgischen Zauberkünstlern statt des Leidenden, namentlich in der Tier-Heilkunst, einem zerbrochenen Stuhl- oder Tischbein ein Verband angelegt und eine Beschwörungsformel gesprochen. Der verbundene Gegenstand darf dann neun Tage nicht berührt und gerückt werden, alsdann ist indessen nicht etwa das Tischbein, sondern das gebrochene Glied wieder angeheilt.

Zu allen Zeiten war es ein Hauptwunsch der Menschen, den Schleier, welcher die Zukunft verhüllt, zu lüften. Matthiolus erzählt in seinem „New Kreuterbuch" (deutsch von G. Handsch, Prag 1583), daß die großen Galläpfel die Eigenschaft hätten, jährlich zu deuten und anzuzeigen, ob das Jahr fruchtbar oder unfruchtbar, ob sich Krieg empören oder die Pestilenz regieren werde. „Im Jenner oder Hornung nimm einen neuen, ganz unversehrten Gallapfel, der nicht löcherig ist, brich ihn mitten entzwei, so findest du darinnen eines unter den drei Dingen, nämlich eine Fliege, Würmle oder Spinne. Die Fliege bedeutet Krieg, das Würmle Theuerung, die Spinne Sterbeslauf." Bekanntlich entstehen die Galläpfel dadurch, daß das Weibchen der Gallwespe (Cynips gallae tinctoria) seine Eier in die Äste und jüngeren Zweige der Eiche (Quercus infectoria) mittelst des Legestachels ablegt. Es entsteht dadurch ein Zufluß der Säfte nach den angestochenen Teilen, so daß die Larven, wenn sie aus den Eiern kommen, schon von einem kleinen Wulst umgeben sind, der den ganzen Sommer bis zum Herbst wächst und sich zu den Galläpfeln ausbildet. Die Larve verpuppt sich in denselben, die Puppe entwickelt sich schließlich zur Gallwespe, welche, wenn der Gallapfel nicht vorher gesammelt wird, aus dem Flugloche herausschlüpft. Da sich die Flugwespe von keinem Reichspatentamte ein Patent auf die Herstellung der Galläpfel hat geben lassen, so pfuschen ihr verschiedene andere Ichneumonidenarten, welche eher im Aussehen einer Spinne als einer Fliege ähneln, ins Handwerk. Der Wechsel der Insassen der Galläpfel erklärt sich also teilweise aus der Verschiedenartigkeit der Insekten, durch welche sie entstanden sind, teilweise aus dem mehr oder minder vorgeschrittenen Generationswechsel derselben.

Auch für das Gedächtnis wußte die alte Medizin Hilfe anzugeben. Um dem Leser das Behalten des in diesen Zeilen Mitgeteilten zu erleichtern, möge dies Mittel hier noch seinen Platz finden. Es ist nämlich die Frucht Anacardium; „ein halbes Quentlein schwer eingenommen, stärkt den schwachen Sensus, vertreibet die Vergessenheit und schärfet den Verstand, ist nützlich der Schwachheit des Hirns, welche von Kälte oder Feuchtigkeit entstanden ist, und der Verlähmung der Glieder". Da die Anacardium-Früchte, welche noch jetzt in der Volksarznei, auf eine Schnur gereihet, gegen Zahnschmerzen und Rheumatismus um den Hals getragen werden, ein scharfes Öl (Cardol) enthalten, so muß man mit dem Einnehmen derselben jedoch vorsichtig sein.

Der grobe medizinische Aberglaube ist heute nicht mehr in der Wissenschaft zu finden, und auch beim Volke ist er immer mehr im Schwinden. Indessen, wie das religiöse Bedürfnis der Menschheit, so oft auch Religionen untergingen, stets neue Glaubensformen erzeugte, ebenso brachte der Trieb zum Übersinnlichen und Mystischen, welcher tief im innersten Wesen des Menschen begründet zu sein scheint, stets Neues zur Welt. Dieselbe Zeit, welche den roheren Aberglauben aus der Medizin verjagte, lauschte gläubig dem schweizerischen Priester Joh. Jos. Gaßner, als er lehrte, daß die meisten Krankheiten von bösen Geistern herrührten, und erlaubte demselben, unter dem Schutze hoher Kirchenfürsten durch Segensprechungen und Teufelsbeschwörungen in den weitesten Kreisen des Volkes Heilversuche anzustellen. Dasselbe Jahrhundert brachte uns, anknüpfend an einen sehr kleinen Kern von bisher von der Schulweisheit noch nicht erforschter Wahrheit, die Auswüchse von Cagliostros und Mesmers Magnetismus und Somnambulismus, von Jungs Geistertheorien und Spiritismus, und ließ Hahnemann auf den Grundsätzen: „Was mehr verdünnt, mehr wirken muß" und »Similia similibus« die eigenartige medizinische Richtung der Homöopathie auferbauen. Wenn die Wissenschaft diesen Geistesrichtungen auch keine völlige Daseinsberechtigung zuerkennen will, so daß selbst der verbreiteten Homöopathie meines Wissens bislang noch an keiner deutschen Universität ein Lehrstuhl eingeräumt worden ist, so haben diese, den jetzigen Zeiten jedenfalls mehr entsprechenden, sozusagen vergeistigten Arten von Aberglauben doch eine solche

Zahl gläubiger Anhänger und Verehrer gefunden, daß unsere Zeit entschieden kein Recht hat, über den Aberglauben unserer Vorfahren hochmütig zu lächeln; denn das Reich einer völlig aufgeklärten Menschheit liegt, wenn nicht ganz im Lande idealer Träume, jedenfalls noch in nebelgrauer Ferne der Zukunft.

Pharmazie und Magie der Liebe.

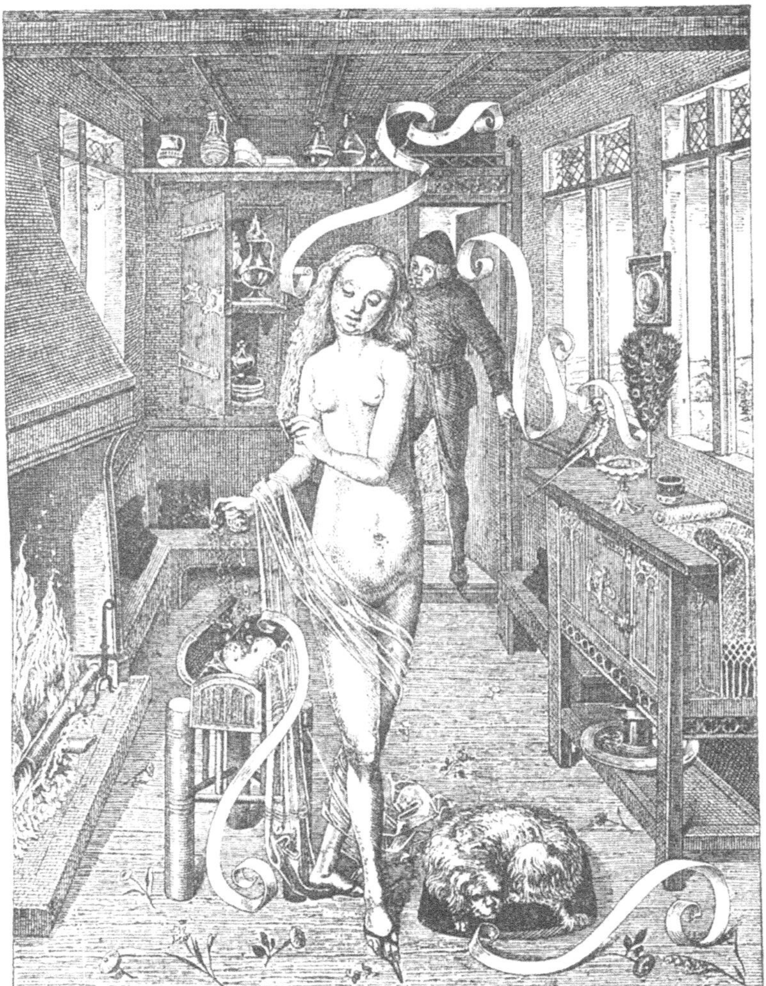

Fig. 103. Liebeszauber nach einem Ölgemälde des 15. Jahrhunderts.

„Du siehst, mit diesem Trank im Leibe,
Bald Helenen in jedem Weibe."

Goethe. (Faust.)

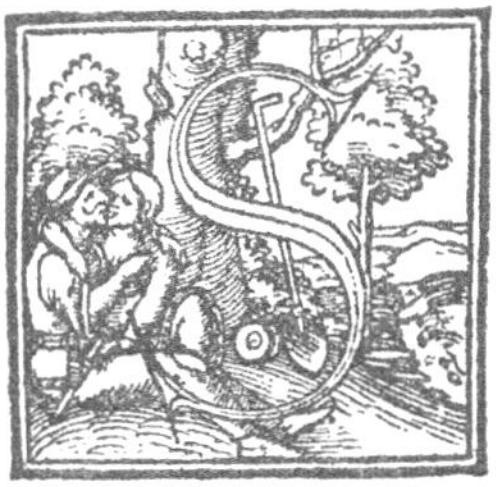

Fig. 104. Zierbuchstabe mit kosendem Liebespaare nach einem Holzschnitte vom Jahre 1543.

Sehr zu verwundern würde es bei der wichtigen Rolle, welche die Liebe in dem langen Trauerspiele „Leben“ auf der Weltbühne spielt, gewesen sein, wenn die Menschheit nicht nach Mitteln gesucht hätte, durch welche ein anderes Wesen, sozusagen unfreiwillig, zu dem gemeinsamen Empfinden dieses Hangens und Bangens in schwebender Pein mit veranlaßt werden könnte. In der That finden wir denn auch schon bei den Völkern des Altertums den Glauben verbreitet, es gebe magische und physische Mittel, welche die persönliche Neigung und leidenschaftliche Liebe dessen, dem sie gegeben werden, zu dem, der sie anwendet oder giebt, erwirken könnten. Veranlassung zu diesem Glauben gab jedenfalls die Erfahrung, daß durch manche medizinische Mittel die menschliche Gemütsstimmung völlig geändert werden kann. Homer erwähnt schon, als eines die Traurigkeit verscheuchenden, den Geist in eine heitere Stimmung versetzenden Getränkes, des Nepenthes. Die Helena reichte denselben im Hause des Menelaus, des Guten, dem Telemach, damit er seinen Kummer vergessen sollte.

Das Kraut zu diesem Tranke hatte sie „von der Polydamna, der Gemahlin des Thous, in Ägypten, wo die nahrungspendende Erde viel Mittel zu guter und zu schädlicher Mischung trägt, geschenkt erhalten.“

Woraus der Nepenthes des Homer bestanden hat, läßt sich nicht bestimmt entscheiden; jedenfalls hängt der von Linné Nepenthes destillatoria genannte ceylonische Kannenstrauch nicht mit demselben zusammen. Einige meinen, der Nepenthes sei aus dem ägyptischen Bilsenkraute (Hyoscyamus datura u. albus), welches in den Wüsten des Nillandes häufig wächst und von den ägyptischen Priestern zur Besänftigung der feindlichen Gottheit, die sie Typhon nannten, benutzt wurde, dargestellt worden. Nach Miquels Homerischer Flora paßt der νήπενθες am besten auf Mohn, dessen beruhigende, schlafmachende Wirkung schon vor Hippokrates bekannt war. Andere glauben jedoch, daß die Alten diesen Trank aus einer Abkochung von Hanf bereitet hätten. Die berauschende Wirkung des Hanfes ist nämlich schon seit den ältesten Zeiten bekannt. Bereits „der Vater der Geschichte", Herodot, erzählt von den Skythen: „Sie stellen drei Stangen so auf, daß sie gegeneinander gelehnt sind, ziehen darüber Decken, machen sie dann recht fest zu und werfen glühende Steine in eine Wanne innerhalb der Stangen und Decken. Nun wächst Hanf bei ihnen im Lande, welcher dem Lein fast ganz gleichkommt, bis auf Dicke und Höhe, worin der Hanf diesen weit übertrifft. Von diesem Hanfe nehmen also die Skythen den Samen, schlüpfen damit unter die Decken und streuen den Samen auf die glühenden Steine, wo er dann einen Rauch giebt und solch einen Dampf verbreitet, daß es kein hellenisches Schwitzbad besser kann und die Skythen über ihrem Schwitzbade vor Wohlbehagen brüllen." Bekanntlich wird das Haschisch, Churrus, Tschers oder Molak in Asien und Afrika noch jetzt aus dem Guaza oder Gunjah, welches die Blätter, Blüten und Früchte der weiblichen Hanfpflanze sind, gewonnen. Es spielt in jenen Ländern die Rolle unserer Spirituosen, und viele Millionen Menschen sind dem Genusse desselben leidenschaftlich ergeben. Das Haschisch ist weit gefährlicher als unser Spiritus. Im Übermaß genossen, erzeugt es Wahnsinn und Starrkrampf, in kleinen Gaben bewirkt es jedoch eine angenehme Aufheiterung. Zur Bezeichnung seiner Wirkung nennen die Asiaten daher das Haschisch den Vermehrer des Vergnügens, den Erreger der Begierden, den Kitt der Freundschaft und den Gelächtererwecker. Die Bangue oder Bondge, welche die malayischen Fakirs und Priester zur Erzeugung heiliger Verklärungen, durch welche sie der Erde entrückt und in den Himmel versetzt werden, benutzen, ist ebenfalls ein Hanferzeugnis.

Da man nun an diesem Nepenthes und anderen derartigen Stoffen eine solche Einwirkung auf das menschliche Gemüt sah, so lag die Wahrscheinlichkeit nicht gar fern, daß auch die Liebe, und zwar die persönliche, psychische Neigung, durch ähnliche Mittel erzeugt werden könnte. Bereits in den ältesten griechischen Sagen finden wir den Glauben an solche Liebesmittel schon vor; denn die Zauberin Circe ist jedenfalls als die verpersönlichte Tochter desselben anzusehen. Auch schon sehr früh ward die Zubereitung und der Handel mit Liebesmitteln bei den Hellenen eine besondere Erwerbsquelle. Dieselbe nahm so sehr überhand, und die Schändlichkeiten derselben waren so groß, daß, wie Seneka berichtet, schon die beiden Gesetzgeber von Griechenland, Lykurg und Solon, Vorschriften und Bestimmungen erließen, nach welchen Anfertiger von Liebesmitteln weder in Sparta noch in der Stadt der Athene geduldet werden sollte. Infolge dieser Gesetze finden wir, daß später namentlich fremde Zauberinnen in Griechenland in besonderem Rufe standen. Wie uns erzählt wird, wimmelte das Kerameikos, das Töpferviertel von Athen, in welchem hauptsächlich die Handwerker und Gewerbetreibenden wohnten, von phrygischen und thessalischen Frauen und Dirnen, welche um hohen Preis neben Gift und anderen schändlichen und schädlichen Tränken namentlich Liebesmittel feil hielten. Wahrscheinlich bestanden dieselben hauptsächlich aus narkotischen Stoffen. Das meiste Ansehen aus diesen als Liebesmittel hat in alten Zeiten jedenfalls die Wurzel der Alraunpflanze (Mandragora officinalis), welche am mittelländischen Meere, namentlich in Griechenland wächst, genossen. Sie stand schon seit Jahrtausenden wegen der geheimen magischen Kräfte, welche ihr innewohnen sollten, in bedeutendem Ruf, und man nimmt an, daß Homer mit dem Kraute, welches als treffliches Mittel dem Odysseus vom Hermes gegen den Zaubertrank der Circe gegeben ward, die Alraunpflanze meinte; denn: „Schwarz war unten die Wurzel, jedoch milchähnlich die Blüte, Moly wird's von den Göttern genannt; schwer ist es zu graben sterblichem Menschengeschlecht: doch Himmlische alles vermögen." Die schwarze, rübenförmige Wurzel, welche sich häufig nach unten in zwei Teile teilt und mit kleinen haarförmigen Fasern versehen ist, hat etwas Ähnlichkeit mit einem menschlichen Körper und wurde daher von Pythagoras *ἀνϑρωπομόρφη* (menschenähnliche Gestalt) und von Columella Planta semihominis (Halbmensch-Pflanze) genannt.

Plinius der Ältere erzählt von dem Alraun: „Allzu reichlich getrunken, bringt der Saft sogar den Tod; wer ihn aber nach dem Verhältnisse seiner Kräfte nimmt, fühlt eine einschläfernde Wirkung. Das richtige Maß ist ein Cyathus. Man trinkt ihn auch gegen Schlangen und vor wundärztlichen Behandlungen, damit man diese nicht fühlt, und bei manchen reicht schon sein Geruch hin, um sie in Schlaf zu bringen."

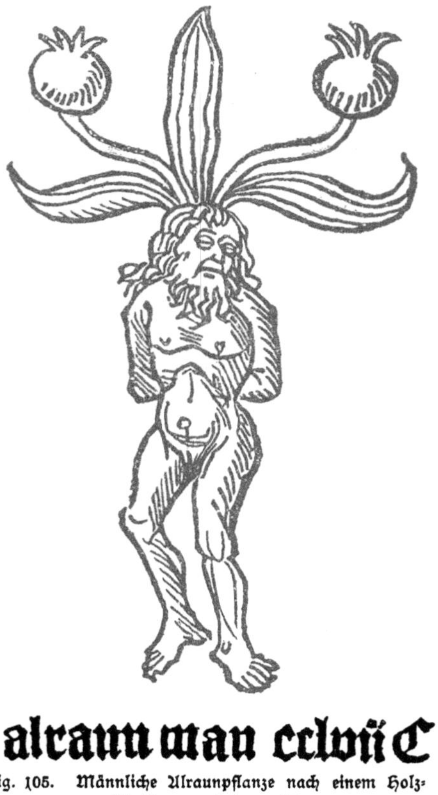

Fig. 105. Männliche Alraunpflanze nach einem Holzschnitte vom Jahre 1486.

Marhabel, den die Karthager gegen die aufrührerischen Afrikaner sandten, benutzte, wie Frontinus erzählt, diese schlafbringende Wirkung des Alrauns zur Besiegung seiner Feinde. Er vermischte größere Mengen Wein mit Alraun und überließ diesen fliehend seinen Feinden. Diese tranken den Rebensaft gierig aus und verfielen in Schlaf und wurden so gefangen und getötet. Jedenfalls ist die Alraunpflanze von sehr starker Wirkung, und es sind daher Fabeleien über ihre Kräfte nicht sehr zu verwundern; bildet sich doch auch um unsere großartigen Erfindungen stets ein Sagenkreis. Dioskorides, Plinius und nach diesen auch die Botaniker späterer Jahrhunderte unterscheiden männliche und weibliche Pflanzen, wahrscheinlich verschiedene Spielarten. Dioskorides und Plinius nennen das Männlein Morion, Arsen oder Hippophlomon, und das Weiblein Thridacias. In dem in diesem Buche schon erwähnten (H)Ortus sanitatis, gedruckt von Hannsen Schönsperger zu Augsburg 1486, finden sich die Abbildungen dieser beiden Arten, welche hier in den Abbildungen 105 und 106 wiedergegeben sind. Wie man sieht, sind dieselben mehr nach dem Spiegelbilde, welches dieselben in die Vorstellung des Zeichners werfen, als nach der Natur gezeichnet. In alten Kräuterbüchern findet man die Dudaim, welche Ruben zur Zeit der Weizenernte seiner Mutter Lea mit vom Felde heimbrachte, mit welchen diese ihren Gemahl Jakob von ihrer Schwester Rahel wieder abspenstig machte und sich selbst dessen Zuneigung wiederum verschaffte, für Alraunwurzel erklärt[1]). Infolge dieser Annahme hatte sich die Wurzel einen großen Ruf als Mittel zum Liebeszauber erworben, auch war der Gebrauch als solches bei unseren Vorfahren in den Jahrhunderten vor der Reformationszeit besonders verbreitet. Theriakkrämer und Marktschreier, welche sie feil trugen, halfen, um der Wurzel das Ansehen eines Männleins oder Weibleins zu geben, der Natur

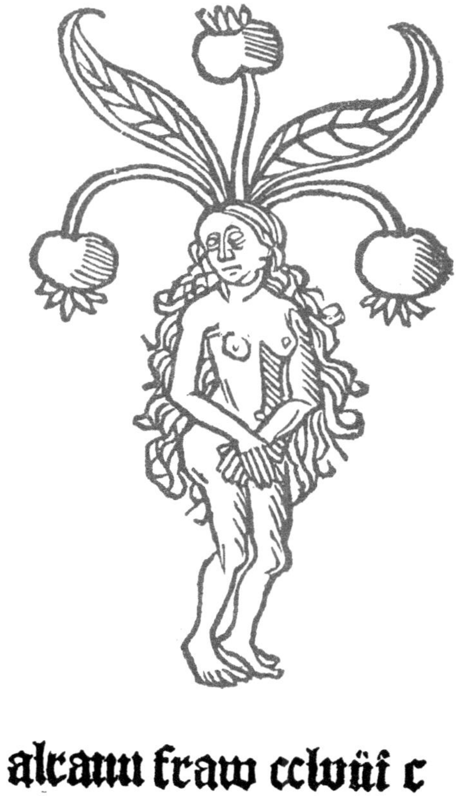

Fig. 106. Weibliche Alraunpflanze nach einem Holzschnitte vom Jahre 1486.

[1]) Genes. Kap. 30, Vers 14—16.

sehr nach. Gewöhnlich wurde von den Marktschreiern statt der Alraunwurzel sogar einfach die Wurzel der Zaunrübe (Bryonia) untergeschoben. Aus diesen schnitzten die Amuletthändler menschliche Figuren, steckten in dieselben am Kopfe, wo Haar sein mußte, Gersten- und Hirsekörner und vergruben sie so lange in feuchtem Land, bis aus den hineingesteckten Körnern Fäserchen herausgewachsen waren, welche dann die Haare vorzustellen hatten. Die so hergerichteten Figürchen, welche in heißem Sand zuvor getrocknet waren, wurden Alraunen, Glücks-, Heck-, Heinzel- oder Geldmännchen genannt und von Schwindlern zu sehr hohen Preisen als Haus- oder Glücksgötter verkauft. Sie mußten, wie schon der Name Alrune oder Alraune (von rûna, Geflüster, Geheimnis) andeutet, stets sehr heimlich aufbewahrt werden, erhielten von jeder Mahlzeit ihren Anteil und wurden sehr fein bekleidet und jeden Sonnabend sorgfältig in Wein gebadet. Man sagte ihnen nach, sie machten, wie Siegfrieds Tarnkappe, unsichtbar, brächten Armen Reichtum, heilten jede Krankheit und gewönnen dem Besitzer durch Liebeszauber das Herz jedes von ihm gewünschten Wesens.

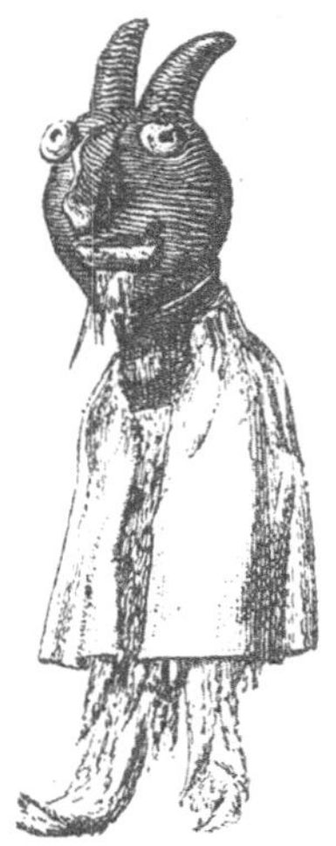

Fig. 107. Alraunmännlein nach dem im germanischen Museum befindlichen Originale.

Im germanischen Museum befindet sich ein aus der Vorzeit stammendes Alraunmännlein, nach welchem die Fig. 107 gezeichnet ist. Zu der Anfertigung dieses großnasigen, gehörnten Männchens hat aber weder die Alraun- noch Byronia-pflanze gedient. Bei der näheren Betrachtung der Figur entpuppt sich der Unterkörper desselben nämlich als eine zweispaltige Allermannsharnischwurzel (Radix victorialis longa), welche ja bekanntlich im Dienste des Aberglaubens bei unseren Vorfahren ebenfalls eine große Rolle gespielt hat. Das Männlein befindet sich in einem, innen mit Lahngold verkleideten, vorne mit einer Glasscheibe abgeschlossenen Häuschen.

Um den Ruf und den Preis der Wurzel zu erhöhen, schwatzten die Händler den einfältigen Leuten vor, daß die Alraunen aus dem unwillkürlichen Harn unschuldig Gehenkter unter dem Galgen wüchsen und deswegen die menschliche Gestalt hätten. Rembert Dodonaeus, welcher im 16. Jahrhunderte Professor der Medizin in Leyden war, giebt daher für Alraun in seinem bekannten Kräuterbuche den niederländischen Namen: Pis-difje (Harndiebchen) an. Für sehr gefährlich hielt man es, die Alraunwurzel zu graben; schon Plinius spricht

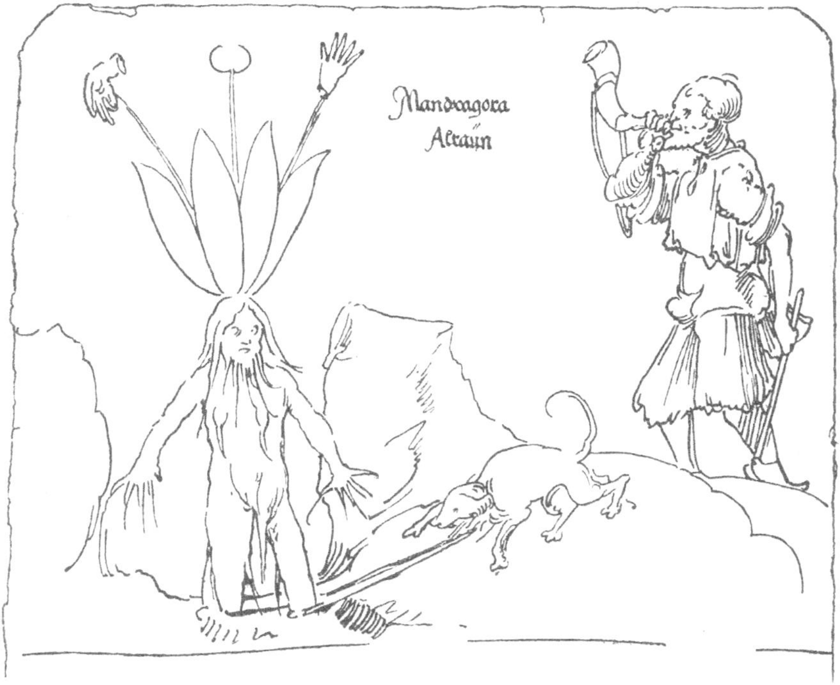

Fig. 108. Alraungräber nach einer Handzeichnung des 16. Jahrhunderts.

davon und sagt: „Wer sie ausgraben will, hütet sich, daß er den Wind nicht gegen sich hat und beschreibt vorher drei Kreise um sie, und dann gräbt er, nach Sonnenuntergang gewendet."

Im Mittelalter ward von den landstreichenden Gauklern, welche sich auf den Märkten und Kirchweihen mit dem Verkaufe der Alraunen befaßten, noch hinzugefügt, die Wurzel sei nur mit Lebensgefahr auszugraben, da sie beim Ausziehen so fürchterlich schreie, daß derjenige, der es höre, sofort vor Schrecken sterben müsse. Deswegen sei es nötig, sich sorgfältig vorher die Ohren mit Wachs zu verkleben und einen schwarzen Hund mitzunehmen, der sie an einem Stricke aus der Erde ziehe.

Die Abbildung 108, eine verkleinerte Nachbildung einer im germanischen Museum befindlichen Handzeichnung aus dem 16. Jahrhundert, versinnbildlicht einen dieser Sage entsprechenden Alraungräber. Derselbe benutzt zur größeren Vorsicht noch ein Blashorn, um das tödliche Geschrei der Alraunpflanze zu übertönen. Die Sage von der Verwendung des schwarzen Hundes zum Alraungraben dürfte auch für die Worte Goethes:

„Der eine faselt von Alraunen,
Der andre von dem schwarzen Hund."

zur Erklärung dienen. Bei zweifelhaften Lebensfragen und in bedenklichen Lagen nahm man die Alraune aus ihrem Schränkchen und benutzte sie, um sie zu befragen und weissagen zu lassen. Sie nahmen also in gewissen Kreisen des Volkes eine ähnliche Stellung ein, wie in der Jetztzeit die von Marktschreiern auf Messen und Jahrmärkten ausgestellten, im Wasser auf- und abtanzenden kartesianischen Taucher, welche ja ebenfalls von Jungfer Köchin und dem gläubigen Bauernburschen noch gerne zur Enthüllung der Zukunft befragt werden. In gewisser Hinsicht dürften die Alraunmännchen also als die Ahnen jener im nassen Elemente herumschwimmenden, gläsernen Teufelchen der Jetztzeit zu betrachten sein.

Außerdem wurde bei den Griechen zu Liebesmitteln ein thessalisches Kraut, Catananche, benutzt. Man weiß jedoch nicht, welche Pflanze dies war, da unsere jetzige Catananche coerulea die Datisca cannabina des Dioskorides ist. Plinius erwähnt die Pflanze Catananche ohne nähere Beschreibung und sagt darüber: „Zur Enthüllung des magischen Unsinnes wird es nicht unzweckmäßig sein, zu bemerken, daß man keine andere Veranlassung hatte, sie zu diesem Gebrauche zu wählen, als weil sie sich, wenn sie dürre wird, gleich den Krallen eines toten Habichtes zusammenzieht." Nach dieser kurzen Angabe glauben sich einige berechtigt, die Pflanze für unseren Ornithopus compressus oder für Astragalus pugniformis zu erklären. Ähnliche Wirkung, wie die der Catananche, wurde auch der Pflanze Cemos, wahrscheinlich Plantago cretica, zugeschrieben.

Als man sah, daß diese physischen Mittel häufig Unheil anrichteten und den gewünschten Erfolg nicht erzielten, nahm man die höhere Magie zu Hilfe und suchte durch abergläubische Beschwörungen die ersehnte Liebe zu gewinnen. Theokrit, welcher im 3. Jahrhunderte v. Chr. namentlich in dem von Hellenen bewohnten Syrakus lebte, schildert uns in seinem schwermütigen Monodrama „Die Zauberin" eine derartige Liebesbeschwörung. Die leidenschaftlich und unglücklich liebende Simaitha, wahrscheinlich eine Syrakusanerin, welche von ihrem Geliebten Delphis verlassen und vergessen ist, begiebt sich mit ihrer Dienerin Thestylis nachts auf einen Scheideweg zwischen dem Meere und der Stadt. Sie fängt ihre Magie damit an, daß sie einen Zauberbecher mit feiner Wolle bekränzen läßt. Darauf ruft Simaitha die mildlächelnde Selene und die unheimliche Hekate, welche bei Theokrit mit der Artemis gleichbedeutend ist, als Schutzgöttinnen ihrer Zauberei herbei. Die Hekate stellte man sich bekanntlich nicht nur als segenspendende, sondern auch als schauerliche und unterirdische Göttin vor. Man dachte sie sich als eine dreiköpfige, schlangenhaarige und schlangenfüßige Unholdin von ungeheuerer Größe, welche schwarz vermummt, von Riesenhunden begleitet, nächtlich herumschwärmte. Sie hielt sich namentlich auf Scheidewegen auf und wurde deswegen auch Dreiwegsgöttin genannt.

Beim Beginne des eigentlichen Liebeszaubers dreht Simaitha einen magischen Kreisel von Erz und spricht beim Opfern der verschiedenen, zur Beschwörung notwendigen Gegenstände folgende Worte:

„Kreisel, o ziehe du jenen mir her zu dem Hause, den Jüngling.
Erstlich verschmort in der Glut nun Gerste; o sprenge doch wieder,
Thestylis! Unglückskind, wo schweifst du mit deinen Gedanken?
Bin ich denn nun auch dir zum Spotte geworden, du Schnöde?
Spreng' und sage zugleich: Ich zersprens' des Delphis Gebeine.

Kreisel, o ziehe du jenen mir her zu dem Hause, den Jüngling.
Delphis betrübte mich schwer, und über den Delphis entzünd' ich
Lorbeer, und wie der laut knattert, vom Feuer umzüngelt,
Jäh auflodert, und auch nicht Asche von ihm wir erblicken,
Also möge dem Delphis das Fleisch in der Flamme vergehen.

Kreisel, o ziehe du jenen mir her zu dem Hause, den Jüngling.
So wie ich dies Wachs hier schmelze mit göttlichem Beistand,
Möge der Myndier Delphis in Liebe sogleich mir zerschmelzen!

Und wie da mir der Kreisel von Erz, Aphroditen gehorsam
Wirbelt, so komm' auch jener nach unserer Thüre gewirbelt!

Kreisel, o ziehe du jenen mir her zu dem Hause, den Jüngling.
Und nun opfere ich die Klei': o Artemis, jenen im Hades
Kannst du, den Starren, bewegen und sonst was spröde sich darbeut,
Thestylis, hörst du? Die Hunde durchheulen die Gassen der Stadt uns.
Schlage das Becken in Eile; die Göttin erscheint auf dem Dreiweg.

Kreisel, o ziehe du jenen mir her zu dem Hause, den Jüngling.
Siehe, die Meerflut schweigt, und es schweigt auch des Windes Gebrause,
Aber die Wehmut schweiget mir nicht im Grunde des Busens,
Nein, ganz lodr' ich jenem doch auf, o ich Arme, von dem ich
Weib nicht, sondern entehrt nur ward und ledig des Magdtums.

Kreisel, o ziehe du jenen mir her zu dem Hause, den Jüngling.
Dreimal gieß' ich den Trank und sprech', o Erhabene, dreimal:
Ob nun ein Weib ihm oder ein Mann an die Seite geschmiegt ist,
Schlage vergessen ihn so, wie Theseus einstens — die Sage
Weiß es — auf Dia vergaß Ariadne, die herrlich umlockte.

Kreisel, o ziehe du jenen mir her zu dem Hause, den Jüngling.
Roßwut heißet ein Kraut bei den Arkadern; alle die Fohlen
Und schnellfüßigen Stuten durchwüten nach ihm die Gebirgshöh'n.
Säh' ich doch so auch den Delphis, und stürmt' er daher zu dem Hause,
Ähnlich dem wütenden Mann weit weg von der Ringbahn!

Kreisel, o ziehe du jenen mir her zu dem Hause, den Jüngling.
Hier dies Ende des Saums, vom Mantel, entglitt es dem Delphis,
Das nun zupf' ich und werf' in das tobende Feuer die Flocken.
Eros, du leidiger, ach, was trankst du, am Leibe mir klebend,
Gleich wie Sumpfes Gewürm, mir all mein dunkeles Blut aus?

Kreisel, o ziehe du jenen mir her zu dem Hause, den Jüngling,
Morgen kredenz' ich dir schlimmes Getränk von zerriebener Eidechs'.
Und nun nimm das Gebräu, o Thestylis, hier, und ein wenig
Streiche davon ihm über den Pfosten, an dem ich noch immer
Bin mit dem Herzen geknüpft, er aber beachtet mich gar nicht.
Sprich und spucke dazu: Ich bestreiche des Delphis Gebeine.

In ähnlicher Weise schildert uns der Satiriker Lucian, welcher etwa 300 Jahre nach Theokrit in Athen lebte, in dem Dialog zwischen Melitta und Bacchis eine Liebesbeschwörung:

„Bacchis: Es giebt, beste Freundin, eine tüchtige Zauberin aus dem Syrerlande; — sie nimmt nicht viel, Melitta, nur eine Drachme und ein Brot, darauf müssen noch sieben Obolen liegen,

Salz, Schwefel und eine Fackel. Dies nimmt die Frau, und ein Krug mit Wein muß zurecht gemacht sein, etwa ein Kleidungsstück oder Pantoffeln. Melitta: Ich habe seine Pantoffeln. Bacchis: Diese hängt sie auf einen Nagel und räuchert darunter Schwefel, auch von dem Salze streut sie in das Feuer. Dabei spricht sie die Namen beider aus, seinen und den deinigen. Hierauf langt sie aus ihrem Busen einen Kreisel hervor und dreht ihn herum, indem sie mit geläufiger Zunge eine Zauberformel in barbarisch klingenden, grausigen Worten hersagt. So machte sie es damals, und nach nicht langer Zeit kam Phanias, obwohl seine Altersgenossen ihm Vorwürfe machten, und Phöbis, mit der er zusammen war, ihn sehr bat, wieder zu mir, offenbar infolge der Beschwörung."

Außer den Mitteln, welche die psychische Neigung beeinflussen sollten, bedienten sich die Hellenen auch verschiedener Stoffe, welche die physische Liebe anzustacheln und zu erneuern bezweckten. Ein derartiges Reizmittel wurde nach den Satyrn, diesen Vertretern des üppigen und sinnlichen Naturlebens in der antiken griechischen Götterwelt, sehr bezeichnend Satyrion genannt. Das eigentliche Satyrkraut der Hellenen lieferten verschiedene Orchideenarten. Dieselben besitzen jedoch eine derartige Wirkung gar nicht, und es stützt sich die Anwendung zu diesem Zwecke nur auf eine gewisse Ähnlichkeit, welche man an den Knollen dieser Pflanze fand. Nach Plinius sollen dieselben schon wirken, wenn man sie nur in der Hand hält, und noch weit mehr, wenn man sie in herbem Wein trinkt. Unsere Hundswurz (Anacamptis pyramidalis), welche zwei Knollen, nämlich eine vorjährige, vertrocknete, und eine junge, größere besitzt, wird von Theophrast unter dem Namen Cynosorchis erwähnt. Er sagt davon: „In Thessalien trinken die Männer die weichere der Knollen in Ziegenmilch, um die physische Liebe zu stacheln, die kleinere aber, um sie niederzuhalten; beide wirken also gegeneinander."

Der Glaube an diese Wirkung der Orchideen war sehr verbreitet; der Sage nach schenkte die nordische Riesin Brana ihrem Lieblinge Halfdan das Brönngras als Liebeszauber, und die Göttin Freya überreichte den ihr Begegnenden Freyagras. Letzteres sowohl, wie auch das Brönngras, sind Orchisarten. Auch das Kraut Crataegis wurde zum Satyrion mit benutzt. Man unterschied von dieser Pflanze zwei Arten, nämlich Thelygonos (mädchenerzeugende), und Androgonos (knabenerzeugende). Man hält sie für das filzige Bingelkraut (Mercurialis tomentosa), welches in die Klasse Dioecia gehört, so daß es also ein männliches und ein weibliches Kraut davon giebt. Der damit getriebene abergläubische Unfug rührte wahrscheinlich von der eigentümlichen Gestalt der zweiknolligen Frucht her; denn die Art der Wirkung der Pflanzen glaubte man im Altertume ja an gewissen Ähnlichkeiten und geheimen Zeichen erkennen zu können. Ferner werden Stergethron (= Sempervivum tectorum), Horminos agrios (= Salvia silvestris) und der Meerfenchel (Crithmum maritimum), welchen letzteren die Hekate dem Theseus als Gemüse vorsetzte, von Plinius als Bestandteile solcher Liebesmittel angegeben.

Daß auch von den alten Ägyptern Liebesmittel angewandt wurden, wissen wir aus Zauberformeln, welche auf vielen Papyrusrollen auf uns gekommen sind. Georg Ebers, dieser genaue Kenner und treffliche Erzähler der ägyptischen Kultur- und Sittengeschichte, gestattet dem Leser in seiner „Uarda", den Wegeführer Paaker zu begleiten, wie er, um sich ein Liebesmittel zu verschaffen, heimlich in die Felsenhöhle der alten Sibylle Hekt eilt. Um einen Begriff von der Art und Weise zu bekommen, wie bei den Ägyptern das Zaubergewerbe betrieben wurde, ist es nicht ohne Wert, uns einen Augenblick mit in die Höhle der alten Zauberin versetzen zu lassen. „Neben ihr war ein Rad zu sehen, das sich zwischen einer hohen, hölzernen Gabel drehte. Ein an einem Kettchen befestigter Wendehalsvogel hielt es, indem er bald auf diese, bald auf jene Speiche sprang, in fortwährender Bewegung. Ein großer, kohlschwarzer Kater kauerte neben ihr und beschnüffelte die Köpfe von Raben und Eulen, die erst vor kurzem ihrer Augen beraubt worden waren. Als Paaker sich der Höhle näherte, rief die Alte fragend in dieselbe hinein: Kocht das Wasser? So thue das Affenauge und Ibisfeder und die Leinwandlappen mit schwarzen Zeichen hinein" . . „Schon dies verbindet die Herzen, Drei ist der Mann, Vier ist das Weib, Sieben das Unteilbare."

Der Grammatiker Apion aus Oasis in Ägypten, welcher zur Zeit der Regierung der Kaiser Tiberius und Claudius lebte, behauptet, wie Plinius uns überliefert, daß durch die Berührung des Krautes Anacampseros (Sedum anacampseros) die Liebe zurückkehre, selbst wenn an die Stelle derselben schon Haß getreten wäre.

Niemals wurde mit Orakeln, Gespenstern und Beschwörungen ein schamloserer Unfug getrieben, zu keiner Zeit war das Gewerbe der Gaukler und Zauberinnen leichter und ergiebiger, und nirgends anderswo war die Kunst, Liebestränke zu bereiten, ausgebildeter, als in Rom zur Zeit der ersten Kaiser. Die reichen Schätze, welche aus allen damals bekannten Ländern in dieser alten Weltstadt zusammenströmten, verbreiteten eine Luft, welche sehr zu irdischen Genüssen anregte. Es ist daher nicht zu verwundern, daß dort Versuche gemacht wurden, die Reichtümer, welche zur Verfügung standen, mittelst magischer oder medizinischer Mittel gegen die zu allen Zeiten von der Menschheit für begehrenswert gehaltene Liebe zu vertauschen. Hierbei boten nun die Sagae und Medicae mittelst der abscheulichsten Künste gern und willig hilfreiche Hand. Die Sagae und Medicae, diese beiden sich untereinander sehr nahestehenden Stände, ergänzten sich hauptsächlich aus den Reihen der in Versunkenheit verkommenen und ergraueten Frauenzimmer. Jene ehrlosen römischen Damen trieben nicht nur mit der Brauerei von Liebestränken ein sehr einträgliches Gewerbe, sondern befaßten sich auch mit der Behandlung entehrender Krankheiten und versahen mitleidslos die mörderischen Dienste, welche namentlich in den Großstädten noch jetzt von den sogenannten Engelmacherinnen herzlosen Müttern erwiesen werden. Kalt lächelnd wurden von ihnen die ihren Müttern oft überlästigen Kinderchen in den Falten ihrer Kleider erstickt, oder auf andere Weise beiseite geschafft. In den schmutzigen Spelunken dieser gewissenlosen Frauenzimmer fand sich auch das tödliche Halicacabum, welches durch Ausziehung aus der giftigen Judenkirsche (Physalis somnifera) und aus dem schwarzen Nachtschatten (Solanum nigrum) hergestellt wurde und hauptsächlich dazu bestimmt war, unbequeme Nebenbuhler in ein besseres Jenseits zu befördern. Plinius führt das Halicacabum bei Aufzählung der verschiedenen Trychnon- oder Strychnonarten an und sagt: „In der Gabe einer Drachme wecke dieses Kraut unzüchtige Begierden und gaukle nichtige Gestalten und Bilder als wirklich sichtbar vor; verdoppele man dieses Maß, so erzeuge es wirklichen Wahnsinn, verstärke man aber diese Gabe noch, so trete der Tod ein."

Nächtlicherweile trieben sich die Sagae auf den Begräbnisstätten herum, um unter Betreibung von allerlei abergläubischem Hokuspokus zu ihren Mitteln, welche sie Amatoria nannten, Giftkräuter, Knochen und Haare von Toten einzusammeln. Horaz traf die berüchtigte Saga Canidia, welche von verschiedenen römischen Schriftstellern erwähnt wird, nachts beim Mondscheine auf dem esquilinischen Hügel, wo das dürftige Volk der alten heiligen Roma den gemeinsamen Begräbnisplatz hatte. Er schildert uns deren Treiben in seiner Satire „Der Spuk" wie folgt:

„Aber es macht soviel nicht Diebesgesindel und Raubwild,
Das den Bezirk zu bestreichen gewohnt ist, Sorgen und Not mir,
Als solch Weibergezücht', das mit Bannungsformeln und Gifttrank
Störet die Seele des Mannes. Die sind's, die weder verderben,
Noch abwehren ich kann, daß nicht, wenn die wandelnde Luna
Lieblich ihr Antlitz zeigt, Giftkräuter sie sammeln und Knochen.
Hab' ich doch selber gesehn, wie Canidia dort mit geschürztem,
Schwarzem Gewand, barfußig und fliegenden Haares daherschritt,
Wie sie Geheul aufschlug mit der älteren Sagana; Bläſſe
Machte sie beid' entsetzlich dem Anblick. Jetzt mit den Nägeln
Aufzuwühlen den Grund und ein schwarzes Lamm mit den Zähnen
Huben sie an zu zerfleischen. Das Blut, in die Grube gegossen,
Sollt' herbannen die Geister Verstorbener, Rede zu stehen.
Auch ein wollenes Bild und ein anderes wächsernes gab's da.
Größer das wollene stand demütig, als wär' es dem Marter-
Tode der Sklaven geweiht. Jetzt ruft der Hekate jene,
Diese der schrecklichen Tisiphone: Schlangen erschienen,
Höllische Hund' auch irrten umher: der Mond, nicht
Zeuge des Greuels zu sein, trat hinter die ragenden Gräber."

Unter den Mitteln, welche die Canidia mit solch schauerlichen Gebräuchen zubereitete, war hauptsächlich eine Mischung berühmt, welche der Becher des Verlangens genannt wurde. Die Bestandteile dieses Trankes sind uns indessen unbekannt geblieben. Nach den Überlieferungen war der gewöhnlichste Bestandteil aller römischen Liebestränke das Hippomane, die Roßwut. Dieselbe sollte, wie Plinius erwähnt, eine solche Kraft in der Liebeszauberei besitzen, daß ein erzenes Bildnis einer Stute zu Olympia, dem bei der Bereitung zu der Metallegierung, aus der es gegossen war, Hippomane beigemischt war, die in Nähe gebrachten Hengste in Liebeswut versetzte. Die Meinungen über die Natur und den Ursprung dieses Mittels sind bei den alten Schriftstellern sehr verschieden. Jedenfalls ist der Manzanillebaum (Hippomane Mancinella), dessen Schatten, wie die Fabel erzählt, den darin Schlafenden schon den Tod bringen soll, nicht mit der Roßwut der Römer gleichbedeutend. Nach Theokrit soll dieselbe ein arkadisches Kraut gewesen sein, nach dessen Genusse die Pferde wütend wurden. Plinius dagegen sagt, es befinde sich auf der Stirne des neugeborenen Füllens häufig ein schwarzer, fleischiger Körper von der Größe einer Feige, welchen die Mutter sofort verschlinge, ehe sie die Geburt an die Euter ließe. Diese Fleischwulst wurde von den Sagis gesammelt und zum Hippomane benutzt. Ovid und Juvenal teilen diese Ansicht von der Natur der Roßwut. Mit dieser Fleischwulst hat es nun eine sehr einfache, natürliche Bewandtnis, und ist diese keineswegs das Wunderding, zu dem sie Plinius stempelt. Bekanntlich kommen die Füllen gerade so, wie die meisten Tiere, mit dem Kopfe zuerst zur Welt und sind alsdann von einer Hülle umgeben. Um dem neugeborenen Tiere den Durchbruch aus dieser zu erleichtern, verschlingen die Stuten ebenso, wie die Weibchen der meisten Vierfüßler, diese Nachgeburt. Dieser entströmt ein Wasser, welches häufig mit einer dunklen, festen Masse untermischt ist, welche das Hippomane der Alten, über welches soviel gefabelt ist, gewesen sein wird. Virgil (Georgica III, 281—283) giebt eine noch andere Abstammung der Roßwut an. Dessen Angabe hier wiederzugeben ist jedoch nicht am Platze, da dieselbe nicht allein das Mißfallen einer gestrengen Frau Hofzeremonienmeisterin und den Tadel jeder zimperlichen Pensionsmutter erregen, sondern auch das zum Dasein berechtigte Zartgefühl sämtlicher anderer Leser verletzen würde.

Jedenfalls waren die von Hippomane bereiteten Liebestränke, wenn sie auch den gewünschten Zweck nicht erfüllten, mitunter von furchtbarer Wirkung. Juvenal giebt Andeutungen darüber, indem er schreibt: „Doch das ist Leidliches, wenn nicht auch du zu rasen beginnst, wie dem Oheim Neros geschehen ist, dem Cäsonia ganz die Stirn des zitternden Füllens eingab.“ Besagte Cäsonia war nämlich die letzte Gemahlin des Caligula, des Bruders der Agrippina, der Mutter des Nero. Sie hatte ihrem Gemahle einen Liebestrank von Roßwut eingegeben, wodurch derselbe in die tollste Raserei und unheilbaren Wahnsinn geriet, worin er seine berüchtigten, abscheulichen Greuelthaten verübte.

Wie es scheint, gehörte das Hippomane schon halb und halb mit in die Reihe der Aphrodisiaca, welche die Sagae ebenfalls bereiteten, und die, wie die Satyrtränke der Griechen, dazu bestimmt waren, die Sinnlichkeit zu erhöhen und erstorbene Leidenschaften wieder zu erwecken. Derartig wirkende Tränke, Aquae amatrices genannt, wurden nämlich von den Römern sehr viel genommen und angewandt. Bestandteile von verschiedenster Abstammung wurden zu diesen Höllengebräuen benutzt. Gallen von wilden Schweinen, Ambra, Eier von Schildkröten, Meeräschen und Sepien, letztere Uvae marinae genannt, wurden zugleich mit Meerstinzeidechsen, Kanthariden, Grillen, anderem Getier und tierischen Stoffen dazu mit Wein ausgezogen. Auch das Pflanzenreich lieferte zahlreiche Beiträge zu derartigen Tränken. Boviste, wahrscheinlich Lycoperdon cervinum, Morcheln und andere Pilze waren nach Martial dazu in Gebrauch. Ovid führt ebenfalls ein Register von solchen Stoffen auf; er sagt:

„Einige geben den Rat, Satureja, schädliche Kräuter,
Einzunehmen; es ist meinem Bedünken nach Gift.
Oder mit Pfeffer auch wird Brennesselsame gemischet,
Und mit bejahretem Wein gelblicher Bertram gemengt.
Aus der pelasgischen Stadt des Alcathous glänzende Zwiebeln
Und erregendes Senfkraut, welches der Garten uns beut,
Und die Nuß, die die spitzblättrige Pinie trägt."

Die aus diesen und anderen bekannten und unbekannten Bestandteilen hergestellten Tränke waren sämtlich sehr gefährlich, und die Geschichte berichtet uns von mehr als einem Opfer derselben. Der Dichter Lukrez, welcher in seinem Lehrgedichte »de rerum natura« auch theoretisch mit Eifer die materialistische, Weltgenuß predigende Philosophie des Epikur vertritt, verfiel nach einem derartigen Mittel in die schreckliche Satyriasis und machte in einem Anfalle von Raserei im Jahre 55 v. Chr. seinem Leben selbst ein Ende. Auch der Lebemann Lucullus ging auf ähnliche Weise zu Grunde. Sein Freigelassener Kallisthenes gab ihm, um sich für immer seiner Zuneigung zu versichern, einen Liebestrank, wovon Lucullus verstarb. (Plutarch K. 43.)

Aus vielen alten Schriften und Erzählungen des Mittelalters erfahren wir, daß bei unseren Vorfahren der Glaube an das Dasein von Liebesmitteln eine sehr große Verbreitung hatte. So beruhte z. B. die Liebe zwischen Tristan und Isolde, welche im 13. Jahrhunderte Gottfried von Straßburg zu dem bekannten Minneepos als Stoff wählte, auf einem Liebestranke. Die Mutter Isoldes,

„Die Königin, bereitete
Ihrer Weisheit gemäß
In einem kleinen Glasgefäß
Einen Trank der Minne,
Der mit so feinem Sinne
War ersonnen und erdacht
Und mit solcher Kraft vollbracht,
Wer davon trank, den Durst zu stillen,
Mit einem andern, wider Willen
Mußt' er ihn minnen und meinen,
Und jener ihn, nur ihn, den einen.
Ihnen war ein Tod und ein Leben,
Nur eine Lust, ein Leid gegeben."

Diesen Trank sollte Isolde, die Prinzessin von Irland, bei ihrer Ankunft in Kornewal mit ihrem Verlobten, König Mark, trinken. Durch Unachtsamkeit der Dienerin, durch Verwechselung und ohne Wissen kam diese Mischung zwischen Tristan und Isolde zur Teilung und

„Sobald den Trank die Magd, der Mann
Isold gekostet und Tristan,
Hatte Minne schon sich eingestellt."

Obgleich der Dichter von „Tristan und Isolde" sonst ziemlich offenherzig ist und uns oft die Liebenden in Lagen belauschen läßt, welche unsere heutigen Minnesänger mit Stillschweigen zu übergehen pflegen, so verrät er uns doch leider die Zusammensetzung und die Zuthaten des Liebestrankes nicht.

Beim deutschen Volke stand neben der Alraunwurzel namentlich noch die Wurzel vom Bilsenkraut (Hyoscyamus niger) als Liebesmittel in Ruf. In sehr poetischer Weise, dem alten Volksglauben völlig gemäß, schildert uns Julius Wolff in seinem „Rattenfänger von Hameln" die liebeberückende Wirkung der Bilsenwurzel. Der Inhalt seiner Erzählung ist kurz folgender: Der Spielmann Hunold hatte sich für Vertreibung der Ratten und Mäuse, außer dem bestimmten Lohn, noch ein besonderes Badgeld ausbedungen und forderte als solches, nach geschehener Arbeit, einen Kuß von Regina, der stolzen Tochter des Bürgermeisters Gruwelholt. Verletzend ward die dreiste Forderung zurückgewiesen, und Hunold beschloß deswegen, sich das Badgeld durch ein zauberisches Mittel zu erzwingen. Er eilt in den Wald und

— — „sucht' und suchte,
Bis er fand, was er gebrauchte.
Bilsenkraut war's, das er aufhob
Aus der Erde; mit dem Messer
Schnitzt' er aus der starken Wurzel
Einen Menschenleib und ritzte
Auf die Brust verschlungne Zeichen,
Murmelte geheimen Segen
Aufs Gebild und steckt' es zu sich.

„So, schön Jüngferlein, nun wahr' dich,
Wenn du kannst, vor Zaubers Walten!
Wird sich bald ein heißes Gift dir
In die blauen Adern schleichen,
Wirst dein Herzchen pochen hören,
Wirst dich heimlich nach mir sehnen,
Und ein wonnig heiß Verlangen
Wird dir wie ein lüstern Schlänglein
Schmeichelnd um den Busen spielen!""

Die Zauberwurzel, welche Hunold heimlich auf dem Wege vergrub, welchen Regina zu betreten pflegte, verfehlte ihre Wirkung auf letztere nicht. Auf der Verlobungsfeier Reginas mit dem Ratsbaumeister Heribert de Sunneborne kam zum allgemeinen Entsetzen der geladenen Gäste die Liebeskrankheit zum Ausbruch. Durch dämonischen Gesang Hunolds noch mehr bezaubert, erhob sich plötzlich die stolze Geschlechtertochter von der Seite ihres Bräutigams und

„Warf sich an die Brust dem Sänger
Und umschlang ihn liebeglühend."

In dem „Buch der Natur" von Konrad Megenberg, welches 1350 geschrieben wurde, werden verschiedene Kräuter als zum Liebeszauber tauglich gerühmt: „Das Eisenkraut (Verbena officinalis) das Lieb macht zwischen den Menschen ist den zaubraern gar nütz. Daz wizzent die wol, die in den netzen sint gewesen. aber die heimlichkeit und ander schol dieser gazzenspringer nicht wizzen."

Die Liebesmittel bekommen durch den Stand der Hexen, welche die Erbinnen und Nachfolgerinnen der Sagen der Römer waren, ein etwas anderes Gepräge. Da sich erst im 13. Jahrhunderte aus den verschiedenen Dämonen, welche die Welt schon im Altertume unsicher machten, die Gestalt des mittelalterlichen Teufels bildete, so finden wir die Hexen, die Bräute des Teufels, vor dieser Zeit nicht vor. Die hauptsächlichste Eigentümlichkeit dieser armen verfolgten Geschöpfe, welche als Töchter der Verzweiflung anzusehen sind, war bekanntlich die Boshaftigkeit, und dieser entsprechend waren auch ihre Mittel. Die Hexen schienen die in ihrer Liebesnot sich ihnen anvertrauenden Verblendeten als passendes Spielzeug ihrer Boshaftigkeit zu betrachten; denn nur so ist es erklärlich, daß so manche widerwärtige, unnatürliche Mittel, von welchen aus gar keinem Grunde zu erwarten war, daß sie Liebe erweckten, von jenen empfohlen wurden. Meistens rieten dieselben dem Verliebten, sich von der Angebeteten solche Dinge zu verschaffen, welche die Eigentümlichkeit derselben am meisten enthielten. So wurden Haare, abgeschnittene Nägel, Stücke von schmutziger Leibwäsche als teure Wertgegenstände betrachtet und sorgsam gesammelt, verbrannt und die Asche als Liebesmittel verabreicht. Oder es wurde von der Hexe sogar die Zumutung gestellt, die widerwärtigsten Dinge, welche von der Herzenskönigin kamen, einzunehmen. Vom weiblichen Geschlechte wurden vielfach ihren Auserwählten als vielversprechende Liebesmittel sogenannte Liebeskuchen zugesandt. Zur Bereitung dieser hatte die verliebte Schöne eine eigentümliche Handlung vorzunehmen. Sie mußte sich bei der Hexe völlig entkleiden, auf ihren Lenden wurde alsdann ein Brettchen befestigt und auf dieses ein kleiner Ofen gestellt, in welchem der Kuchen gebacken wurde. Durch die Wärme des Ofens geriet auch die Schöne in Glut, und durch ihre Liebesglut wurde nun der Kuchen mit fertig gebacken. Noch warm wurde derselbe dem Begehrten übersandt. Derselbe verzehrte ihn, nichts Böses ahnend, und fühlte plötzlich einen Blutandrang nach dem Herzen, und die Glut und die Liebe der Dame war in ihn übergegangen.

Die diesem Aufsatze vorangesetzte Abbildung, Fig. 103, eine Nachbildung eines Ölgemäldes aus dem 15. Jahrhunderte, zeigt eine ähnliche magische Liebeshandlung. Daß das angewendete Mittel nicht ohne Wirksamkeit war, sehen wir; denn der sehnlichst begehrte und beschworene Liebhaber erscheint infolge des Zaubers bereits im Hintergrunde in der Thür.

Auch Reizmittel zur physischen Liebe werden jedenfalls viel im Mittelalter angewandt worden sein; denn der Araber Avicenna behauptet, daß die pestartig verbreiteten Hautkrankheiten seiner Zeit nur durch diese entstanden wären. In Gebrauch hierzu war namentlich das Diasatirion des Mesue, über dessen Wirkung es heißt: »Valet ad erectionem virgae, multiplicat sperma et desiderium coeundi.« Die Vorschrift dazu lautet, nach dem 1546 erschienenen Dispensatorio Valerii Cordi:

R: Secacul. albi et mundi et elixati in decocto Cicerum, quorum prima aqua, in qua decoquebantur, sit effusa, lib. I

Testiculorum vulpis unc. VIII
Radic. raphani unc. III
Rad. Luph. plani unc. II

Terantur hae tres radices posteriores et infundatur super eas lactis bubuli aut ovili tantum, ut lac duos digitos emineat, ajiciendo

Olei sesami
Butyri recentis non saliti ana unc. IIII

Coquantur cum facilitate usque ad consumptionem lactis et donec omnino remollitae sint radices et habeant justam spissitudinem instar pultis crassioris, nam si aqueum quod in lacte et radicibus est non consumatur, situm contrahit hoc medicamentum. Postea adfunde omnibus hisce praedictis radicibus.

Mellis despumati optimi lib. VI
Succi Caeparum recentium lib. I β

coque omnia simul ad perfectam decoctionem deinde ab igne depone et insperge subsequentium specierum minutissimum pulverem.

Caudarum Scinccium renibus et semine unc. I
Seminis erucae
Zingiberis
Been albi
Been rubei
Linguae avis, id est semen fraxini arboris
Seminis nasturtii
Cinnamomi

Piperis longi
Seminis Bauciae
Seminis napi
Pulpae seminis Asparagi maxime recentis ana drach. IIII
Confice cum eis, ultimo vero adjiceantur subsequentia.
Pinearum mundatarum lib. I β
Fisticorum, id est, Pistaciorum mundatorum unc. X
Confice et misce omnia optime et aromatica cum
Moschi boni drach. I

In unserem, wenn auch nicht völlig aufgeklärten, so doch jedenfalls aufgeklärteren 19. Jahrhunderte ist der Glaube an Liebesmittel keineswegs völlig verschwunden. Kommt es doch noch immer ab und zu vor, daß eine ländliche Schöne durch ihr liebebedürftiges Herz in eine Apotheke getrieben wird, um dort womöglich ein derartiges Mittelchen einzuhandeln. Es ist nicht unwahrscheinlich, daß, wenn man derselben als solches ein Stückchen Holzkohle überreichte und dabei die Worte Goethes anführte:

„Nimm diese Kohle, streich ihm einen Strich
Auf Ärmel, Mantel, Schulter, wie sich's macht:
Er fühlt im Herzen holden Reuestich.
Die Kohle doch mußt du sogleich verschlingen,
Nicht Wein, nicht Wasser an die Lippen bringen,
Er seufzt vor deiner Thür noch heute Nacht.....
Weit müßtet ihr nach solcher Kohle laufen,
Sie kommt von einem Scheiterhaufen."

die kleine Einfalt, sehr zufrieden und vergnügt mit ihrem Einkaufe, sofort Versuche damit anstellen würde. Giebt es beim Volke doch noch so viele verschiedene beliebte Hausmittelchen, durch welche die Liebe erhalten und gewonnen werden soll. In Norddeutschland trägt noch mancher verliebte Bursche zu diesem Zwecke Fledermausblut oder auch ein Schwalbenherz bei sich, oder er giebt seiner Auserwählten einen Apfel zu essen, den er vorher eine Zeit lang unter der Achsel getragen hat. Die Wirksamkeit dieses letztgenannten Mittels wird wahrscheinlich den Anhängern der duftenden Jägerschen Seelentheorie sehr einleuchtend sein; denn sicher haftet von dem Verliebten an dem Apfel etwas von dem Seelenstoffe, dem Anthropin, welches Jäger mittelst eines Hippschen Chronoskopes auf neuralanalytischem Wege leicht nachweisen, der Chemiker allerdings trotzdem nur mit dem gewöhnlichen Namen Kapron-, Kaprin- und Kaprylsäure bezeichnen würde. Entgegengesetzt diesen Liebe erzeugenden Mitteln, giebt es auch nach dem Glauben des Volkes Liebe zerstörende. So dürfen sich z. B. Liebende keine scharfen Werkzeuge, wie Scheren, Messer, Nadeln 2c. schenken, da hierdurch die Liebe durchschnitten und durchstochen wird. Leicht ließe sich eine größere Anzahl derartiger Volksmittel aus der Jetztzeit anführen, indessen die mitgeteilten genügen völlig, um zu zeigen, wie tief der auf übersinnlichem Wege eingeschlichene Glaube an Liebesmittel in der Menschheit Wurzeln und Würzelchen geschlagen hat. Wenn die alten Formen desselben auch geschwunden sind, stets treibt das „namenlose Sehnen" ihn doch in neuen Gestalten wieder zum Durchbruche. Üppiger gedieh dieses abergläubische Gewächs im Altertume, als der lebhaften Einbildung und schönen Sinnlichkeit verhältnismäßig noch nicht wie jetzt in so weiten Kreisen des Menschengeschlechtes von der Verstandesbildung das Gebiet streitig gemacht wurde. Doch auch im Altertume gab es, neben dem übersinnlichen Glauben an Liebesmittel, bereits die jenem widersprechende, auf die Erfahrung gestützte Meinung des Verstandes. Schon Ovid beantwortet die Frage: Was ist von den Liebesmitteln zu halten? den jetzt allgemeiner herrschenden Ansichten völlig entsprechend, indem er sagt:

„Täuschen wird man sich, nimmt zu hämonischen Künsten man Zuflucht,
Und giebt, was von der Stirn wurde dem Füllen gelöst.
Kein medeisches Kraut wird dauernd machen die Liebe
Und kein Marsischer[1]) Sang, magischen Tönen gemischt.
Circe hätte gebannt den Ulyss', den Jason Medea,
Hätten sie nur durch ein Lied fesseln die Liebe gekonnt.
Nichts nützt's, giebt man der Frau bleichmachende Liebestränke!"

---

[1]) Die Einwohner von Thessalien (= Hämonia) waren, ebenso wie die in Latium wohnenden Marsen, bei den Griechen und Römern als Weissager bekannt und verstanden sich auf Zauberkünste.

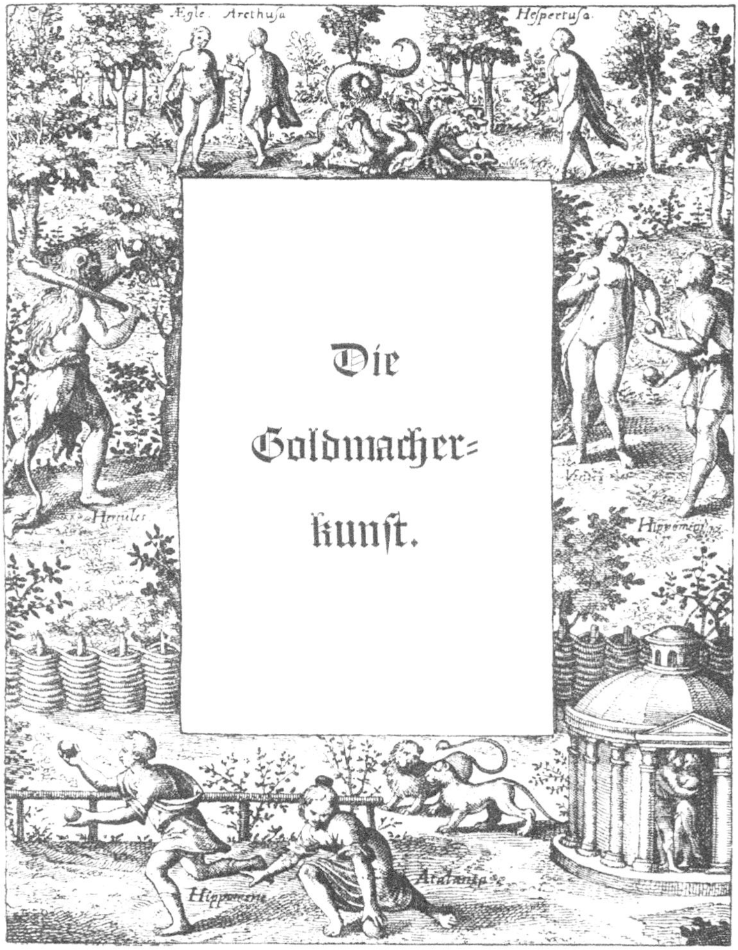

Fig. 109. Titelblatt nach einem Kupferstiche vom Jahre 1618.

„Domit ich nit vergeß hiebi
den großen bschiß der alchemi.
die macht das silber, golt ufgan,
das vor ist in das stäcklin gtan;
sie gouklen und verschlagen grob,
sie lont ein sehen vor ein prob,
so würt dan bald ein unken druß.
der guckuß manchen tribt von huß;
der vor gar sanft und trucken saß,
der stoßt sin gut ins affenglas,
biß ers zu pulver so verbrent,
das er sich selber nit mer kent.
vil hant also verderbet sich,
gar wenig sint sin worden rich;
dan Aristoteles der gicht:
„die gestalt der ding wandeln sich nicht."
vil fallen schwer in diese sucht,
den doch daruß gat wenig frucht."

Sebastian Brant. (Narrenschiff. 1494)

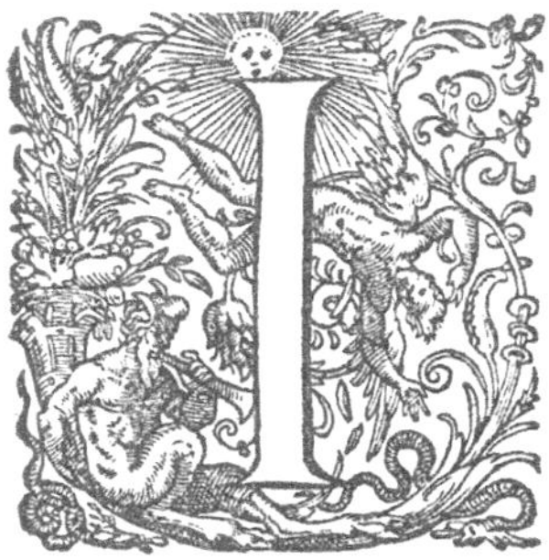

Fig. 110. Zierbuchstabe nach einem Holzschnitte vom Jahre 1568. Ikaros schmelzen bei seinem Sonnenfluge die mit Wachs gefertigten Flügel.

Im vorigen Jahrhunderte noch — vor der Neugestaltung der Chemie, welche der französische Chemiker Lavoisier durch seine neuaufgestellten Lehren herbeiführte — hielt man die Metalle, welche nach den gegenwärtigen Ansichten einfache Körper sind, für zusammengesetzte Stoffe. Wegen der Ähnlichkeit, welche sämtliche Metalle in ihrem Wesen untereinander haben, glaubte man, dieselben seien alle aus den gleichen, noch nicht abgesonderten Grundstoffen zusammengesetzt, und die Verschiedenartigkeit zwischen denselben werde nur durch ihre gewichtliche Mischungsänderung oder auch mehr oder minder große Reinheit verursacht. Solche und ähnliche Ansichten machten die Möglichkeit der Metallverwandlung sehr erklärlich und gaben Veranlassung zu dem Glauben an die Goldmacherkunst oder Alchemie, welcher die Menschheit fast 1½ Jahrtausende ziemlich allgemein beherrschte. Auch heute läßt sich die Unmöglichkeit, aus anderen Stoffen Gold herstellen zu können, nicht unbedingt beweisen, indessen die Wahrscheinlichkeit für die Möglichkeit liegt doch völlig außerhalb des Umkreises unserer heutigen chemischen Anschauungen.

Trotzdem ist es nicht ohne Reiz, sich die alten Alchemisten bei ihrem Treiben einmal anzusehen; denn für die Entwicklungsgeschichte des menschlichen Geistes sind ihre Bestrebungen und Arbeiten jedenfalls nicht ohne Bedeutung.

Die Jünger der Goldmacherkunst wurden Feuerphilosophen oder Alchemisten, und die Meister Adepten genannt. Dieselben waren

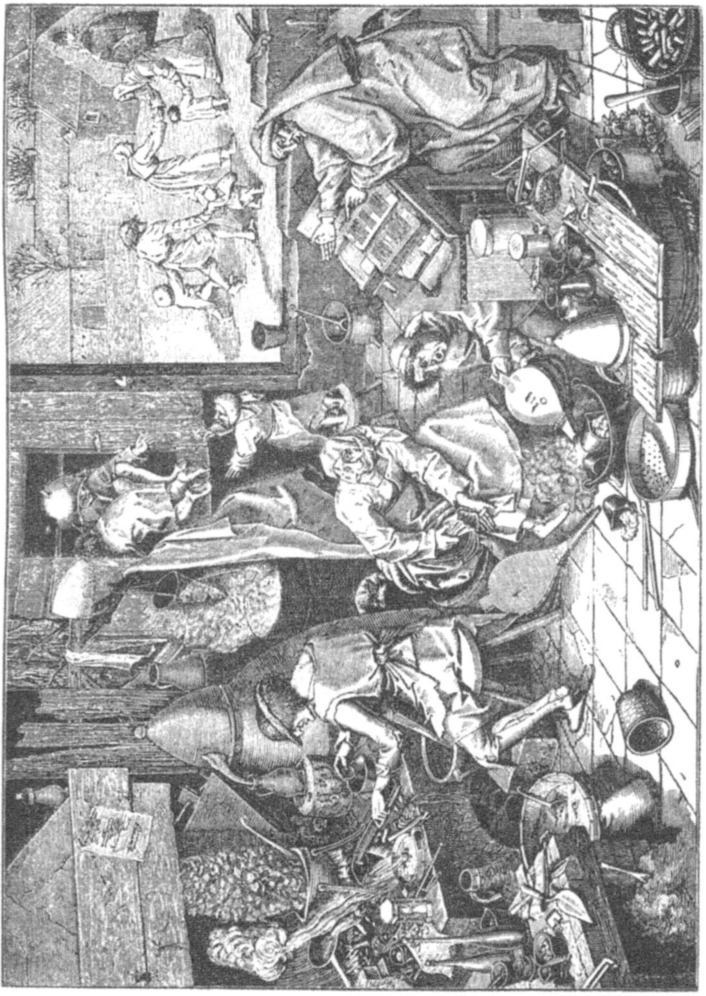

Fig. 111. Alchemistische Hexenküche nach einem Kupferstiche des 16. Jahrhunderts.

von ihrer Kunst so sehr eingenommen, daß sie sich für die allerweisesten Leute hielten und für sich allein den Namen Φιλόσοφος κατ᾽ ἐξοχὴν beanspruchten. Uns erscheinen sie allerdings mit so vielen, kaum glaublichen Irrtümern behaftet, daß wir von ihnen sagen möchten:

„Wenn sie den Stein der Weisen hätten,
Der Weise mangelte dem Stein."

Unsere Einbildung ist leicht geneigt, die Werkstätten der Feuerphilosophen, wie die aus dem 16. Jahrhunderte stammende Abbildung 111, als wahre Hexenküchen, und die alten Alchemisten selbst als runzelige Greise oder auffallend gekleidete dunkle Ehrenmänner

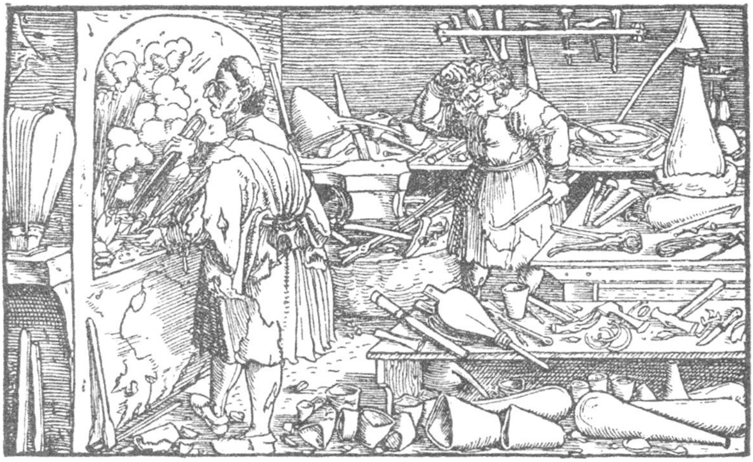

Fig. 112. Alchemistisches Laboratorium nach einem Holzschnitte vom Jahre 1537.

auszumalen. Diese Vorstellung ist indessen völlig falsch; denn die Sucht, Gold zu machen, herrschte in der Blütezeit der Alchemie namentlich in den angesehensten und höchsten Gesellschaftskreisen. Ehrwürdige Mönche in härenen Kutten, berühmte Ärzte, hochgeachtete Universitätsprofessoren, mächtige Staatsmänner, heilige Päpste und gekrönte Häupter zählte die Alchemie zu ihren Freunden und treuen Verehrern und hielt mit denselben in einsam-stiller Klause, hinter feuerfesten Mauern des Laboratoriums, an dem glühenden Athanor, wie die Feuerphilosophen ihre Schmelzöfen zu nennen pflegten, stille Stelldicheins. Ein in Figur 112 wiedergegebener Holzschnitt aus dem Anfange des 16. Jahrhunderts zeigt zwei Goldmacher bei ihrem Treiben zwischen ihren alchemistischen Gerätschaften, welche schon recht zahlreich sind. Neben den Destilliergeräten mit Alembiken und den Tiegeln machen sich Zangen, Blasebälge und Zerkleinerungswerkzeuge recht breit. Der eine Alchemist hat mit zum Schutze gegen die Gluten des Feuers vor den Augen eine Brille.

Wenn in alten alchemistischen Werken auch angegeben wird, daß die Alchemie zuerst von dem sagenhaften ägyptischen Hermes tresmegistos, welcher viele Jahrtausende vor unserer Zeitrechnung gelebt haben soll, gelehrt sei und nach diesem hermetische Kunst genannt wurde, so reichen die geschichtlichen Nachrichten über die Goldmacherkunst doch nur bis ins vierte Jahrhundert unserer Zeitrechnung zurück. Der griechische Redner Themistios Euphrades (360 n. Chr.) spricht in seiner achten Rede beiläufig von der Verwandlung des Kupfers in Silber und Gold als wie von einer ganz allgemein bekannten Thatsache. In der langen Nacht, welche durch die Völkerwanderung in ganz Europa begann, legte sich auch die Alchemie, wie es scheint, völlig schlafen. Erst im Anfange des 9. Jahrhunderts wurde sie aus ihrer langen Ruhe erweckt. Der Araber Dschafar oder Geber, welcher wahrscheinlich in Sevilla lebte, schrieb zu jener Zeit das erste umfassendere alchemistische Buch. Die Blütezeit der Alchemie war in dem Zeitraum vom 12. bis 18. Jahrhunderte. Die Sucht, Gold zu machen, verbreitete sich damals so sehr, daß im 14. Jahrhunderte der Papst Johann XXII., welcher sich später selbst mit der Goldmacherkunst beschäftigt haben soll, die hermetische Kunst als Teufelswerk verurteilte und eine sehr strenge Bulle gegen dieselbe erließ. In Italien trieben sich trotzdem im 15. Jahrhunderte viele Alchemisten herum, so daß der Rat von Venedig sich 1468 genötigt sah, die Beschäftigung mit Alchemie zu verbieten. Auch in Deutschland schuf man in jenem Jahrhunderte Gesetze, um die Verbreitung der Alchemie zu verhindern. So ward z. B. vom Nürnberger Rat 1493, „Wiewol neben andern künsten alchamey für ein kunst von den lerern in der schrift genannt und gesatzt wird“, ein „Verpot das niemand ainiche alchamey üben oder treiben, noch des yemand allhie inn Häusern oder Wohnungen gestatten soll“ gegeben, weil viele Menschen „durch ir selber suchung und Uebung inn merklichen großen Kosten und etlich inn abfall verdorben und in unüberwindlich schaden gefürdt und kommen sind"[1]). Daß dieses Gesetz auch gehandhabt wurde, beweisen verschiedene Einträge in den Nürnberger Ratsbüchern. So wurde z. B. am 26. April 1520 einem Christoph Wagner aus Heidelberg, „der bey einem erbarn rat angeben und berüchtigt ist, das er etlichen burgern hie zu der alchamey rat hilff und anweissung thue" von Rats wegen gesagt: „er sey Irs fugs hie nicht. darumb soll er sich von hynnen fügen und sein gelt anderßwo zeren." Da er sich wieder einstellte, wurde die Ausweisung aus der Stadt Nürnberg am 15. Dezember desselben Jahres wiederholt. Die Goldmacherkunst blühte trotz dieser Gesetze ruhig weiter. So wird in dem im Jahre 1568 von Hans Sachs verfaßten Gedichte: „Die Geschicht Kaiser Maximiliani mit dem Alchemisten" erzählt, selbst Kaiser Maximilian habe sich einst in Wells von einem unbekannten Alchemisten zur Probe zehn Mark Gold machen lassen. Die Herstellung sei sehr wohl geglückt. Der Künstler, ein mit dem Kaiser in Unfrieden stehender Venediger, sei indessen entflohen mit der Bemerkung:

„Wellicher dise künste kan
Sieht dich, nochs römisch reich nit an,
Daß er dir solt zu gnaden gahn."

Über die Zuthaten zu dieser Herstellung berichtet der Nürnberger Meistersänger:

„Der alchemist zum Kaiser sprach:
Gib mir im hof ein leer gemach
Und gib mir ein marck lötigs gold,
Neun marck kupfers, auch geben solt
Kolen, blaßbalg, degel und zangen,
Thu queckfilber und saltz mir langen,
Gläser, häfen, schwefel, schürstein,
Laß machen ein camin darein,
Darinn ich schmeltz und destilir,
Die materi künstlich conficir."

Dieses alchemistische Gedicht von Hans Sachs soll nach K. J. Schröer Goethe zu der Szene des Mephisto am Kaiserhofe im zweiten Teile des Faust angeregt haben.

Namentlich kam die Goldmacherkunst am Ende des 16. Jahr-

[1]) J. Baader, Nürnberger Polizeiordnungen aus dem 13. bis 15. Jahrhunderte. Stuttgart 1861.

hunderts hoch zu Ehren, als Kaiser Rudolf II., neben Magie und Astrologie, die Alchemie zu seiner Lieblingswissenschaft machte und Alchemisten von nah und fern an seinem Hofe um sich scharte. Da man 1612, nach dem Tode des Kaisers, in seinem Nachlasse 84 Centner Gold und 60 Centner Silber, in Thonformen gegossen, vorfand, so glaubte man, Rudolf II. habe es in der Goldmacherkunst bis zum Adepten gebracht.

Auch unter den Geistesgrößen erwarb sich die Alchemie Freunde. Melanchthon nannte die Alchemie zwar eine gleißende Betrügerei, indessen Luther sagt: „Die Kunst der Alchemey ist recht und wahrhaftig der alten Weisen Philosophey, welche mir sehr wohl gefällt, nicht allein wegen ihrer Tugend und vielerlei Nutzbarkeit, die sie hat mit distilliren und sublimiren in den Metallen, Kräutern, Wassern und Olitäten, sondern auch wegen der herrlichen und schönen Gleichniß, die sie hat mit der Auferstehung der Todten am jüngsten Tage."

Im Jahre 1654 hatte sich in Nürnberg eine alchemistische Gesellschaft, deren Vorsteher Daniel Wulfel, Prediger bei St. Lorenz, war, gebildet, die bis 1696, wo der Nürnberger Rat wieder ein Gesetz gegen Alchemie erließ, bestand. In Murrs „Journal zur Kunstgeschichte und zur allgemeinen Literatur" (VII, Nürnberg, 1779) liefert J. G. von Eckhardt eine Lebensbeschreibung des Philosophen Leibniz und macht darin folgende Mitteilung: „Der große Gottfr. Wilh. Leibniz, der zu Altdorf 1666 Doktor der Rechte geworden war, besuchte von dort aus alle gelehrten Leute in dem benachbarten Nürnberg und suchte von ihnen zu profitieren. Unter andern bekam er Kundschaft von einer gewissen Gesellschaft gelehrter und anderer Männer, welche mit gesamten Rath und Hand allerley chemische Operationen in geheim machten, und den lapidem philosophorum finden wollten. Wie er nun auf alles curieux, und also auch gern in chymicis sich exerciren wollte, so dachte er auf allerley Mittel, wie er zu diesen arcanis einen Zutritt haben möchte. Der Director dieser Gesellschaft war ein Priester. Er ersann also folgende List. Er nahm tieffsinnige chimische Bücher vor sich, las darinnen, und notierte sich ihre obskursten Redensarten. Aus diesen machte er an besagten Priester einen Brief, den er selbst nicht verstunde, und bat zugleich um admission in die geheime Gesellschaft. Der Priester, diesen Brief lesend, meinte nicht anders, als der junge Leibniz wäre ein würklicher adeptus, introduzirte ihn nicht allein in laboratorium, sondern bat ihn auch, für eine gewisse pension ihr Gehilfe und Secretarius zu sein. Er nahm dieses an u. s. w." Da Leibniz schon 1667 Nürnberg verließ, so hat er diesen Posten nicht lange versehen und scheint sich später nicht mehr mit Alchemie beschäftigt zu haben.

Im Anfange des 18. Jahrhunderts herrschte die Sucht, Gold zu machen, zwar noch, doch durch die neuen Anschauungen, welche das Ende des 18. Jahrhunderts für die Chemie brachte, nach welchen die Metalle für einfache Körper gehalten wurden, ward der Alchemie ganz der zum Dasein nötige Boden entzogen; sie geriet daher bald in Verfall. Die letzten Freunde der Goldmacherkunst sammelten gemeinschaftlich miteinander der lustige Verfasser der Jobsiade, Dr. Kortüm in Bochum, und Dr. Bährens in Schwerte um die Fahne der Alchemie. Sie erließen zu dem Zwecke ungenannt unter dem Namen einer hermetischen Gesellschaft, 1796 einen Aufsatz im Reichsanzeiger, in welchem sie alle Alchemisten aufforderten, ihre Erfahrungen mitzuteilen, damit Klarheit über die Wahrheit oder Unwahrheit der alchemistischen Kunst geschaffen werde. Die hermetische Gesellschaft stellte dafür Belohnung in Aussicht. Aus allen Gesellschaftskreisen, von nah und fern, trafen hierauf bei der angeblichen hermetischen Gesellschaft alchemistische Mitteilungen und Anfragen ein, so daß sich die sogenannte Gesellschaft hierdurch veranlaßt sah, ein hermetisches Journal zu gründen, in welchem die ganzen schriftlichen Berichte in geschickt verfaßten Abhandlungen beantwortet wurden. Über 20 Jahre erregte dies Journal große Teilnahme, als indessen die versprochene Aufklärung über die Herstellung des Steins der Weisen immer ausblieb, wandten sich die Alchemisten endlich von dieser Zeitschrift ab, und 1819 erlosch mit dem hermetischen Journal die Thätigkeit dieser letzten alchemistischen Gesellschaft.

In den 14 Jahrhunderten, in welchen die hermetische Kunst betrieben wurde, ist eine sehr umfangreiche alchemistische Litteratur geschaffen worden, welche auf ungefähr 4000 verschiedene Werke geschätzt wird. Die meisten dieser Schriften sind fast nur in rätselhaft dunklen Vergleichsformen geschrieben und enthalten

„In bunten Bildern wenig Klarheit,
Viel Irrtum und ein Fünkchen Wahrheit."

Der englische Alchemist Ripläus, welcher im 14. Jahrhunderte als Kanonikus zu Bridlington lebte, erzählt uns in seinem alchemistischen Werke, die „Sechs chymischen Pforten“, welches im Jahre 1689 zu Hamburg in deutscher Sprache erschien, daß sie die Thoren absichtlich mit dunklem Gespräch aufhielten, „denn“, sagt er, „ob wir schon zur Erleuchtung eines Sohnes der Kunst schreiben, so schreiben wir doch auch zur verderblichen Verblendung aller solcher Eulen und Fledermäuse, welche das Licht der Sonne nicht anschauen, noch den Glanz unseres Mondes vertragen können. Solchen legen wir viel Betrüglichkeiten vor, die mit ihrer häßlichen Phantasie übereinkommen: den Geizigen aber einen leichten Weg ohne Unkosten einer nicht viel auf sich habenden Zeit; den faulen Bücherklugen ein Spiel ohne verdrießliche Arbeit, den Unbeständigen, Unbedachtsamen geschwinde, mannigfaltige Destillierungen.“ Und wahrlich, Ripläus hat dieses sich gesteckte Ziel ziemlich vollkommen erreicht; denn die von ihm, wie auch die von anderen Alchemisten gegebenen Vorschriften sind wegen ihrer sich unmittelbar hintereinander selbst widersprechenden Angaben meistens ganz unverständlich.

Eine sehr große Rolle spielte in der alchemistischen Litteratur die sogenannte »Tabula smaragdina«, welche der Sage nach schon von Hermes tresmegistos herstammen, und die Lösung des alchemistischen Rätsels in dunkler Schreibweise enthalten sollte. Sie tauchte im 11. Jahrhunderte auf und ward zuerst von dem englischen Alchemisten Hortulanus in lateinischer Sprache mitgeteilt.

Die deutsche Übersetzung, welche im Jahre 1600 Johann Schaubert in Nordhausen davon giebt, lautet:

„Smaragdische Tafel des Hermes Trismegistus.

Diß seind die wort der Geheimniß Hermetis, so geschrieben seind gewesen in einer smaragdischen Taffel, welche gefunden ist worden, in einem finstern Loch, da sein Leib ist begraben gelegen. Also sprechende:

War ist es, und ohne allen betrug, sondern gewiß und ganz warhafftig, das daß so drunten ist, ist oben, wie daß daß droben ist und wie alle dinge gemacht sind worden, von einem Dinge, sein Vater ist Sol und seine Mutter ist Luna. Diese hat der Wind in seinem Bauche getragen, seine Ernährung ist das Erdreich, welches ist ein Vater aller Geheimniß der ganzen Welt, seine Kraft ist ganz vollkommen, so sie verkehrt wird in eine Erde, alsdann soltu scheiden das Erdreich vom Feuer, das subtile vom groben gantz lindiglich, mit großem Verstand, es steiget von dem Erdreich in den Himmel und steiget dann wiederumb von dem Himmel auf das Erdreich und nimpt an sich die Kräfte der Untern und Obern. Also hastu die Ehre der gantzen Welt. Derhalben wird von dir fliehen alle Armut unnd Finsternis, dieser ist ein Starker aller Starken der ganzen Welt, derselben wird von dir fliehen, was sich der Finsternis vergleichet, dann er wird überwinden alle subtile Ding. Also ist die gantze Welt erschaffen. Derhalben werde ich genandt Hermes Trismegistus, habende 3 Theil der gantzen Philosophia der Welt, Es ist erfüllet das ich gesagt habe von der Arbeit."

Die meisten alchemistischen Schriftsteller, welche nach dem Mittelalter lebten, beschäftigten sich hauptsächlich mit dieser Tafel und berufen sich außerdem viel auf die Bücher des im 13. Jahrhunderte lebenden spanischen Ritters Raimund Lullius, sowie auf die Werke des deutschen Alchemisten Basilius Valentinus, welcher zu Anfang des 15. Jahrhunderts schrieb. Man suchte diese als Grundlage dienenden Schriften durch bilderreiche, ebenso rätselhaft dunkel gehaltenen Umschreibungen zu erklären und zu erweitern, und nahm zu diesen Erläuterungen ab und zu auch Poesie, Musik und Bild zu Hilfe. Ein Werk, in welchem die Alchemie in so vielfacher Form gelehrt wird, ist z. B. »Atalanta fugiens, hoc est emblemata nova de secretis naturae chymica. Authore Michaele Majero. Oppenheimii 1618«, dem auch das diesem Aufsatze vorangesetzte Titelbild Fig. 109 entnommen ist. Auf demselben soll angedeutet werden, daß das Nachjagen nach dem Stein der Weisen ein gefährliches Unternehmen ist und in gewisser Hinsicht eine Ähnlichkeit mit dem Werben um die Hand der schönen und schnellfüßigen Böotierin Atalanta hat. Der Sage nach machte dieselbe bekanntlich jedem Freier zur Bedingung, einen Wettlauf mit ihr zu bestehen, wobei derselbe unbewaffnet voranlaufen mußte, während sie folgte. Holte sie ihn nicht ein, so war sie die Seinige; im Gegenteil war der Tod sein Los. Viele hatten hierbei schon den Tod gefunden, als Hippomenes, des Ares Sohn, sie durch Hilfe der Venus überlistete. Die Göttin hatte ihm einige goldene Äpfel gegeben, die er während des Laufes, einen nach dem andern, ihr in den Weg warf. Atalanta blieb zurück, um diese zu sammeln, und Hippomenes erreichte zuerst das Ziel. Da dieser es vergaß, der hilfreichen Göttin zu danken, so reizte die hierüber erzürnte Venus-Aphrodite den Hippomenes zu so heftiger Liebe, daß er seine Braut im Tempel des Zeus im Liebesrausch umarmte. Zur Strafe für diesen Frevel wurden die

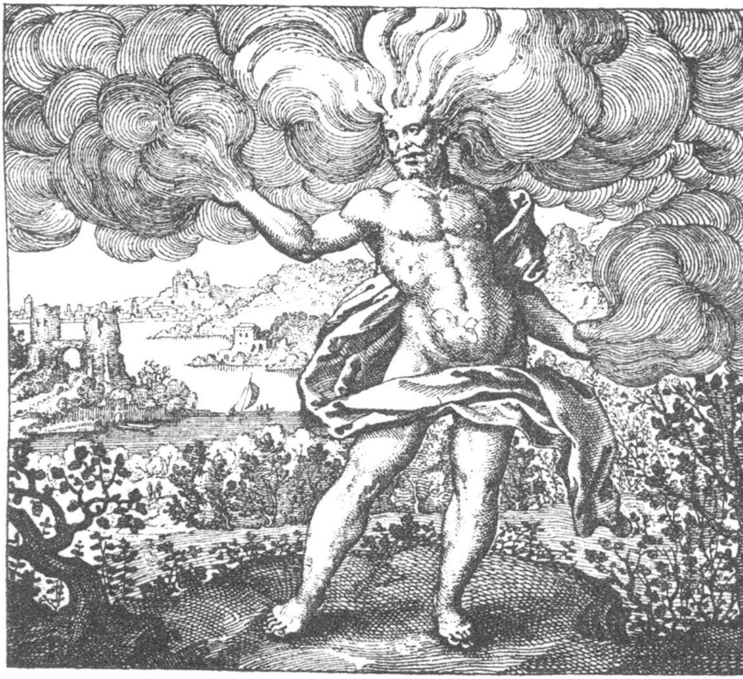

Fig. 113. Alchemistisches Bild nach einem Kupferstiche vom Jahre 1618.

beiden Verliebten in Löwen verwandelt. Über der bildlichen Darstellung der Atlantasage finden sich als weitere Hinweisung auf das Gold noch die Hesperidengärten abgebildet. In denselben bewachten die drei Töchter der Nacht zusammen mit dem hundertköpfigen Drachen Ladon jene goldenen Äpfel, welche Here bei ihrer Verheiratung mit Zeus von der Gäa als Hochzeitsgeschenk erhalten hatte. Herkules holte jene Äpfel und brachte sie dem Eurystheus, der sie ihm wieder schenkte. Herkules verehrte sie nun der Athene, die sie alsdann wieder in die Gärten der Hesperiden zurückbrachte.

Jeder Hauptlehrsatz in dem Werke, welchem dies soeben beschriebene Titelblatt entnommen ist, ist zunächst in ein poetisches Sinngedicht gebracht, zu welchem die Noten für eine kirchenliedartige Gesangweise beigefügt sind. Darunter folgt das ins Deutsche über-

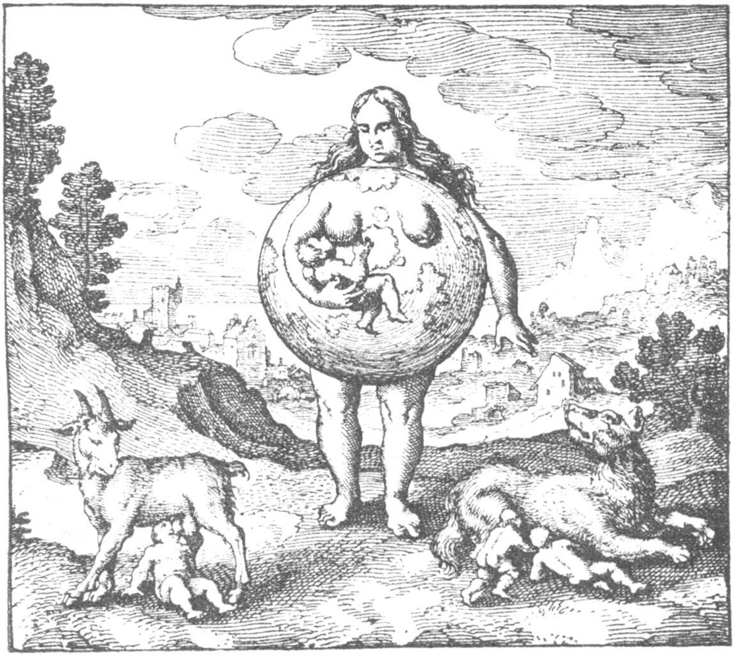

Fig. 114. Alchemistisches Bild nach einem Kupferstiche vom Jahre 1618.

setzte Verschen, und daneben findet sich ein Kupferstich, welcher bildlich in meist zu traumvoller Weise das alchemistische Gleichnis vorstellt. Den Beschluß eines jeden Kapitels macht dann eine in lateinischer Sprache geschriebene längere Erläuterung. Die Figuren 113 und 114 sind Reproduktionen einiger Kupferstiche dieses Werkes. Sie beziehen sich auf alchemistische Lehrsätze, welche der Tabula smaragdina entlehnt sind. Die Figur 113 behandelt das Thema:

„Der Wind hat es in seinem Bauche getragen“. Die Fig. 114 soll den Satz: „Die Erde hat es ernährt“, erläutern. Zum besseren Verständnis des letzten Bildes möge das demselben beigesetzte deutsche Sinngedicht hier Platz finden. Es lautet:

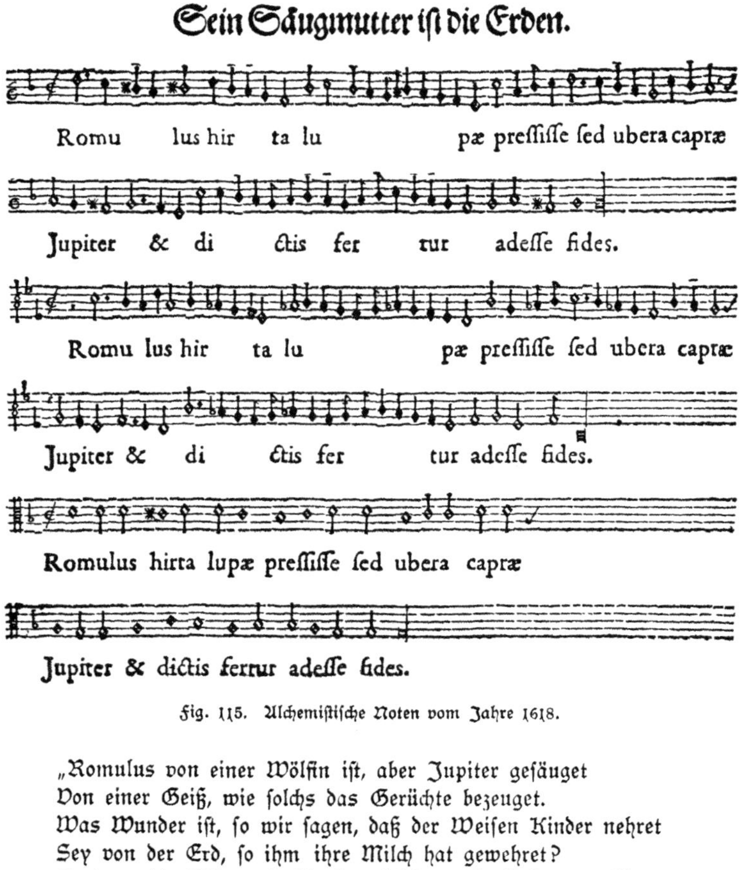

Fig. 115. Alchemistische Noten vom Jahre 1618.

„Romulus von einer Wölfin ist, aber Jupiter gesäuget
Von einer Geiß, wie solchs das Gerüchte bezeuget.
Was Wunder ist, so wir sagen, daß der Weisen Kinder nehret
Sey von der Erd, so ihm ihre Milch hat gewehret?
So dann die Thier gespeiset han solche große Helden gewiß,
Wie groß mag dann der sein, dessen die Erd Säugmutter ist.“

Die vorstehenden Noten Fig. 115 geben die Gesangweise des zu dem Bilde gehörigen lateinischen Sinngedichts an.

Es braucht wol nicht erst gesagt zu werden, daß diese poetischmusikalisch-bildlichen Erläuterungen eher zur Verwirrung als zur Lösung des alchemistischen Rätsels beitragen.

Unverkennbar ist der Einfluß, welchen die Theologie und namentlich die Astrologie auf die bildliche Schreibweise der Alchemisten gehabt hat. So sollte zwischen den sieben damals bekannten Metallen und den sieben sogenannten Planeten eine große Gleichheit bestehen. Deswegen erhielt jedes der Metalle den Namen desjenigen Planeten, von dem es angeblich abhängig war. Das Gold hieß Sonne, das Silber Mond, das Eisen Mars, das Quecksilber Merkurius, das Zinn Jupiter, das Kupfer Venus und das Blei Saturnus. Nach Annahme der Alchemisten konnte mit keinem Planeten etwas vorgehen, woran das zu ihm gehörende Metall nicht mit teilnahm. Dieser Zusammenhang wurde nach astrologisch-alchemistischer Meinung durch unendlich kleine Körperchen, welche von dem Planeten und seinem Metalle ausflossen, vermittelt. Diese Moleküle sollten so gestaltet sein, daß sie gar wohl in die Poren des Planeten und Metalls, welches jenen abbildete, aber nirgends anders eindringen konnten. Kämen diese Körperchen zufällig in eine andere Masse als in den Planeten oder das Metall, die eine Verwandtschaft miteinander hegten, so meinte man, sie könnten doch von diesen fremden Stoffen nicht gefesselt werden und denselben nicht als Nahrung dienen. Jeder von den sieben Planeten hatte unter den sieben Wochentagen seinen besonderen Tag, an welchem er seine Einflüsse auf sein Metall ausübte. Deswegen mußte man, um Glück in der Alchemie zu haben, mit den Arbeiten des Goldes am Sonntage, mit denen des Silbers am Montage, mit denen des Eisens am Dienstage u. s. w., beginnen.

Sämtliche Metalle sollten Schwefel und Merkurium enthalten. Unter beiden Stoffen wurden jedoch nicht die natürlich vorkommenden verstanden, sondern Stoffe von ganz anderer Art, von deren Wesen sich die Alchemisten selbst keinen ganz klaren Begriff machen konnten und daher über dieselben nur nach ihren Eigenschaften oder gleichnisweise redeten. Der Schwefel (Sulphur philosophorum) war fast ganz geistiger Natur und war das Licht und das Feuer und auch die brennbare Masse, welche man in jedem Körper annahm. Er war der männliche Teil, welcher das »Punctum seminale activum« in seinem Innern enthielt, welches zur Erzeugung neuer Körper und Stoffe erforderlich war. Er wurde von den alchemistischen Schriftstellern sehr verschieden genannt, mit dem Namen: Haus des Geistes, Vater, elementisches Feuer, magischer Stahl, Grundschwefelhaftigkeit, Grundöl, Cadmi-Blut, Lilien, Adamische Erde, Carescenischer Hund, Herz Saturni ꝛc. ist er meistens gemeint. Der weibliche Teil, welcher zur Bildung neuer Körper erforderlich war, war

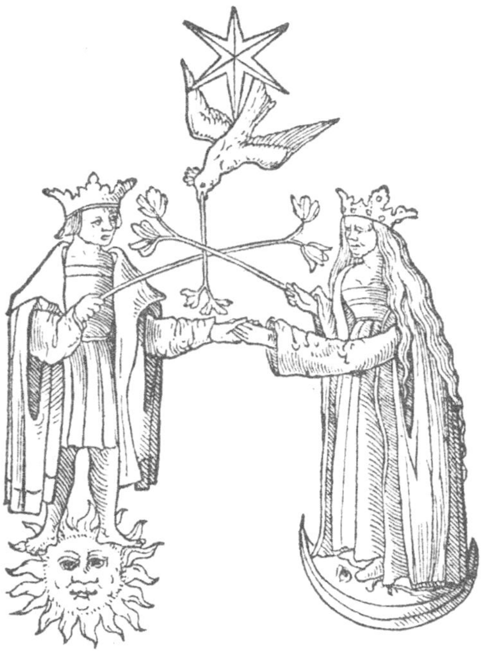

Fig. 116. Der Vater und die Mutter des Steins der Weisen nach einem Holzschnitte vom Jahre 1550.

der Merkurius, auf welchen der menschliche Schwefel durch innere Berührung den Keim zu der Form und dem Wesen des zu bildenden Stoffes einprägte. Dies eigenartige Quecksilber war das Band zwischen Geist und Leib, welches Encheiresis naturae genannt wurde und sich in allen drei Naturreichen vorfand. Im mineralischen Reiche war es die mineralische Feuchtigkeit, im tierischen Reiche die Grundfeuchtigkeit, in dem das Blut und das Leben beruht, im Pflanzenreiche der Geist oder Spiritus mundi, welcher alle Gewächse hervortreibt. Von den alten Feuerphilosophen wurde es meistens ein Wasser, welches die Hand nicht nässet, eine trockene Feuchtigkeit oder der korporalische Geist genannt. Entweder dieser eigenartige Schwefel oder dieser Merkurius, jeder für sich allein, oder auch beide zusammen, zu einem zwitterhaften Wesen vereinigt, bildeten den Stein der Weisen (Lapis philosophorum), welcher auch das Menstruum universale, das große Magisterium, die rote Tinktur, das geheime Elixir, die Quinta essentia etc. genannt wurde. In den mit Veranschaulichungsbildern ausgestatteten alchemistischen Werken ist er daher bildlich meistens als zwitterhaftes Geschöpf abgebildet, während der Schwefel als König oder Sonne und der eigenartige Merkurius der Philosophen als Königin oder Mond dargestellt zu werden pflegte. Die Abbildung Fig. 116 ist die Nachbildung eines Holzschnittes, welcher sich im »Rosarium philosophorum«, das 1550 von Cyriacus Jacobus zu Frankfurt gedruckt ist, befindet. Er zeigt den Vater und die Mutter des zwitterhaften Steins im Begriff der Vereinigung, während jener selbst in der Figur 117, welche demselben Werke entnommen, zu schauen ist.

Um das dunkle Rätselhafte dieses zweigeschlechtigen Wesens anzudeuten, ist dasselbe von allen jenen Tiergestalten umgeben, welche bildnisweise in den Vorschriften zur Bereitung des Steines der Weisen eine Rolle spielen. Zur Verherrlichung desselben findet sich unter dieser: »Aenigma regis« benannten Abbildung folgendes Gedicht:

„Hye ist geboren der keyser aller ehren
Keyn höher mag uber ihn geboren werden,
Mit kunst odder durch die natur,
Von keyner lebendigen creatur.
Die philosophi heyßen ihn ihren son,
Er vermag alles was sie thun.
Was der mensch von ihm begeret ist:
Er gibt gesundheyt mit starcker Frist,
Goldt, silber und eddelgestein,
Sterck, jungheyt schön und reyn.
Zorn, trawren, armut, krankeyt er verkert,
Selig ist der mensch dem es gott beschert."

Wie schon in diesem Gedichte gesagt ist, sollte also der Stoff, welcher den Stein der Weisen vorstellte, nicht nur alle anderen

Metalle, oder nach einigen Feuerphilosophen, jede andere Masse in Gold verwandeln, sondern sollte auch die Kraft haben, alle Krankheitsstoffe aus dem menschlichen Körper zu entfernen und das Leben im tierischen Körper völlig zu beherrschen, zu erneuern und zu ver-

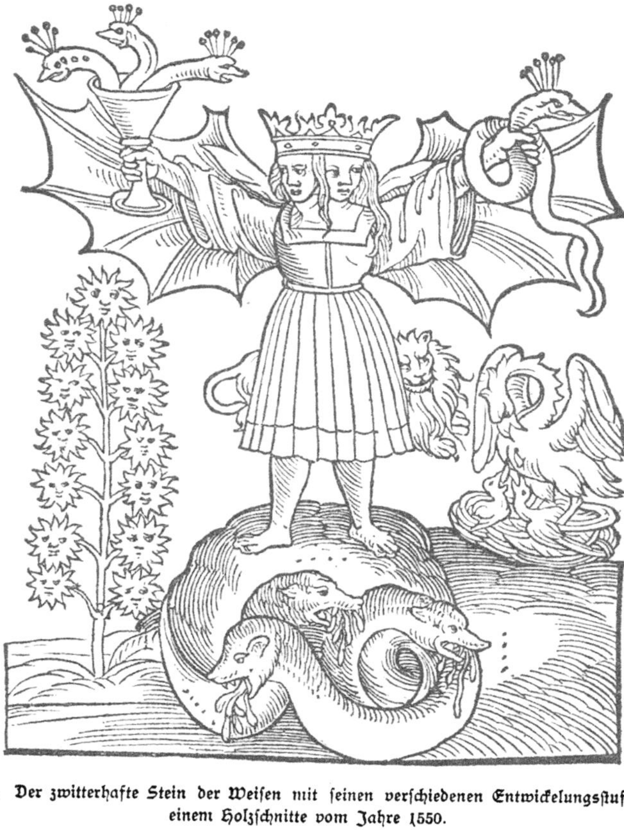

Fig. 117. Der zwitterhafte Stein der Weisen mit seinen verschiedenen Entwickelungsstufen nach einem Holzschnitte vom Jahre 1550.

jüngen. Alle Alchemisten sind voll von dem Ruhme der Quinta essentia, welche die vier Elemente zum Leben beseelte. Die Alchemisten Artephius und auch Cagliostro wollten durch die Kraft dieses Elixirs, wie sie selbst stets behauptet haben, über tausend Jahre gelebt haben. Ripläus schreibt über die medizinische Wirkung desselben in überschwenglicher Weise, daß es die höchste Arznei in der Welt sei: „Denn es ist der wahre Baum des Lebens, welcher aller derjenigen Verlangen insgemein vergnüget, die ihn in seiner Art haben. Es erneuert die Jugend, hält das Alter zurück und bringt die allerbeste und vollkommenste Gesundheit zuwege, und vermehret die Kräfte wunderlich. Ja, es wird nicht allein die Haare bei denen, welchen sie ausfallen, wieder erneuern, sondern es wird auch dem haarigten Haupte in vielen Jahren ja nimmer wieder grau werden, wenn man dessen Gebrauch völlig weiß, und es auch nach Gebühr gebraucht wird." Die unter dem Namen Aurum potabile zu teuren Preisen vielfach verkaufte Quinta essentia, meistens nur eine goldgelbe Pflanzentinktur, besaß nun freilich keineswegs die ihr nachgerühmten Tugenden, und erfüllte die Hoffnungen, welche man auf die ihr angedichteten Kräfte setzte, ebensowenig als die Wunderarzneien unserer heutigen Geheimmittelhändler. Die Mittel und Wege zur Erreichung des „großen Werkes" waren sehr verschieden. Manche Alchemisten suchten den Stein der Weisen im Honig, Manna, Zucker oder Wein, andere in Kräutern, wie Rosmarin, Milzkraut (Chrysosplenium), Bingelkraut (Mercurialis) oder auch im Zahnfleische, im Blute, Urin und den Faeces von Tieren oder Menschen. Etliche benutzten den Maitau, Regenwasser oder Krötenbrühe zur Erreichung ihres Zieles. Die Astrologen fielen sogar auf die Thorheit, die Sonnenstrahlen einzufangen und, ich weiß nicht auf welche Weise, zu Pulver einzuäschern. Die ausgeworfenen Strahlen sollten herausfliegende Funken sein, welche aus geläutertem Golde beständen und den Samen zu anderem Golde enthielten. Auch den Toten gönnten die Alchemisten die Ruhe des Grabes nicht. Aus vermoderten Leichnamen und menschlichen Gebeinen wurde ein Salpeter dargestellt, und viele schwuren darauf, daß dieser die Seele des Steines enthalten müsse, und nannten diese selbst deswegen den wahren Mikrokosmos. Andere Feuerphilosophen hielten Erdarten, wie z. B. Mergel, für das Chaos, aus welchem Gott die Welt und besonders den Menschen geschaffen habe, und suchten daher den Samen zu allen Dingen, Panspermion genannt, aus der Erde selbst zu ziehen. Dieser Same sollte ein formloses, eigentümliches Wesen sein, welches die Kraft hätte, alle Dinge, von denen das edelste das Gold sein sollte, zu erzeugen. Die Anweisungen, nach welchen mit derartigen Dingen das Gold bereitet wurde, klingen oft geradezu ungeheuerlich. Als ein schönes Beispiel hiervon kann die folgende Vorschrift zur Bereitung von spanischem Golde, welche ein deutscher Mönch unter dem Namen Theophilus Presbyter[1]) um das Jahr 1100 giebt, dienen. Die deutsche Übersetzung davon lautet: „Es giebt auch ein Gold, welches das Spanische genannt wird und aus Rotkupfer, dem Pulver des Basilisken, Menschenblut und Essig zusammengesetzt wird. Die Heidenvölker, deren Erfahrenheit in dieser Kunst anzuerkennen ist, verschaffen sich die Basilisken auf folgende Art: sie haben unter der Erde ein Haus, welches oben und unten und auf allen Seiten von Stein ist, mit zwei Fensterchen, derart klein, daß kaum etwas Licht durch sie hineinscheine. Darein bringen sie zwei alte Hähne von zwölf oder fünfzehn Jahren, die sie mit Nahrung genügend versehen. Wenn diese fett geworden, begatten sie sich infolge der Hitze ihres Fettes und legen Eier. Sind dieselben gelegt, so beseitigen sie die Hähne und lassen Kröten hinein, welche die Eier wärmen sollen und Brot als Futter bekommen. Sobald die Eier ausgebrütet sind, kommen männliche Junge heraus, gleich jungen Hühnchen, denen nach sieben Tagen Drachenschwänze wachsen und welche augenblicklich, wäre das Haus nicht mit Steinen gepflastert, sich in den Boden vergraben würden. Dieses zu verhüten, haben jene, welche sie zu meistern wissen, runde Gefäße aus Erz von großer Weite, allerorts durchlöchert, deren Mündungen enge seien. In diese setzen sie die Jungen, verschließen die Öffnungen mit Vorrichtungen aus Kupfer und vergraben sie in die Erde. Sie nähren sich durch sechs Monate von der feinen Erde, welche durch die Öffnungen eindringt. Nach diesem öffnet man und stellt sie über ein starkes Feuer, bis die Tiere inwendig ganz verbrannt sind. Ist das gethan, so giebt man sie nach dem Erkalten heraus, zerreibt sie sorgfältig, wobei ein Dritteil vom Blute eines Rothaarigen beigemischt wird, welches Blut aber ausgetrocknet und gerieben sei. Diese beiden Bestandteile werden in einem reinen Gefäße mit starkem Essig gemengt, dann nehmen sie ganz dünne

[1]) Theophilus Presbyter schedula diversarum artium. Revidierter Text, Übersetzung 2c. von Albert Ilg. Quellenschriften für Kunstgeschichte von R. Eitelberger von Edelberg. VII. Wien 1874.

Blätter reinsten Rotkupfers, streichen diese Verbindung darauf, an beiden Seiten, und legen sie ins Feuer. Wenn sie weißglühen, nehmen sie dieselben wieder heraus und löschen und waschen sie in der nämlichen Mischung und setzen das solange fort, bis diese Mischung das Kupfer durchfressen und dasselbe dadurch sowohl Gewicht als Farbe des genannten Goldes angenommen hat. Dieses Gold taugt zu jeglicher Arbeit."

Den Alchemisten, welche mit den soeben angegebenen Stoffen den Stein der Weisen zu finden gedachten, stand eine andere Partei von Feuerphilosophen gegenüber, zu denen Raimund Lullius und Basilius Valentinus gehörten, welche das Licht der Wissenschaft jener für ein falsches erklärten. Die Weisen dieser Richtung behaupteten stolz, daß die Anhänger jener Verfahrungsweisen völlig im Dunkeln herumtappten, so daß das Licht der Natur, unter dem sie Irrlichter und Johanniswürmchen verstanden, welche bekanntlich bei Tageslicht nicht zu sehen sind und nur im Dunkeln scheinen, in ihrer Gegenwart zu leuchten anfingen.

Die Gegenpartei stützte auf den Grundsatz: »Omne simile producit suum simile« den Anfang der Goldmacherkunst und suchte den Samen zum Golde nur im Golde selbst aufzufinden. Sie betrachtete die anderen Metalle nur als Fruchtboden, in welchen der Same des Goldes hineingesäet werden müsse, um dann wie eine Pflanze durch Zwischenlagerung zu wachsen. Um nun den besamenden Stein der Weisen zu machen, meinte man, müsse Gold in seiner eigenen Feuchtigkeit eingeweicht werden. Unter der Feuchtigkeit, welche von der Art und Natur des Goldes sein sollte und metallisches Wasser genannt wurde, ist jedenfalls Quecksilber zu verstehen. Dasselbe sollte jedoch nicht das gemeine, käufliche sein, sondern „von demjenigen, welches durch Kunst und klugen Verstand aus den Dingen, darin es von Natur ist, herausgezogen wird". Der Mercurius philosophorum wird nirgends über der Erde gefunden, sondern, wie Philaletha sagt, „er ist der Sohn, der von uns bereitet wird." Die richtige Reinigung des Quecksilbers, welches mit dem Golde zusammen den Stein der Weisen bilden sollte, spielte eine Hauptrolle in den meisten alchemistischen Schriften, und wir finden in denselben eine zahlreiche Menge Vorschriften zu Quecksilberpräparaten, aus denen ein geeigneter Merkurius abgeschieden werden sollte. In der „hermetischen Philosophie“ von Johannes d'Espagnet, von welcher im Jahre 1685 eine deutsche Übersetzung erschien, finden wir schon eine Vorschrift zur Bereitung von Quecksilberchlorür angegeben, welche unserer jetzigen nicht sehr unähnlich ist. Zwar ist die Schreibweise eine ganz andere als die in den heutigen chemischen Werken übliche, weswegen die Vorschrift als stilistisches Beispiel hier einen Platz finden mag: „Den Adler und den Löwen, nachdem beide wohl gereinigt sind, verwahre in einem durchsichtigen Behältnis und füge sie zusammen. Den Vorhof des Behältnisses mache überaus feste zu, damit ihr Brodem nicht heraus- oder eine fremde Luft hineindringen kann. So wird der Adler den Löwen zerreißen und auffressen, und wenn ihm der Magen aufschwellen, und er wassersüchtig geworden sein wird, wird er durch eine wunderbare Verwandlung zu einem kohlschwarzen Raben werden, welcher allgemach die Federn ausbreiten, und zu fliegen anfangen, und aus den Wolken Wasser schütteln wird, bis er zum öfteren naß geworden, seine Federn von sich gelegt und zur Erden gefallen ist, allwo er in einen schneeweißen Schwan verwandelt wird.“ Der Adler ist flüchtiges Quecksilber, welches mit dem Löwen- oder Quecksilberchlorid zusammen eine schwarze Mischung, den Raben, giebt, aus welcher bei der Sublimation aus einem Glaskolben, an welchen eine Vorlage luftdicht gefügt ist, nachdem das überschüssige Quecksilber, hier Wasser genannt, sich wieder abgeschieden hat, der weiße Schwan oder Quecksilberchlorür sich bildet.

Die Reinigung und Sublimation des Merkurius mußte siebenmal wiederholt werden, und ebenso oft sollte das besamende Gold gereinigt werden, ehe es amalgamiert wurde. Das Gold sollte zu dem Zwecke vorher mit „den 7 Adlern des philosophischen Arseniks streiten“ und sich dann mit „den beiden Tauben der Diana“ verbinden. Durch die Adler wurde die merkurialartige Flüchtigkeit des anzuwendenden Metalls angedeutet, und dieses, der sogenannte philosophische Arsenik, unter dem Antimonmetall zu verstehen ist, sollte mit dem Gold siebenmal zusammengeschmolzen werden. Es ist dies ein altes Reinigungsverfahren des Goldes. Durch das Glühen werden die fremden Metalle, welche das natürliche Gold oft begleiten, mit dem Antimon zugleich, namentlich wenn noch etwas Salpeter zugesetzt wird, zu Schlacke verbrannt, und das reine Gold scheidet sich unten im Tiegel als Metallkönig ab. Doch „zuvorderst, ehe man das Gold mit seinem Wasser zusammensetzt, muß es aufs subtilste kalciniert werden, sogar daß die Teile desselben noch viel kleiner seien, als die Sonnenstäublein, denn sonst würde es der Solution widerstehen." Um das Gold in feines Pulver zu verwandeln, wurde es nach einer alten Vorschrift mit mindestens zwei Teilen Silber, von den Alchemisten die beiden Tauben aus dem Walde der Diana, d. h. dem metallischen Reiche, genannt, zusammengeschmolzen und diese Legierung dann mit Scheidewasser behandelt. Das Silber wurde von der Säure gelöst, und das Gold blieb als sehr feines Pulver, wenn auch noch mit etwas Silber verunreinigt, ungelöst im Scheidewasser zurück. Dies, nach dem Glauben der Alchemisten ganz reine Goldpulver vereinigt sich bei gelinder Erwärmung sehr leicht mit Quecksilber, und diese Mischung war „der wahre Hermaphrodit, dessen männliche Geburtslinie herkömmt von dem allervollkommensten Metall, und dessen weibliche Kraft ist eine zarte mineralische Weiße." Er sollte das Ei enthalten, aus dem sich der Stein der Weisen entwickelte. Zu dem Zwecke hatte das Amalgam, welches in eine gläserne Retorte gefüllt wurde, die in einen Ofen, wie in ein Nest, eingesetzt ward, eine gleichmäßige Erwärmung von sechs verschiedenen Graden durchzumachen. Weil das Weizenkorn von der Zeit der Aussaat bis zur nächsten Ernte, wo es neue keimfähige Körner liefert, ungefähr ein Jahr an Zeit bedarf, so dauerte die Behandlung, welche der Stein durchzumachen hatte, etwa ebensolange.

Der künftige Stein durfte während der Zeit seiner Entwickelung durchaus nicht bewegt werden, da sonst das sich bildende Leben in demselben leicht zerstört werden konnte. Zuerst, während der sogenannten Embryozeit, welche drei Monate dauerte, wurde der Grad der tierischen Wärme oder Fäulnis gegeben. Wenn die Bildung des Steins richtig vorgeschritten war, so mußte derselbe nach dieser sogenannten Putrefikationszeit schon zum weißen Magisterium geworden sein und andere Metalle in Silber verwandeln können. Die Temperatur wurde dann noch in fünf weiteren Graden, nach Zeiträumen von verschiedener Länge, verstärkt, wobei der Stein wie ein Chamäleon jedesmal seine Farbe ändern sollte. Aus dem ursprünglichen schwarzen Raben, welcher sich darauf in eine weiße Taube verwandelt hatte, sollte endlich eine tyrische Purpurfarbe geworden sein, welche der wahre Stein der Weisen war. Durch „Projektion", das heißt durch Aufwerfen einer kleinen Menge desselben auf anderes geschmolzenes Metall, „tingierte" und verwandelte man dieses in Gold. Wie Ripläus erzählt, genügte ein Gran davon, um 100 Unzen Quecksilber zur roten Tinktur zu verwandeln, und mit dieser Menge könne man nach genau beigefügter Rechnung 1190101/8 Pfund Quecksilber in Gold verwandeln.

Eine Menge geschichtlicher Überlieferungen berichtet von derartigen Verwandlungen. Schon Raimund Lullius soll während seines Aufenthaltes in London für König Eduard III. 50000 Pfund Quecksilber in Gold verwandelt haben, aus denen die ersten Rosenobles geprägt worden sein sollen. Gegen die Glaubwürdigkeit dieser Erzählung, welche vom Abte Cremer herrührt, spricht allerdings sehr, daß Eduard III. zu seinem Kriege gegen Frankreich trotzdem drückende Steuern ausschrieb, die goldenen Geräte der Kirchen und Klöster borgte und diese zusammen mit seiner und der Königin Krone benutzte, um Geld daraus schlagen zu lassen.

In Köhlers 1744 herausgegebener Münzbelustigung wird erzählt, Kaiser Ferdinand III., welcher sich sonst nicht mit Alchemie abgab, habe am 15. Januar 1648 zu Prag 3 Pfund Quecksilber durch eigenhändiges Aufwerfen von einem Gran roten Pulvers, das er von einem Manne Namens Richthausen erhalten hatte, in 21/2 Pfund feinstes Gold verwandelt. Aus Freude darüber habe er Richthausen den Titel eines Barons von Chaos gegeben und aus dem Golde eine Gedenkmünze anfertigen lassen, welche eine Inschrift gehabt habe, die sich auf die künstliche Herstellung des verwendeten Goldes bezogen habe. Die Münze soll sich lange Zeit in der kaiserlichen Schatzkammer zu Wien befunden haben und ist von den Alchemisten verschiedentlich in Kupfer gestochen worden.

Urban Hjärne, ein seiner Zeit ziemlich berühmter Chemiker, berichtet eine ähnliche Verwandlungsgeschichte aus Schweden. Der sächsische Generallieutenant Paykull, gebürtig aus dem damals schwedischen Livland, wurde 1705 bei Warschau gefangen und von Karl XII. als Landesverräter zum Tode verurteilt. Er erbot sich, wenn man ihm das Leben schenken wolle, jährlich für eine Million Thaler Gold zu machen, was angenommen wurde. Paykull verwandelte nun Blei in Gold und benutzte hierzu eine Tinktur, die durch Antimon, Schwefel und Salpeter feuerbeständig gemacht wurde. In Gegenwart des General-Feldzeugmeisters Hamilton verwandelte Paykull mit einem Quentchen des hierbei erhaltenen Pulvers 6 Quentchen Blei in Gold. Um eine Gegenprobe zu machen, mischte Hamilton die genannten Pulver zu Hause selbst. Diese Mischung ward, nachdem sie am folgenden Tage ebenfalls von Paykull mit einer gewissen Menge Tinktur und Blei versetzt war, zusammengeschmolzen und daraus für 147 Dukaten Gold erhalten. Außer Hamilton war bei dieser Verwandlung noch als Zeuge der Staatsanwalt in Paykulls Prozeß, der Advokat Fehman, zugegen. Aus dem erhaltenen Golde wurde eine Denkmünze von zwei Dukaten Gewicht geprägt, mit der Aufschrift: Hoc aurum arte chemica conflavit Holmiae 1706. O. A. v. Paykull. Trotz dieser abgelegten Proben wurde Paykull das Leben von Karl XII. schließlich doch nicht geschenkt. Die Goldmacher, obgleich sie meistens großmütige Seelen waren, die eigentlich nie sich selbst, sondern immer nur andere reich machen wollten, hatten nicht selten das Unglück, daß ihr Leben ein Ende mit Schrecken nahm. In dieser Hinsicht ein Pechvogel war unter anderen Georg Honauer, welcher dem Kurfürsten von Württemberg versprach, 36 Centner Eisen in Gold zu verwandeln. Um scheinbar sein Versprechen zu halten und eine Probe seiner Kunst abzulegen, suchte er den Kurfürsten in der Weise zu betrügen, daß der Tiegel mit den Zuthaten in den Ofen gesetzt und darauf das Zimmer verschlossen wurde. Währenddessen entstieg ein in einer Kiste hereingeschmuggelter Knabe dieser, warf Gold in den Tiegel und versteckte sich wieder. Zu Honauers Unglück entdeckte der Kurfürst diesen Betrug und ließ aus dem zur Goldverwandlung bestimmten Eisen einen Galgen machen, an welchen der Pseudo-Goldmacher 1597 aufgeknüpft wurde. Im Jahre 1606 ward in Stuttgart an demselben Galgen ein anderer Goldmacher, Namens Andreas von Mühlendorf, erhenkt. Der so eingeweihte Galgen erlangte später noch eine große Berühmtheit, denn an demselben verstarb durch den Strick 1738 auch der berüchtigte Minister Jud Süß, welcher es ohne hermetische Künste besser als alle Adepten verstanden hatte, sich Geld und Gold zu verschaffen.

In München wurde schon im Jahre 1591 der Mönch Markus Brogatinus wegen goldmacherischer Betrügereien unter einem mit Flittergold geschmückten Galgen, von welchem ein von falschem

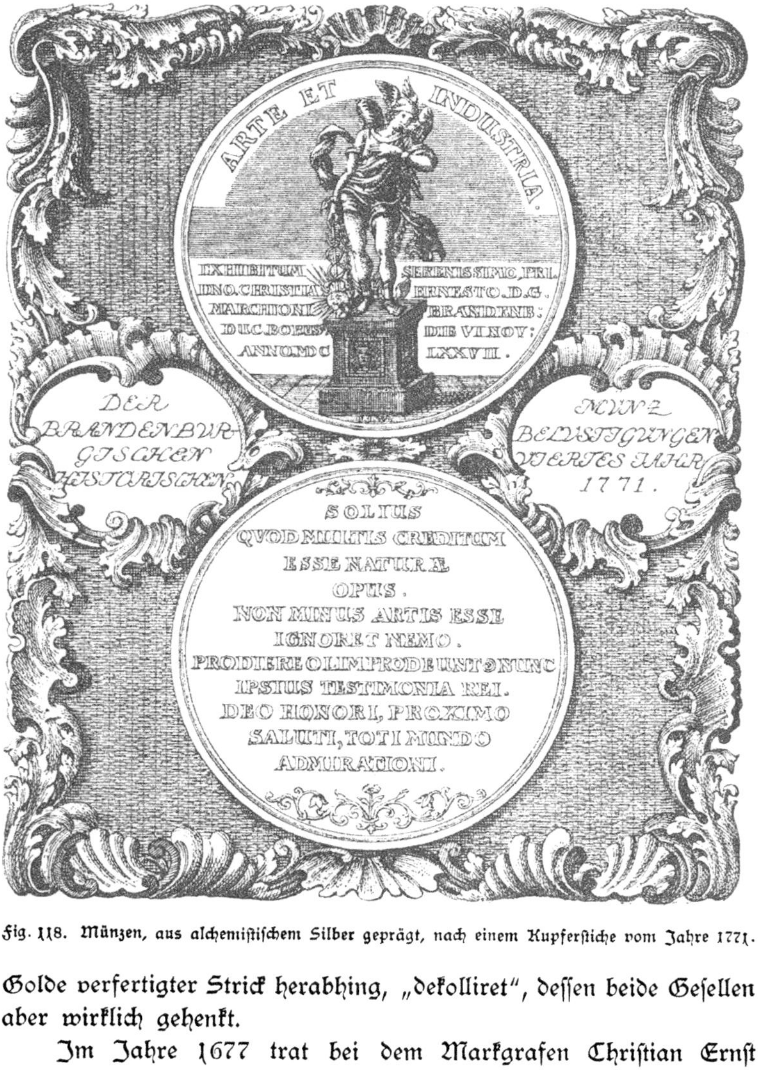
ARTE ET INDUSTRIA.
EXHIBITUM SERENISSIMO PRI.
DNO. CHRISTIA ERNESTO. D.G.
MARCHIONI BRANDENB:
DUC. BORUS. DIE VI NOV:
ANNO MDC LXXVII.
DER BRANDENBURGISCHEN HISTORISCHEN
MUNZ BELUSTIGUNGEN VIERTES JAHR 1771.
SOLIUS
QUOD MULTIS CREDITUM
ESSE NATURAE
OPUS.
NON MINUS ARTIS ESSE
IGNORET NEMO.
PRODIERE OLIM PRODEUNT ET NUNC
IPSIUS TESTIMONIA REI.
DEO HONORI, PROXIMO
SALUTI, TOTI MUNDO
ADMIRATIONI.

Fig. 118. Münzen, aus alchemistischem Silber geprägt, nach einem Kupferstiche vom Jahre 1771.

Golde verfertigter Strick herabhing, „dekolliret", dessen beide Gesellen aber wirklich gehenkt.

Im Jahre 1677 trat bei dem Markgrafen Christian Ernst

von Brandenburg zu Bayreuth ein gewisser Christian Wilhelm Krohnemann, gebürtig aus Königsburg in Livland, als Oberst in Kriegsdienste und wußte sich bald durch scheinbare Metallverwandlungen in den Ruf eines Adepten zu bringen. Er stieg daher sehr schnell in der Gunst seines Herrn und erhielt von demselben nach und nach die Würde eines Oberpräsidenten, geheimen Rats, Kammerherrn, Münz- und Bergwerksdirektors. Aus dem angeblich von Krohnemann künstlich verfertigten Golde und Silber sind sieben verschiedene Denkmünzen hergestellt worden, welche in den „brandenburgischen historischen Münzbelustigungen" (1771) abgebildet und beschrieben sind. Die Figur 118 ist eine Nachbildung eines 1771 von Joh. Sebastian Leitner in Nürnberg gestochenen Kupferstiches aus diesem Werke und zeigt das erste, größte und seltenste Stück aus dem Krohnemannschen Münzkabinet.

Auf der Hauptseite befindet sich als alchemistisches Zeichen ein gefesselter Merkur, welcher am Heroldsstabe die Sonne als Sinnbild des Goldes trägt. Darum und daneben steht eine lateinische Widmungsinschrift an Markgraf Christian Ernst. 1677. Die Rückseite trägt eine Inschrift, welche auf deutsch heißt: Daß das, was viele geglaubt, daß es nur ein Werk der Natur sei, nicht weniger auch durch Kunst geschehen könne, soll niemand verborgen sein. Die Zeugnisse der Sache selbst haben es ehedem gezeigt und zeigen es noch: Gott zu Ehren, dem Nächsten zur Wohlfahrt, der ganzen Welt zur Bewunderung.

Die letzte Krohnemannsche Münze war ein Anderthalbthalerstück, welches im Jahre 1681 der Markgräfin Sophie Luise zu Brandenburg-Kulmbach gewidmet wurde. Nach dem Erscheinen dieser Münze kam Krohnemann in den Verdacht des Betruges und ward 1681 auf die Festung Plassenburg gebracht. Hier setzte er seine alchemistischen Arbeiten noch fort, 1686 entfloh er indessen mittelst eines Strickes von der Festung. Wieder ergriffen, ward ihm der Prozeß gemacht, wobei sich herausstellte, daß er dem Silberschatz des Markgrafen heimlich verschiedentliche Besuche abgestattet und von den silbernen Geräten zu seinen Künsten verarbeitet hatte. Da er außerdem falsche Münzen gefertigt und noch mit seiner Schließerin in Unzucht gelebt hatte, so wurde er wegen Betrugs, Diebstahls und Ehebruchs zum Tode verurteilt und am Galgen mit dem Strange hingerichtet. Zu seiner Hinrichtung erschien folgendes Spottgedicht:

„Krohnemann kann aus nichts,
Oder aus geringen Sachen,
Als ein kluger Alchimist,
Künstlich Gold und Silber machen.
Muß schier lachen.

Aber lieber Leser schau,
Wie sich hat das Blatt gewendt.
Denn aus Golde macht er nichts.
So hat er die Leuth verblendt,
Und gebrendt.

Alles floh im Rauch hinaus,
Und das beste klare Gold,
Welches er zu Hand bekam,
Ihm nicht mehr glücken wollt
Wie er sollt.

Weil er dann die Leuth betrogen,
Und verkaufte Rauch und Dunst,
Wird er nun hinauf gezogen,
Und gehenket ohne Gunst,
Mit der Kunst."

Zwischen den Prozeßakten Krohnemanns findet sich ein Zeugnis, welches etwas Aufklärung über die Stoffe, mit welchen er angeblich das Gold hergestellt hat, giebt: „Nemblichen, es hat gedachter Krohnemann, sein sogenanntes Amalgama, in beregten Hochfürstl. Schloßes kleinern Gewölb, in hoher Gegenwarth Sr. Hochfürstl. Durchl. meines Gnädigsten Fürsten undt Herrns etc. ingleichem auch Ihro Hochfürstl. Durchl. meiner gnädigsten Princessin und Frauen etc. dann Herrn Geheimen Raths von Lilien in zweyen Eysernen Pfannen mercurium vivum mit Essig, Grünspann, Saltz und andern zugericht, in einer weißen Schachtel mitbringenden Pulvers, vermischendt zwar gefertigt, nachgehends aber uff beschehen fleißiges nachsuchen, befunden worden, daß solche Materialien, mit purem Golde vermengt gewesen, maßen denn die zugegen seyend undt dazumahlen in hoher gegenwarth von Hochstbesagt Sr. Hochfürstl. Durchl. undt dero Herren Hofräthen auß öffters bemeldetem Amalgama, vermittelst des Feuer erhaltenen Proben, mehrers am Tage legen, undt zur

Gnüge bezeugen werden." — u. s. w. . . . . Geschehen Bayreuth d. 10. Martii anno 1686. Johann Jungen. Mmppr.

Wenn man annimmt, daß Krohnemann in der weißen Schachtel Vitriol gehabt hat, so arbeitete er nach einem von falschen Goldmachern viel benutzten Rezepte, welches Berzelius in seinem Lehrbuche der Chemie mitteilt, und was wie folgt lautet:

„Man digeriert Quecksilber mit Grünspan, Vitriol, Salz und starkem Essig in einen eisernen Topf, und rührt es mit einem Eisenspatel so lange um, bis das Quecksilber so dick wie Butter geworden ist, worauf man es herausnimmt und abwäscht. Das noch flüssige Quecksilber wird durch sämisches Leder ausgepreßt und die ausgepreßte Masse, die ein Amalgam von Kupfer ist, in kleine Kuchen geformt, die man in einem Tiegel mit einem Gemenge von gleichen Teilen gepulverter Curcuma und Tutia cementiert; den Tiegel erhitzt man darauf vor einem Gebläse. Nach beendigtem Versuch findet man auf dem Boden des Tiegels einen gelben Regulus, welcher das gewünschte Gold ist. Die Curcuma reduziert die Tutia, welche ein unreines Zinkoxyd ist, und das Kupfer im Amalgam vereinigt sich mit dem Zink zu Messing."

Da Krohnemann, wie im obigen Zeugnisse erwähnt wird, reines Gold zugesetzt hat, so war sein Enderzeugnis eine Legierung von Kupfer, Gold und Zink.

Bei den Verwandlungen, bei welchen man wirklich reines Gold erhielt, ist das Gold sicher als Goldoxyd, Goldamalgam oder in anderer Form durch irgend ein Taschenspielerkunststück heimlich in die Masse hineingeschmuggelt. Ein gewisser Daniel von Siebenbürgen ließ z. B. in verschiedenen Apotheken Italiens ein pulverförmiges Goldpräparat unter dem Namen Usufur als geheimes Wundermittel verkaufen und verschrieb es unter anderen Stoffen, die er für seine Kranken aus den Apotheken holen ließ, und woraus er ihnen selbst die Arznei zubereitete, ohne indessen das Goldpräparat zuzusetzen. Nachdem das goldsalzhaltige Usufur so in den Apotheken bekannt und eingeführt war, erbot er sich, dem Herzog Cosmos I. in Florenz das Goldmachen zu lehren und ließ den Herzog selbst Usufur aus der Apotheke nehmen, womit der Versuch natürlich auch gelang. Als der Herzog die Angaben wiederholt richtig befunden hatte, belohnte er Daniel mit 20000 Dukaten, die dieser durch seine

Abreise nach Frankreich sofort in Sicherheit brachte und von dort dem Herzog den ihm gespielten Streich brieflich mitteilte.

Auch am sächsischen Hofe ward verschiedentlich Alchemie getrieben; besonders Kurfürst August, welcher von 1553 bis 1586 herrschte, stand in dem Rufe eines Adepten. Unter anderen arbeitete dieser auch mit einem hermetischen Künstler Namens David Beuter. Da dieser trotz seines Versprechens, nachdem er Proben von seiner Kunst gezeigt hatte, schließlich dem Kurfürsten kein Gold und Silber schaffte, so ließ letzterer 1580 über ihn ein Urteil vom Schöffenstuhle in Leipzig einholen. Dieses lautete dahin, man solle ihn „wegen seiner Untreue zur Staupe schlagen, die beiden Finger wegen Meineid abschlagen und ewig gefangen halten, auf daß er seine Kunst nicht an andere Potentaten brächte". Der Kurfüst ließ dem Alchemisten dieses Urteil verkünden und ihn vorläufig in das Gefängnis „zum Kaiser" bringen. Weil Beuter sich an die Wand schrieb: „Versperrete Katzen mausen nicht", und das Beste versprach, wurde er wieder ins Goldhaus gebracht. Hier führte er unter Aufsicht noch einige Goldverwandlungen aus. Da er indessen von der Zukunft nichts Gutes erwartete, so vergiftete er sich einige Tage später selbst. Sonst wäre es ihm wahrscheinlich auch noch ergangen wie Johann Hektor von Klettenberg, einem anderen sächsischen Alchemisten, welcher 1620 auf der Festung Königstein enthauptet wurde. Schließlich sei hier noch als Goldmacher der sogenannte Graf Cajetan erwähnt, welcher in Gegenwart des Königs Friedrich I. von Preußen 1705 ein Pfund Quecksilber mittelst seiner roten Tinktur in Gold verwandelte, nachher aber sein Versprechen, binnen 6 Wochen für 6 Millionen Thaler Gold zu machen, nicht hielt und daher 1709 zu Küstrin, wie es für Alchemisten gebräuchlich geworden war, an einem mit Lahngolde beschlagenen Galgen erhenkt wurde. Wir sehen, das Geschick vieler vermeintlicher Goldmacher ähnelt dem des Ikaros. Als dieser sich auf seinem Fluge übers Meer zu sehr erhob und dem strahlenden Sonnengotte zu nahe kam, schmolzen ihm seine, von seinem kunstfertigen Vater Dädalos angesetzten, wächsernen Flügel und er stürzte in das nach ihm benannte Meer (Fig. 110). So bereitete auch ein zu dreister und zu überhebender Flug nach dem luftigen Lande des goldenen Sol gar manchem nicht schwindelfreien Alchemisten ein jähes Ende!

Da wir über so vielfache Schliche und Schwindeleien, mit denen das vermeintliche Goldmachen ausgeführt wurde, unterrichtet sind,

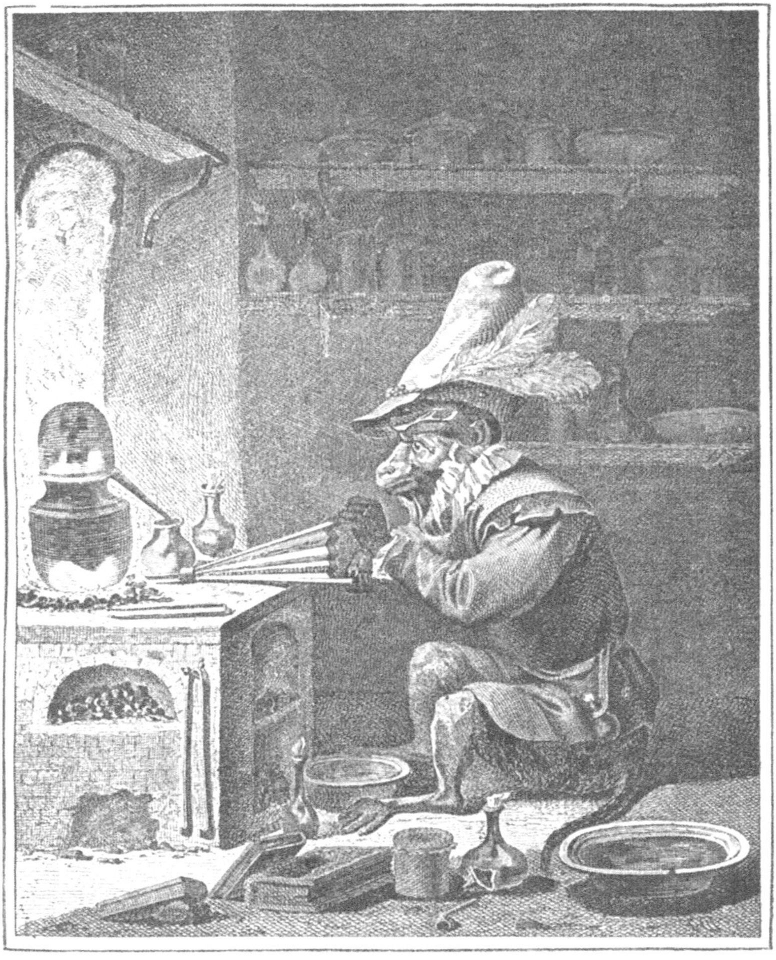

Fig. 119. Verhöhnung der Alchemie nach einem Kupferstiche des 17. Jahrhunderts.

so sind die Nachrichten über Verwandlungen nicht sehr glaubwürdig, und es ist gewiß nicht zu bezweifeln, daß auch diejenigen Gold=

bereitungen, über welche uns keine Aufklärungen gegeben sind, auch wenn sie uns durch die heiligsten Eide beteuert werden, nur scheinbar durch einen Betrug vollzogen worden sind. Die Erzähler und Zeugen dieser Goldverwandlungen können sehr wol ehrliche und wahrheitsliebende Männer gewesen sein; denn sehr wahrscheinlich waren sie selbst meistens Betrogene. Wir sind zu diesen mißtrauischen Ansichten über die durch die Geschichte berichteten Metallverwandlungen um so mehr berechtigt, da über dieselben aus der Blütezeit der Alchemie von vielen Leuten ebenso absprechende Urteile vorliegen. Eine bildliche Darstellung von der Mißachtung, welcher die Feuerphilosophen im 17. Jahrhunderte oft begegneten, giebt uns die Figur 119, welche ein Seitenstück zu der Abbildung 39 ist. Wie letztere ist auch diese von der Künstlerhand des David Teniers entworfen. Die Ausstattung des Laboratoriums, insbesondere das Destilliergerät, auf welches der zur Verhöhnung als Affe dargestellte Alchemist seine ganze Aufmerksamkeit richtet, dürfte nach Art der Niederländer Maler durchaus naturgetreu gezeichnet sein. Auch in der 1591 von Joh. Clajus, Pfarrer zu Bendeleben, herausgegebenen satirischen, antialchemistischen Schrift: „Altkumistika, das ist: Ein wunderbahrliche, seltzame und bewerte Kunst, Aus Mist durch seine vilfaltige und mancherley Wirkung Gold zu machen. Wider die betrüglichen Alchimisten und ungeschickten vermeinten Theophrastisten", wird die Alchemie verspottet. Es heißt in dem vorstehenden Widmungsgedichte:

„Weil jetzund fast in allem Land
Die Alchymey nimpt überhand,
Und stets je mehr und mehr einreist,
Das sich Goldmachens mancher fleißt,
Und doch nur fälschet die Metall,
Falsch Münz außstrewet überall,
Daß mancher würdt dadurch verfürt
Wie man wol an Exempeln spürt:
Hab ich zu Spott der Alchymey,
Die nichts ist denn Betriegerey,
Ein löblich Kunst beschrieben hie,
Die bey alten je und je,
Von erster Schöpfung und Anfang,
Gegangen ist in vollem schwang
Genennet die Altkumisterey.

Darin ist kein Sophisterey,
Kein Handel noch Betrug,
Sondern was wirbt eines jeden Pflug
Auf seinem Acker, der mit Mist
Getüngt und wohl vergattet ist.“

Der aufgeklärte Pariser Apotheker Nicol. Lemery nennt die Alchemie in seinem 1675 erschienenen Cours de chimie spöttisch: »Ars sine arte, cujus principium mentiri, medium laborare et finis mendicare«, das ist: Eine Kunst ohne Kunst, deren Anfang Lügen, deren Mitte Arbeiten, deren Ende Betteln ist, und teilt dann eine Menge Schwindeleien mit, durch welche die Goldmacher ihre betrügerischen Goldverwandelungen vollbringen.

Obgleich die alten Feuerphilosophen ihr sich gestecktes Ziel nicht erreichten, so sind die Arbeiten derselben doch nicht ohne Nutzen gewesen. Der Glaube an die Möglichkeit der Metallverwandlungen regte zu emsigen Naturstudien an, und während man Gold suchte, fand man ewige Wahrheiten, welche mit als Bausteine benutzt werden konnten, um das hochaufstrebende Gebäude unserer heutigen chemischen Wissenschaft aufzuführen. Und wahrlich, die Chemie, die Tochter der Alchemie, hat es besser verstanden als jene, der Menschheit Nutzen und Gold zu verschaffen.

Nachtrag.

Wie auf Seite 14, Zeile 3, schon gesagt wurde, hat das Wort „Apoheker" — auch „Appateger" oder „Appenteger" geschrieben — bei seinem Auftauchen in der deutschen Sprache, soweit die bekannten Belegstellen desselben ersichtlich machen, sofort nur seine heutige Bedeutung als Arzneibereiter gehabt. Um Mißverständnissen vorzubeugen, sei an dieser Stelle darauf hingewiesen, daß es sich mit dem Worte »Apothecarius« des mittelalterlichen Lateins indessen nicht so verhält. Nach dem bekannten Glossarium von Du Cange nannte man außer den Medizinalapothekern noch Apothecarii diejenigen, welche Warenniederlagen hatten, Großhändler von Waren, Aufseher eines Vorratshauses, Verwalter von Verlassenschaften und des Eigentumes von Mündeln, und schließlich diejenigen, welche in den Häusern der Großen Süßigkeiten, gekochte und überzuckerte Früchte, welche nach der Mahlzeit gereicht wurden, herstellten; namentlich die Vorsteher der Küche. Wahrscheinlich sind in letzterer Bedeutung auch die „67 Appotecker mit iren Knechten" zu nehmen, welche sich in dem Verzeichnisse der „frembdleut von kaufleuten, kramern und ander werckleut, on die, die inn der Statt vorhin warend" des im Anfange des 15. Jahrhunderts, bald nach dem Konstanzer Konzile, von Ulrich von Richental in Konstanzer Mundart verfaßten, bereits 1485 in Druck erschienenen Werkes: „Conciliumbuch zu Costencz" finden.

Während die verschiedensten Kaufleute, Diener und Werkleute in dem Verzeichnisse genannt sind, werden die jedenfalls nicht gefehlt habenden Köche sonst nicht aufgeführt. Da zu der Bearbeitung dieser Chronik nicht nur tagebuchartige Aufzeichnungen[1]), sondern auch die amtlichen, wahrscheinlich ursprünglich lateinisch geschriebenen Listen benutzt sind, so wird der Titel der italienischen »Apothecarii« vom Verfasser mit dem der deutschen Köche der „lateinischen Küche" verwechselt sein. Die Wahrscheinlichkeit, daß ein solcher Übersetzungsfehler in dem Konzilienbuche vorliegt, wird dadurch erhöht, daß vom Jahre 1387 eine Verordnung für „Alle arzat und appateger zu Costenz"

---

1) Vergleiche: Allgemeine deutsche Biographie, Leipzig 1889, Bd. 28, unter Richental.

erhalten geblieben ist[1]), aus der klar hervorgeht, daß unter „Appateger“ schon damals in Konstanz nur Arzneibereiter verstanden wurden. Im anderen Falle würden „alle appateger“, für die die Verordnung bestimmt war, näher bezeichnet sein. Nach den Unterschriften der Apothekerordnung waren in Konstanz damals zwei oder drei Apotheker. Es war daher nicht notwendig, daß die Abgeordneten des Konstanzer Konzils ihre eigenen Apotheker mitbrachten. Daß der Papst für sich allein, wie es in dem Konzilienbuche heißt, gar 16 Apotheker mit 300 Unterbeamten bei sich gehabt haben soll, ist höchst unwahrscheinlich. Dieser Bericht wird verständlicher, wenn man das Wort Apotheker in der Bedeutung von „Küchenmeister“ nimmt. Abgesehen von diesem Konzilienbuche, durch welches bei der Deutung der Bezeichnung „Apotheker“ Zweifel entstehen, ist in anderen mittelalterlichen Schriften und Büchern das Wort Apotheker, soweit sämtliche von mir durchgesehenen deutschen Wörterbücher angeben und meine sonstigen Nachforschungen feststellten, in der älteren deutschen Litteratur sonst überall nur in seiner heutigen Bedeutung angewandt worden. Das älteste deutsche Werk, in dem mir das Wort „Apotheker“ begegnete, ist das um 1349 geschriebene „Buch der Natur“ von Konrad Megenberg.

[1]) Abgedruckt in der Apothekerzeitung 1890, Nr. 40.

Namen- und Sachverzeichnis
nach Seitenzahlen.

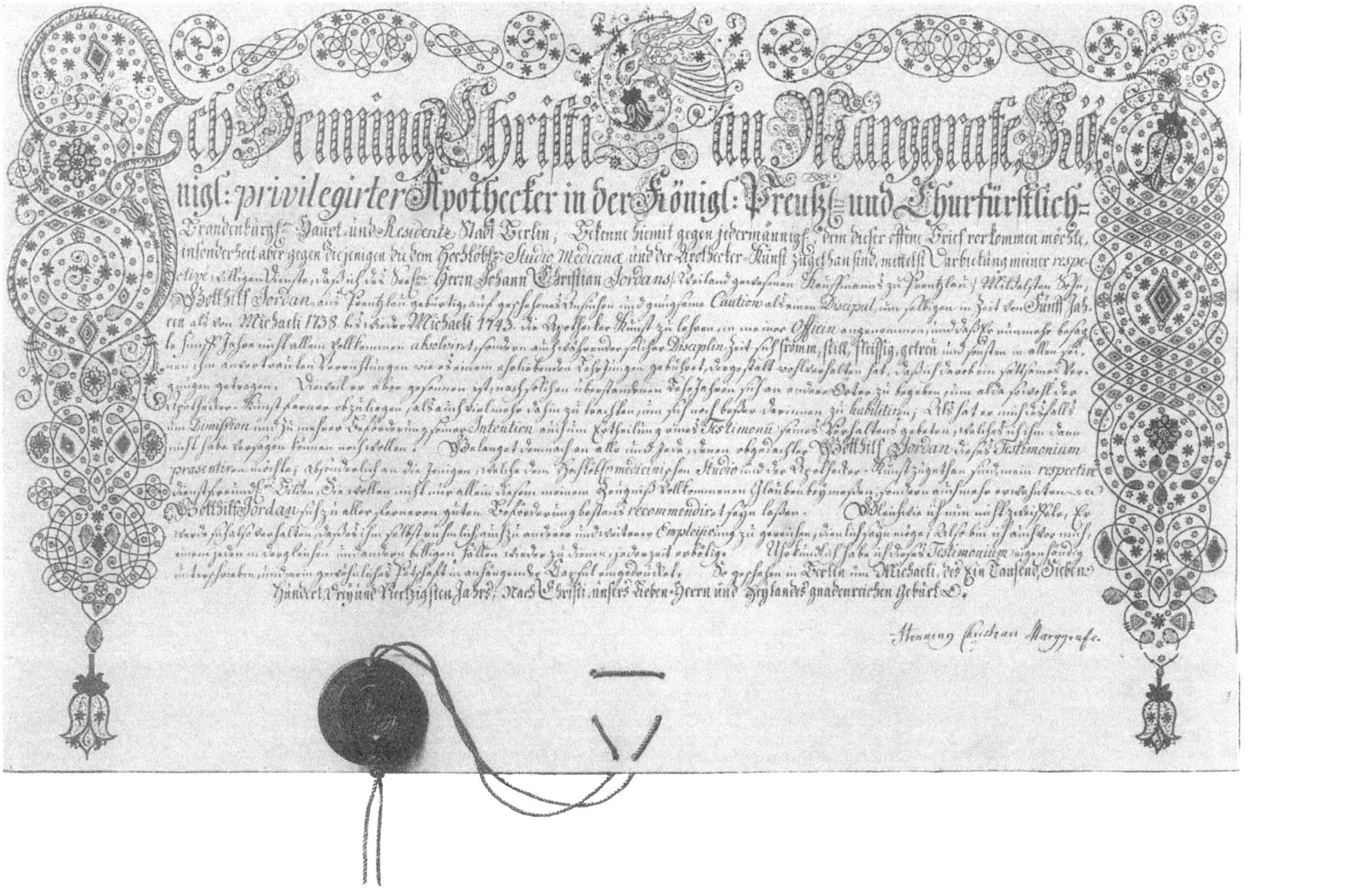
Ich Henning Christian Marggraf, Kö-
nigl: privilegirter Apothecker in der Königl: Preußl= und Churfürstlich=
Brandenburgl= Haupt- und Residentz Stadt Berlin; Bekenne hiemit gegen jedermänniglich, dem dieser offene Brief vorkommen möchte,
insonderheit aber gegen diejenigen die dem Hochlöbl= Studio Medicinæ und der Apothecker-Kunst zugethan sind, mittelst Darbietung meiner respe-
ctive willigen Dienste, daß ich des Herrn Johann Christian Jordans, weiland gewesenen Kauffmanns zu Prentzlau, Mittelsten Sohn,
Gotthilff Jordan aus Prentzlau gebürtig, [illegible] Caution als einen Discipul, [illegible] Zeit von Fünff Jah-
ren als von Michaeli 1738 bis dieser Michaeli 1743, die Apothecker Kunst zu lernen, in meine Officin angenommen, [illegible]
[illegible]
Gotthilff Jordan [illegible] recommendiret seyn lassen. [illegible]
[illegible] Testimonium [illegible] zu Berlin am Michaeli, des Ein Tausend, Sieben
Hundert, Drey und Viertzigsten Jahrs, nach Christi unsers lieben Herrn und Heylandes gnadenreichen Geburt.

Henning Christian Marggraf.

GPSR Compliance

The European Union's (EU) General Product Safety Regulation (GPSR) is a set of rules that requires consumer products to be safe and our obligations to ensure this.

If you have any concerns about our products, you can contact us on ProductSafety@springernature.com

In case Publisher is established outside the EU, the EU authorized representative is:

Springer Nature Customer Service Center GmbH
Europaplatz 3
69115 Heidelberg, Germany

Batch number: 10682427

Printed by Printforce, the Netherlands